U0050036

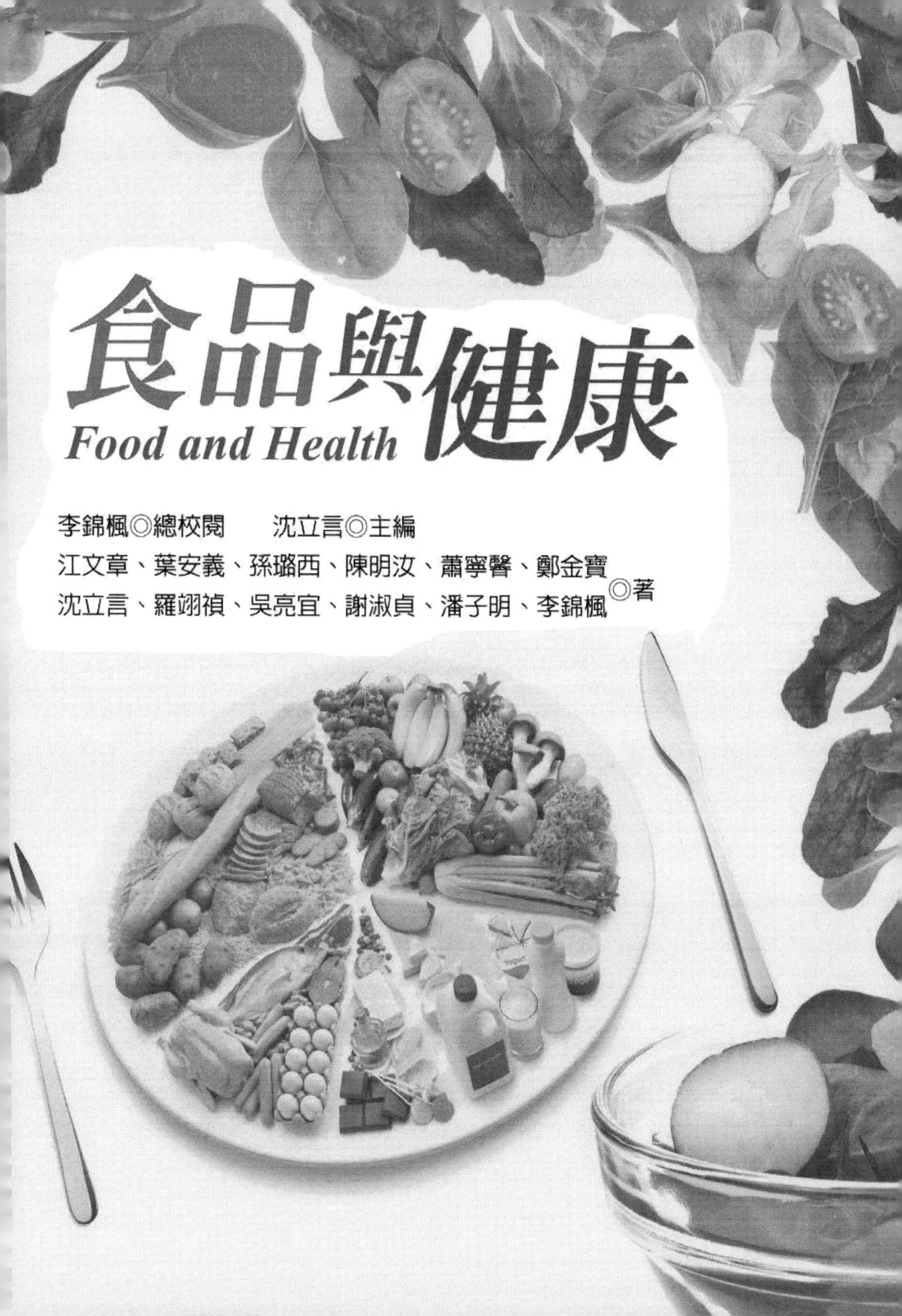

食品與健康

Food and Health

李錦楓◎總校閱　沈立言◎主編

江文章、葉安義、孫璐西、陳明汝、蕭寧馨、鄭金寶
沈立言、羅翊禎、吳亮宜、謝淑貞、潘子明、李錦楓◎著

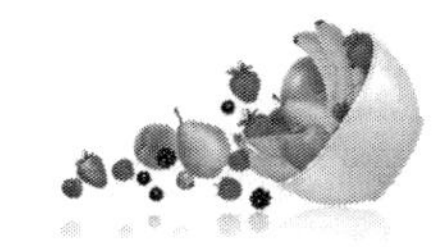

李序

著者專攻食品科學與營養學等，也對健康食品的發展頗有興趣。

十幾年前在教育部規定在大專教育的專業的課程以外，建議在專業課程以外可開所謂通識教育課程，於是各校紛紛開了繁多相關的課程，例如音樂欣賞、寶石鑑定、死亡學等等，可說文武通吃，無奇不有，有些課程甚至選課者爆滿。

於本所（臺大食科所）也參加這熱潮。由本人負責收集大家的意見，遂開了一門有關健康與食品的課程「食品與健康」。這是專門以無科學基礎的學生為對象所開設者。在兩學分的課程中，儘量避開與觸及基礎科課程，專述與消費者有關食品對健康問題與影響。

當作者開課時選修者，超過階梯教室的收容量，座無虛席，於是又專為夜間部開同樣選修課。

如此熱烈的反應使得我們得到了鼓勵，全所合作每位老師都參加授課，各拿出自己專業的部分，範圍包括了油脂、碳水化合物、蛋白質、維生素與健康食品等等，除了營養以外，更觸及保健、飲食習慣等。

因為著者已到了退休年限後遂退出了講課陣容，由年輕老師接棒，再將平常食品的保健問題也包括在內。因此授課內容也有了變動，原來課程內容也有了很大的修改。作為發起人的本人也將主持的任務交給沈立言老師，但也參加了這陣容，在本書也寫了一篇〈菇類的機能性〉，敬請各位讀者指正。

李錦楓

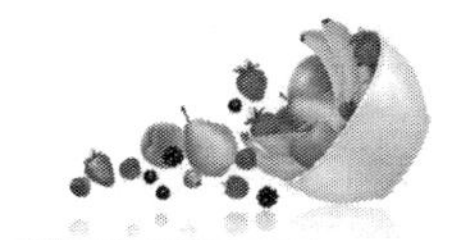

沈 序

「民以食為天，如何正確吃出健康，是一件生活大事。沒有健康身體，一切均為空談，要擁有快樂的人生，怎能不注重飲食呢？」

本書的內容為臺大所開設的通識教育課程「食品與健康」為基礎所撰寫的一本具有學術與應用價值的好書。在臺大目前每學期約有1,600位學生預選，通常在第一堂課進行課程介紹與加簽時，課堂上人山人海的情景（如圖），真是令人感動有那麼多的莘莘學子重視自己的健康！然而因學校課堂座位的限制，老師們也只好割愛，實際僅有250位左右的學生有幸能修到此課程，由此可知此課程在臺大受學生歡迎的程度。為了彌補此一缺憾，並能嘉惠更多廣大的民眾對自己健康的瞭解與照顧，所以才有此書的問世！

因此本書籍內容安排，從與人們最貼近的基本食物談起，筆者們也依自己多年的學術經驗與親身經歷來跟讀者分享，讓讀者可以在書籍中也輕鬆得到正確與錯誤飲食的寶貴經驗談。

本書編排分成三個主要單元：第一單元：均衡飲食的重要性；第二單元：保健食品與醫食同源；第三單元：食品安全與管理。

第一單元：如何均衡飲食？怎樣才能吃出健康？人類生活中最重要的三大營養素，醣類、脂質、蛋白質分別各由此三領域的專家來幫讀者們介紹。從古至今大家都知道它的重要性，但有多少人真正在意、真正瞭解這三種主要成分對人體的影響，尤其現今大家追求窈窕身材，如何在食用時簡單找到正確的方針，在此即可由作者跟大家講解，讓讀者都能輕易運用於日常生活中。另外，要如何滿足自己每天的飲食營養需求呢？在五大營養素中，蔬菜、水果也是其中重要的一環，所以在介紹主要營養與熱量來源後，即提醒大家尤其是在外打拚工作的人群要攝食足夠量的蔬菜水果。目前已有多項研究指出，多吃蔬菜水果對人體之影響是非常重要的，也是遠離疾病很重要的方式之一；而在大家提倡節能減碳的同時，提倡素食主義者越來越多，但長期吃素對人體是否會有身體上之危害出現、是否會有營養不均衡的現象產生？在此書中可教導讀者配合其他食物的食用來克服大家所擔心的問題。

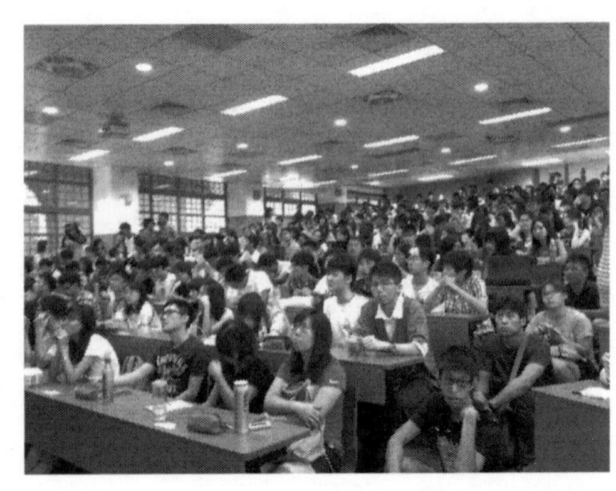

第二單元：何謂保健食品？何謂健康食品？大家一窩蜂的搶購，也不管是否對自己真的有所幫助，或帶著有吃一定比沒吃好的心態，這樣的情形大有人在。而本單元讓筆者詳細解說，尤其讓非食品科系的讀者們，也能輕易的瞭解、快速的知道，什麼樣的保健食品對人體真正有益，當然也針對保健食品對一些疾病的預防或是改善來簡單介紹，如大家最害怕的癌症問題，該如何來預防？大家都想要的增進記憶能力，是否可以藉由飲食有所幫助？不管男女都想知道的減重、減肥、美容問題，該如何正確的飲食及需要搭配其他方式的輔助，來輕易達成目標，則讓筆者們用簡單明瞭的方式讓讀此書之民眾輕而一舉的學習與應用。

第三單元：塑化劑與起雲劑相同嗎？三聚氰胺真的不得檢出嗎？肉毒桿菌是什麼？可怕嗎？近來食品安全案件頻傳，所以讓各位讀者簡單瞭解這些問題的發生原因及如果遇到此等食品安全問題時，該如何著手處理，由筆者們來教導大家，不要因為記者的誇張報導，而誤信及感到害怕與憂鬱；筆者會站在不同的角度，來教導讀者，讓大家具有簡單判斷的能力。

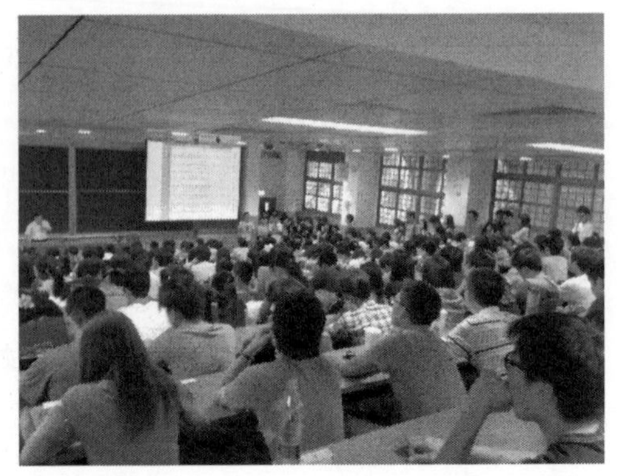

綜合上述之文章內容，雖由不同筆者專家來共同編撰，但內容編排上

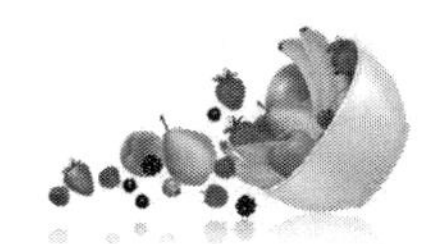

卻是環環相扣，且每位筆者更是對文章內容都有非常專業的瞭解且進行深入淺出、生動活潑的介紹；筆者們更在各領域皆有許多重要的相關實驗結果已被國際專業的學術期刊接受，所以很高興能邀請到各位學有專精的筆者共同為「食品與健康」此書籍編撰，是非常榮幸與恰當的。相信讀者們能藉由此書不僅增加食品與健康的知識，並能輕易應用至日常生活中，達到提高讀者的生活品質，且能在預防醫學上有所貢獻！

臺大食品科技研究所特聘教授

沈立言

目　錄

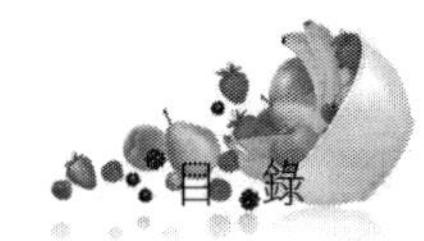

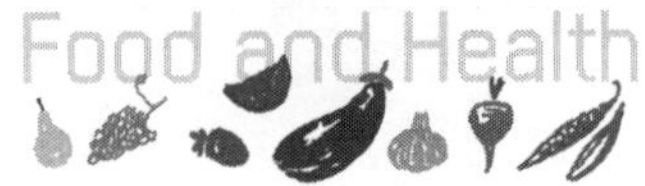

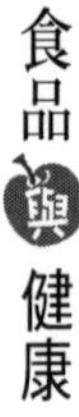

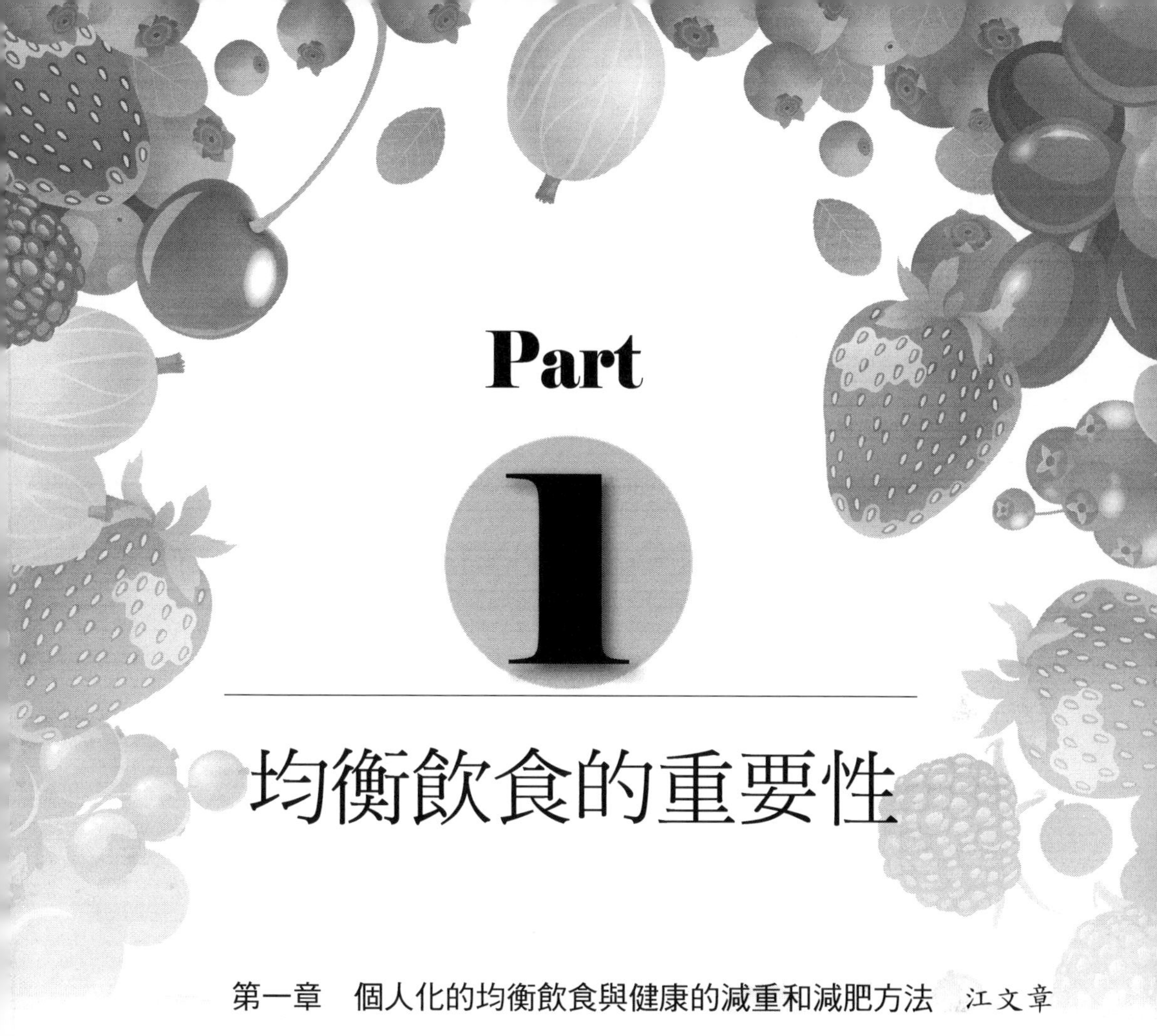

Part 1

均衡飲食的重要性

第一章　個人化的均衡飲食與健康的減重和減肥方法　江文章

第二章　五穀根莖類與健康　葉安義

第三章　油脂與健康　孫璐西

第四章　乳、肉、蛋與健康　陳明汝

第五章　蔬果飲食：健康長壽的秘訣　蕭寧馨

第六章　素食營養　鄭金寶

Chapter 1

個人化的均衡飲食與健康的減重和減肥方法

江文章

學歷：日本東京大學農學博士

現職：臺灣大學食品科技研究所名譽教授

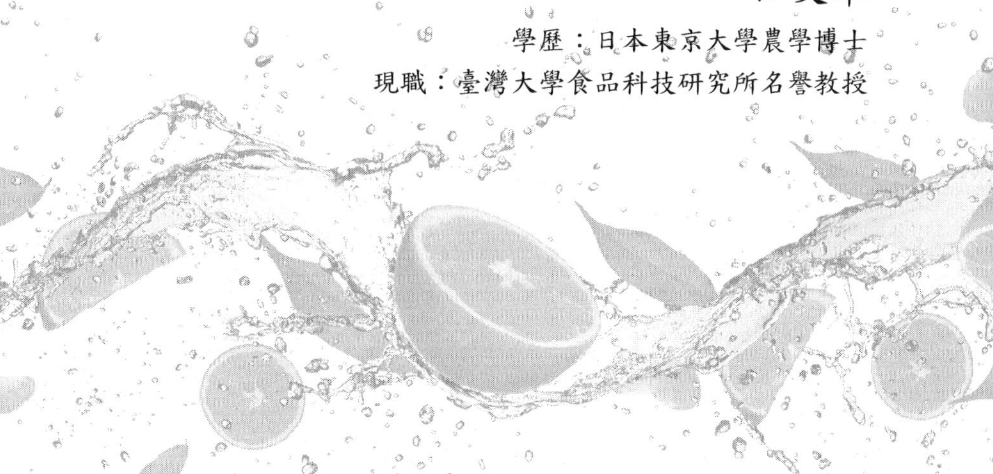

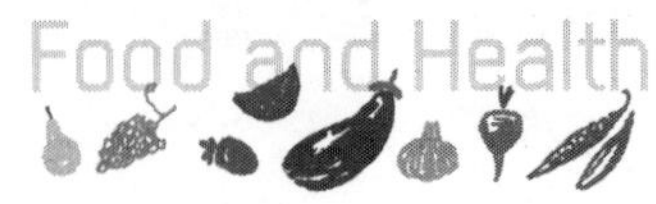

根據我國衛生福利部的統計資料顯示，台灣地區2,300萬人口中，平均每人每年看病約十五次。根據個人的觀察，現代人偏好冰涼飲品，油炸、燒烤、辛辣的食物吃太多，嗜食寒涼食物，過食菸、酒，及喝水過量，加上熬夜、運動量不足等不當的飲食生活習慣，是造成病痛的主要原因。雖然醫學發達，但對於每一個生病個體的病因及其治療仍無法有效掌握，因此追求健康、創造美麗的主要責任就落在每個人身上。不要太依賴藥物，而應該有「吃對食物」和「喝水適量」的健康飲食新思維。若因為以前不當的飲食生活以致身體健康亮起黃燈；體重過重、肥胖，就要及早做好自我健康管理，才能獲得真正的健康。

第一節　我國的食品營養教育現況

維持健康人生的四大支柱是均衡的營養、適度的運動、穩定的情緒和規律的生活。為了國民健康，世界上每個國家都會依據國情及國民健康狀況，制訂國民營養政策，並推動食品營養教育。

一、國民飲食指標

我國衛生福利部依據國情及國民健康狀況推動的食品營養教育，所提出的「國民飲食指標」有以下十二項原則：

1.飲食指南作依據，均衡飲食六類足。
2.健康體重要確保，熱量攝取應控管。
3.維持健康多活動，每日至少30分。
4.母乳營養價值高，哺餵至少六個月。
5.全穀根莖當主食，營養升級質更優。
6.太鹹不吃少醃漬，低脂少炸少沾醬。

7.含糖飲料應避免，多喝開水更健康。

8.少葷多素少精緻，新鮮粗食少加工。

9.購食點餐不過量，分量適中不浪費。

10.當季在地好食材，多樣選食保健康。

11.來源標示要注意，衛生安全才能吃。

12.若要飲酒不過量，懷孕絕對不喝酒。

二、成人每日飲食指南

在上述「國民飲食指標」的十二項原則下，衛生福利部也訂出國人不同年齡層的建議每日熱量和營養素的攝取量，以及每日飲食指南等資料，例如「成人每日飲食指南」的建議如下：

1.全穀根莖類1.5～4碗。

2.低脂乳品類1.5～2杯。

3.豆魚蛋肉類3～8份。

4.蔬菜類3～5碟。

5.水果類2～4份。

6.油脂類與堅果種子類：油脂3～7茶匙及堅果種子類1份。

有關全穀根莖類、低脂乳品類、豆魚蛋肉類、蔬菜類、水果類、油脂類與堅果種子類等之正確攝取及其對健康的影響，後面各章節均有詳述，在此不再贅述。

看了「國民飲食指標」和「成人每日飲食指南」內容後，你認為每天都吃對食物、營養均衡了嗎？個人覺得每天「吃錯食物」的國人居多，因為偏好冰涼飲品，油炸、燒烤、辛辣的食物吃太多，嗜食寒涼食物，過食菸、酒，及喝水過量等很普遍。殊不知吃錯食物也是「病從口入」的重要因素。西諺有云：「人如其食」（You are what you eat.），其意謂「你如何吃，就會影響你成為什麼樣的人。」

正在攝食含糖飲料、油炸食物餐食的學童（**圖1-1**），若長期這樣吃錯食物，他的身體遲早會不健康。

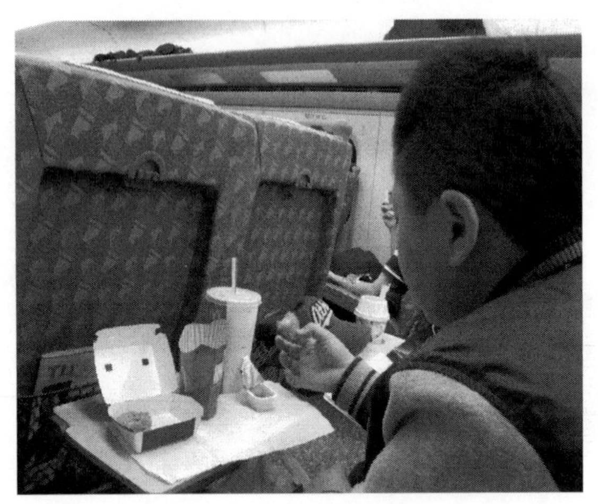

圖1-1　進食中學童（江文章攝影，2011年2月）

第二節　營養要均衡，更要吃對食物

以我個人為例（**圖1-2**），說明上一節論述的「營養均衡」雖然重要，更重要的是在營養均衡的原則下，要選擇對自己身體狀況合適的食物來吃。我在1972年從臺灣大學農業化學系畢業後，考取教育部公費留學日本，次年進入東京大學攻讀食品碩博士期間，受當時為日本美智子太子妃調理身體的御醫莊淑旂博士影響，而對食物養生保健產生興趣。1988年莊博士由日返台創立社會福利基金會後，便一起積極推動食療養生與食物預防醫學理念，並研發薏仁保健食品。當時莊博士知道我有過敏性鼻炎痼疾，又缺乏運動且經常熬夜，就警告若不及早改變飲食生活習慣，身體會

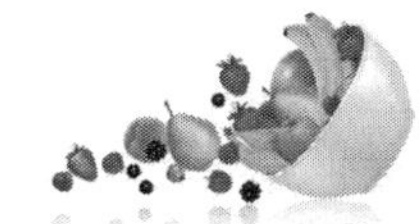

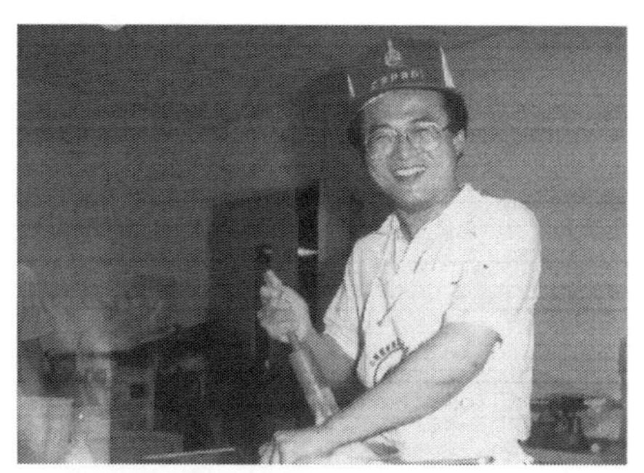

(a)肺炎前，患有過敏性鼻炎，
39歲（1988年）

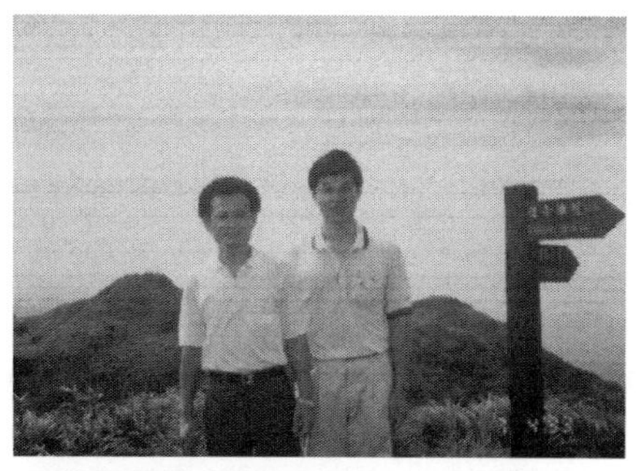

(b)第三次肺炎復發前兩個月（左邊），
44歲（1993年）

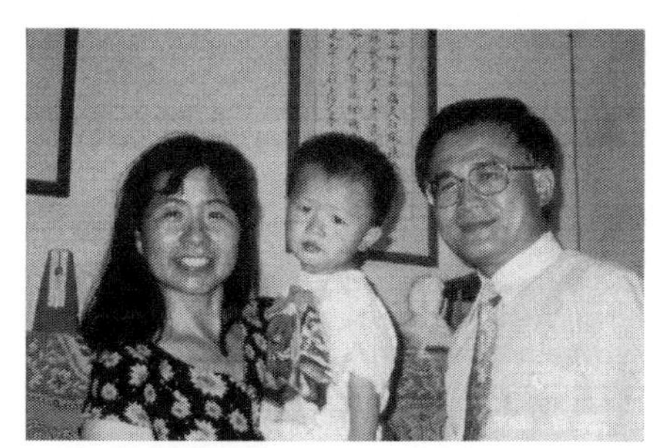

(c)罹患多次肺炎改善後（右邊），
50歲（1999年）

圖1-2　臺大江文章教授肺炎前後比較

出問題。之後果然身體逐漸出現異狀，容易感冒，1991年更引發急性肺炎、肺積水且明顯白化現象，雖經臺大醫生診治而治癒，但是半年後肺炎復發，再經臺大醫生診治也治癒了。這段期間，莊博士一再提醒不能熬夜、要早睡早起，要運動，更要吃對食物，而且如果再罹患肺炎，恐有生命危險。因此開始嘗試早睡早起，也做些運動，不過一年半後1993年肺炎又復發。不到五年時間，由只過敏性鼻炎的小毛病得了肺炎，經名醫診治又一再復發。從此，不再服用西藥，改用莊博士的中藥食療並配合改變生活習慣。每天做飲食紀錄並依莊博士的建議調整飲食內容，同時食用薏仁和水梨研製的保健食品。經過六年身體逐漸康復，1999年已回復到肺炎前的健康狀況。

一、均衡飲食的新思維

從歷史變遷觀察人類用膳的思維方式：在遠古糧食不足的時代，有什麼食物就吃什麼，人類是用手抓著就吃；到了近代豐衣足食的時代，雖然知道營養均衡的重要，但是主要還是憑著五官（眼、耳、鼻、口、舌）的感官（色、香、味、形、口感）取食；隨著食品營養學的進展以及食物預防醫學的興起，個人覺得往後是醫食同源的時代，人類在用膳之前會先用大腦思考，有智慧地選擇適合自己的食物享用。

現階段日常飲食中除了要遵循營養均衡的原則外，還要考慮到個人的身體健康狀況以及食物的性味功能。況且三餐的食用時間也會影響食物在體內的消化吸收和代謝路徑，例如同樣吃漢堡，若早餐食用，其能量可以有效被利用而成為活力來源；若宵夜食用，則大部分能量將變成皮下脂肪而導致肥胖。因此，我們必須在營養均衡的前提下吃對食物，而均衡飲食新思維的具體做法如下：

1. 早餐吃得好（營養豐富）：以米飯為主食，可吃肉類、牛奶或乳製品，以及蔬菜和水果；中餐吃得飽（不宜太飽）：除主食外，可吃魚肉，配合蔬菜和水果；晚餐吃得少（清淡）：可吃清粥配合不油膩的蔬菜和水果，但還在生長中的學童可吃些易消化的魚、肉類；不吃宵夜。三餐攝取總量的分配比例以「早餐2：中餐2：晚餐1」為原則。
2. 用餐前休息片刻，用餐時專心、細嚼慢嚥。這樣不僅有益於食物的消化吸收，胃腸內不產生脹氣，而且對臉部美容有很大的幫助。
3. 依照自己的身體健康狀況正確地選擇合適的食物，必要時搭配保健食品或健康食品。

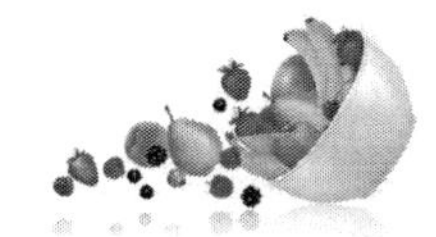

二、不同健康狀態者怎樣吃對食物？

個人覺得若長期吃錯食物、喝水過量、加上熬夜、運動量不足，將會影響新陳代謝功能，使身體累積一些老廢物（例如腸胃內廢氣、女性的生理廢物、呼吸道的廢氣與痰液、浮腫、贅肉、贅油，血液中血糖、血脂、尿酸值偏高，皮膚上黃褐斑、老人斑，瘜肉、良性腫瘤等）。老廢物是萬病的根源，因此體內這些老廢物若不及早設法清除，不但使健康的人慢慢變成半健康人，甚至會致病長癌。不同健康狀態者怎樣吃對食物呢？

1.健康狀態：在營養均衡的前提下，正確的攝取食物。

2.半健康狀態：係指非病人也非健康人，而是趨向生病的半健康人，諸如過勞、過敏、肥胖等。這種人必須從飲食、運動和休息等三方面來保護身體，而且平常要選擇具有保健功效的食物或保健食品，吃得健康。

3.生病狀態：病人應找醫師診治，並在醫師或營養師的建議下選擇適當的特殊營養食品或保健食品，以發揮輔助醫療效能，達到保養身體的目的。

葡萄柚是一種優質水果，但治療胃灼熱的藥物——平菩賜（Propulsid）或治療胃腸蠕動障礙、胃食道逆流的含有西塞普（Cisapride）成分的藥物，若與葡萄柚或葡萄柚汁併服，會使體內藥物濃度大增而發生危險。因此，藥品與食品的相互作用造成的身體副作用，不容忽視。另外，普遍用於生理痛的非類固醇止痛藥，如普拿疼（Panadol），雖能快速止痛又不傷腸胃，但不僅傷肝、傷腎，且會影響凝血機能，不可不慎。

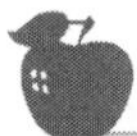第三節　水能載舟亦能覆舟，喝水要適量

「人能三日無糧，不可一日無水」、「喝水好處無限多，水是百藥之王」、「多喝水可以水噹噹」、「基本上喝水量不必過分擔心，只要覺得有需要，喝得下，每天超過3,000毫升對身體有益無害」，看了報章雜誌以上的報導，你是否會覺得水該多喝一點呢？

一、水喝多少為宜？

水分在人體內運行當中，充分發揮幫助食物的消化吸收、輸送養分和廢物、調節體溫、預防和改善便祕等功能，可見水對人體的生命維持是何等重要。每個人每天都會經由呼吸、排汗和大、小便而流失水分，其流失量的多寡會受到喝水量、體表面積、運動、天候、居家環境和生理狀況等因素的影響。這些流失的水分必須適時、適量的補充方能維持體內水分的動態平衡，也才能確保身體正常的生理機能。

人體每天需要的水量有多種不同的算法：(1)每平方公尺體表面積1,500毫升；(2)熱量1大卡1毫升；(3)18～64歲成年人每公斤體重30～45毫升，超過65歲者每公斤體重25毫升等。例如，普通勞動量健康的60公斤成年人每天2,000毫升（**圖1-3**），應可視為充分足夠，這些水分在體內的進出大致上如下：由大、小便排出約1,300毫升水分，由肺臟呼吸和皮膚排泄排出700毫升水分，所以為了維持體內水分平衡，每天的總需要水量為2,000毫升。

三餐的米飯、麵食、餅乾、蛋、肉類、蔬菜、香蕉等固體或半固體食物中含有水分，菜湯、豆漿、咖啡、果汁等飲食物中含有更多水分，因此需要以液態水補充的喝水量應遠少於人體的總需要水量。一般而言，扣掉來自固體或半固體食物中含有的水分，以及食物中營養素在體內氧化燃燒代謝時產生的水分，60公斤體重的健康成年人每天需要補充1,200毫升

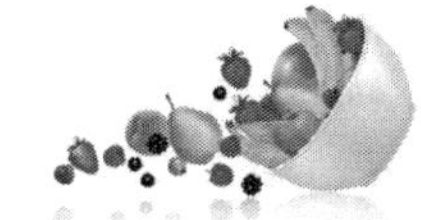

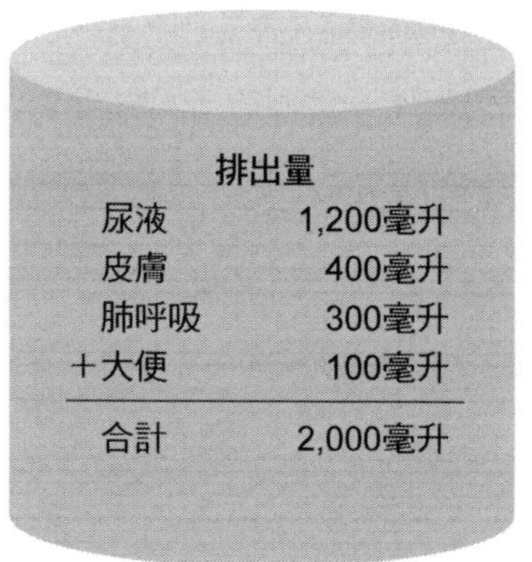

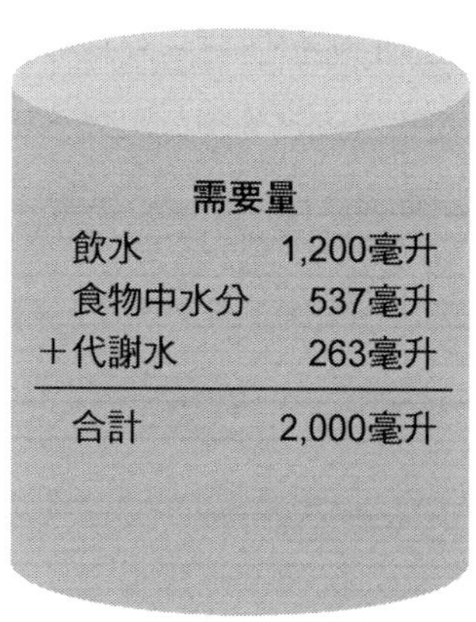

需要量
飲水 1,200毫升
食物中水分 537毫升
＋代謝水 263毫升
合計 2,000毫升

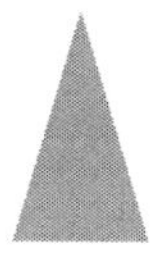

圖1-3　普通運動量健康成年人（60公斤）體內的水分代謝平衡

液態的水，也就是說，1公斤體重補充20毫升的水（包括白開水、菜湯、茶、牛乳、果汁、西瓜等水分含量超過八成五的飲食物）就已足夠。另外，水分代謝已嚴重異常者，例如：(1)心肌擴大、心臟衰竭患者；(2)慢性腎衰竭、洗腎患者；(3)肺部或腹部積水患者，則需要限制每日水分攝取量。

二、長期過量飲水的壞處

喝水不足，身體會脫水、中暑甚至有生命危險；喝水太多，就像豪大雨會釀成水災、土石流，也像盆栽植物因澆水太多而根腐死亡一樣，對人體健康有害。長期飲水過量，不但會增加心臟和腎臟的負擔，也會降低胃的消化力和殺菌力，將逐漸造成體內水分代謝失衡而出現上、下腹凸出、皮膚鬆弛、手腳末梢冰冷。嚴重的話，更可能導致胃下垂、心肌擴大、心悸、腎水腫、下肢無力、水中毒等種種病症。

有臨床中醫師指出，腎結石患者若長期大量喝水，將導致嚴重水腫而造成腰痠、疲勞，只要喝水不過量，其症狀反而可緩解。美國生理學者Valtin博士在《時代雜誌》（2002年8月19日），也針對每天必須喝8杯水（2,000毫升）的必要性提出質疑，他認為多喝水並不會更健康。

三、喝水適量的自我管理

水能載舟，亦能覆舟。水對人體生命的維持重要無比，但喝水的量必須依據每天的水分排出量來考量，量出為入。有關喝水適量的自我管理建議如下：

1.找兩天詳實記錄（**表1-1**）每天喝水量和排尿量的情形，以評估自己水分代謝是否正常？

表1-1　水分代謝平衡自評

喝水時段	第一天（　月　日）			第二天（　月　日）		
	喝水量（毫升）	排尿量（毫升）	大便次數	喝水量（毫升）	排尿量（毫升）	大便次數
1.起床之後，早餐之前						
2.早餐						
3.早餐之後，午餐之前						
4.午餐						
5.午餐之後，晚餐之前						
6.晚餐						
7.晚餐之後，就寢之前						
8.就寢之後，夜尿						
總計（毫升）						

備註：喝水量包括白開水、茶、咖啡、果汁、汽水、牛奶、豆漿、菜湯，及西瓜、番茄等水分含量高於85%的所有飲食物；並將所有重量和容積合併以毫升記入總計欄。

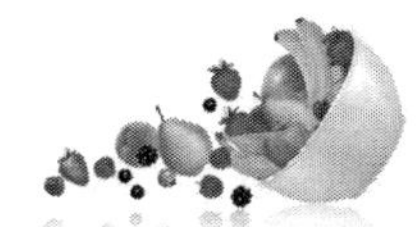

2.水分代謝異常已腹部突出者，每天喝水量應限制在每公斤體重15～20毫升，每次喝水量以不超過150毫升為宜。而且不要經常喝冷飲和冰品（若喝冰冷飲品，可在口內停留一段時間，等稍回溫才嚥下），儘量喝常溫白開水。

3.夏天和運動後流汗多，或感冒發燒時，需酌量增加喝水量，使一天的排尿量不低於1,000毫升，排尿次數不少於五次為佳。

4.痛風或結石患者，在發作期間可增加喝水量（比建議量約增加50%），但在症狀減輕後需配合其他療法，把喝水量減至一般量以免增加心臟和腎臟負擔。

5.在營養均衡前提下，三餐要清淡，並適量攝取薏仁、綠豆、冬瓜或西瓜等可除濕利尿的食物和保健食品。

四、飲酒要節制

少量酒精可促進唾液和胃酸的分泌及胃腸蠕動，故有幫助消化的功效。適量飲酒除可助興外，氣溫低時亦有保暖作用；但飲酒過量會麻痺中樞神經和視覺神經，引起頭痛、噁心、嘔吐等現象；同時心跳加快、臉紅，最後出現酒醉。一般建議成年女性一天不宜超過一個酒精當量（約16毫升酒精），成年男性不宜超過二個酒精當量（約32毫升酒精），但對於孕婦、胰臟炎、進行性神經病變、肝功能不佳或嚴重高三酸甘油酯血症等患者，則需避免喝酒。

以紅葡萄酒（假設酒精度12%）為例，請問成年女性一天的飲酒量不宜超過多少？

16毫升酒精÷0.12（紅葡萄酒的酒精度12%）＝133毫升

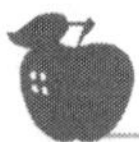

第四節　健康的減重和減肥方法

一、體重過重和肥胖的定義及其成因

體重與健康有密切的關係，體重應該維持在理想範圍內。體重太輕，抵抗力太差很容易生病；體重太重則容易得到胃潰瘍、心臟病、糖尿病、中風、骨折、不孕、癌症等。體重過重包括水分占體重的比例過高的所謂虛胖（水肥），或油脂占體重過高的所謂肥胖。體重過重並非一定肥胖。健康成年人的體重中，平均55～65%是水分；若水分占成年人體重的70%以上，可視為虛胖，有關水分與健康的關係，請參考第三節的內容。

(一)肥胖的定義

不同的國家對肥胖的定義不完全相同，我國政府給成年人肥胖的定義有三種：

1.男性體脂肪占體重的25%以上，女性體脂肪占體重的30%以上者，視為肥胖。我國成年男性的體脂肪約占體重的15～20%，而成年女性的體脂肪約占體重的20～25%。

2.男性腰圍大於90公分，女性腰圍大於80公分者，視為肥胖。

3.依據衛生福利部公布的身體質量指數（body mass index, BMI）為基準：

BMI＜18.5體重過輕

BMI＝18.5～23.9正常體重

BMI＝24～26.9體重過重

BMI≧27屬於肥胖

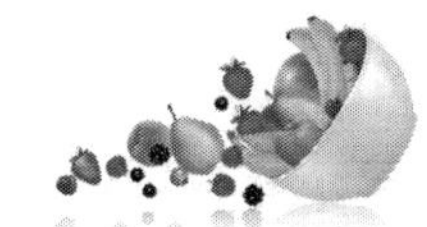

肥胖可再分為輕度肥胖（27≦BMI＜29.9）、中度肥胖（30≦BMI＜34.9）、重度肥胖（BMI≧35）

但是，對於未成年人及屬於肌肉型的運動選手（如橄欖球隊員、摔角選手等），上述BMI值並不適用於肥胖的判定。

BMI是由體重（以公斤為單位）除以身高（以公尺為單位）的平方來計算。例如：

某位男士身高172公分，體重80公斤
BMI＝80÷1.72÷1.72＝27，屬於肥胖
某位女士身高158公分，體重42公斤
BMI＝42÷1.58÷1.58＝16.8，屬於體重過輕

(二)體重過重和肥胖的成因

從營養學觀點，飲食過量、喝水過多與運動不足是體重過重和肥胖的主要原因。從中醫觀點，則其主要成因有四：

1.濕：濕邪為病，有內濕、外濕之分。外濕多由氣候潮濕，或涉水淋雨、居處潮濕等侵襲人體所致；內濕則由於脾臟運化功能欠佳，水濕停聚所造成。

2.水：水由濕轉化積聚而成。多由外邪侵入，飲食起居失常或勞倦內傷以致代謝障礙，水液停聚，從而引起水腫。

3.痰：痰為津液所化或由停濕而成，均為水液代謝障礙所致。通常痰濕較重者形體多豐盛，故有「肥人多痰」之說。

4.食：由於飲食攝入過量，超過身體消化、吸收和代謝能力，致使油脂蓄積，導致肥胖。

二、健康的減重和減肥方法

坊間常見的多日斷食法、吃肉減肥、多喝水減肥、減肥茶、楓糖減肥、蘋果減肥、低熱量快速減肥餐、貼減肥膏等，都並非正確的減肥方法。有些不肖業者甚至混用甲狀腺素、緩瀉劑、利尿劑、安非他命、麻黃素等不合法減肥藥，使得想減重或減肥的人花大錢又無效，嚴重者造成身體不適，甚至死亡。即使吃國內合法的減肥藥，如羅氏鮮（Xenical）和康孅伴（Alli），乃利用Orlistat抑制油脂的酵素分解原理，可以減少腸道脂肪的吸收，但有腹脹、腹瀉、脂肪便等副作用。

不當的快速減肥會出現六大危險症狀：溜溜球症候群（Yo-Yo syndrome）、代謝率下降、抵抗力減弱、月經不規則、容易掉頭髮和皮膚變差、器官功能失調。所謂「溜溜球症候群」係指短時間瘦了5～10公斤，這種快速減肥很容易胖回來，體重忽上忽下就像溜溜球一樣。前期的體重下降是身體水分的流失，之後是肌肉，最後才是脂肪組織的減少；復胖時卻全是以脂肪的形態回到體內，復胖後再次減重，卻一次比一次重，一次比一次更難減，造成惡性循環。

(一)「少吃」與「多運動」，何者較重要？

健康的減重和減肥方法是每天減少500大卡的熱量攝取（少吃），或增加500大卡的熱量消耗（多運動），這樣持續一星期，體重約可減少0.5公斤。例如體重60公斤普通勞動量的成年人，其一天總熱量需求是2,000大卡。此人若想健康的減肥，則：(1)每天維持平常的運動量，但只能吃1,500大卡營養均衡的食物；或(2)每天吃2,000大卡的食物，但每天必須增加運動量使消耗的熱量比平常多500大卡。少吃和多運動是健康減重和減肥的不二法門。但是，利用每天增加運動量多消耗500大卡熱量的方式來減肥，談何容易！採用每天少吃500大卡食物的方式減肥，較容易成功且不會復胖。

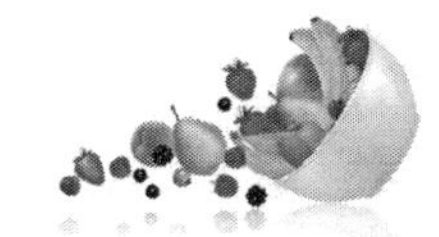

◆各種運動消耗多少熱量

不同運動所消耗熱量的多寡與運動強度、運動時間和人體體重等有關（**表1-2**）。例如若以每小時走4公里的速度走路，則每公斤體重可消耗3.1大卡的熱量，亦即體重60公斤肥胖者，每天若花3小時走完12公里，約可消耗558大卡的熱量，其算法如下：

3.1大卡／公斤／小時×60公斤×3小時＝558大卡

◆食物的熱量

1.熱量100大卡：小黃瓜一盤、萵苣（生菜）一盤、花生22粒（一把）、波卡洋芋片8片、帶殼燙蝦一小盤、冬粉一小碗、西瓜6片（300克）、奶油（butter）一小塊。

表1-2　各種運動消耗的熱量　　單位：大卡／公斤／小時

運動	消耗熱量	運動	消耗熱量
清醒靜臥	1.1	輪式溜冰	5.1
靜坐、寫字	1.4	羽球	5.1
洗碗	2.0	排球	5.1
掃地、洗衣服	2.4	騎馬（小跑）	5.1
單車（8.8公里／小時）	3.0	桌球	5.3
走路（4公里／小時）	3.1	上樓梯	5.4
下樓梯	3.4	網球	6.2
高爾夫球	3.7	滑雪（16公里／小時）	7.2
有氧運動（輕度）	4.0	游泳（3公里/／小時）	8.0
保齡球	4.0	手球	8.8
舞池跳舞	4.4	慢跑（9公里／小時）	9.6
健身操	4.4	跳繩	9.7
快走（6公里／小時）	4.4	單車（21公里／小時）	9.7
有氧運動（中度）	5.1	拳擊	12.4

2.熱量400大卡：滷肉飯、雞絲飯、薯條一袋（80克）、燒餅油條、魚堡、奶昔。

3.熱量800大卡：雞腿飯、肉絲炒麵。

登山健行等持續運動的情況下，其流失的水分量較平時為多，尤其在大熱天長時間的運動，一天的排汗量可能達數公升之多。因此運動期間及運動過後，需適時適量的補充水分（以補充常溫的白開水或運動飲料為宜），以免中暑。運動過後，胃口大開，若不控制飲食，將無法得到減重和減肥的效果，甚至愈運動愈肥！此時應該多吃熱量低的、少吃熱量高的食物，減重和減肥才容易成功。

(二)享瘦健康的飲食原則

1.「少吃」比「多運動」重要。少吃並不是「不吃」，而是要有毅力拒絕美食的誘惑，在少油、少糖、少鹽、多纖維的前提下攝食較少量營養均衡的食物，亦可選擇具有除濕、利尿、利水，降低血脂、血糖及減少體脂肪生成等功效的保健食品或健康食品。

2.進餐前稍休息，專心進食，細嚼慢嚥，切勿邊用餐邊看電視或書報。

3.每日液態水分攝取量以每公斤體重20毫升為原則，要每次少量、多次喝，切忌大杯大口喝，而且儘量以溫開水補充。

4.少吃太甜、太鹹、太油、太多肉類的食物，儘量減少油脂攝取量的方法如下：

(1)料理要清淡：烹調方式多用汆燙、水煮、清蒸、涼拌、燒烤、燉滷等方式。油脂較高的肉類滷或燉湯時，可先冷藏將上層油脂去除，再加熱食用。

(2)調味用油類（如麻油、奶油、沙拉醬等）應儘量避免，並以番茄醬或優酪乳取代沙拉醬。

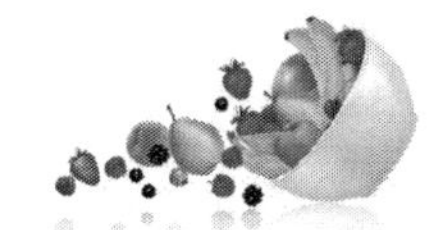

(3)少吃油炸、油煎或油酥的食物及肥肉、豬皮、雞皮等。糕餅、西點、香腸及炸薯條、炸雞排、洋芋片等，皆屬高油食物，應少吃；以脫脂或低脂牛奶取代全脂牛奶。

(4)瘦肉中仍含有一些肉眼看不見的油脂，應選擇脂肪含量較少的白肉（如雞肉、魚肉）。

(三)薏仁有減重和減肥的功效

傳統中醫藥古籍及現代醫學、營養學的研究得知，薏仁、荷葉、決明子、桑葉、山楂、普洱茶、茶飲料及一些特殊的食用油脂等具有除濕、利水、消水腫、減重和減肥等功效。我個人從1988年開始研發薏仁保健食品之後，也陸續發現薏仁及其加工產品具有輔助抑制腫瘤、抑制發炎、減輕放化療副作用、改善胃潰瘍、免疫調節和抗過敏、美白和荷爾蒙調節等保健功效。對高血脂和高血糖患者而言，可降低血中的三酸甘油酯和低密度脂蛋白膽固醇，並提升高密度脂蛋白膽固醇（其效果比燕麥更佳）；也可降低禁食血糖，糖化血色素，縮小腰圍、臀圍，並降低收縮壓與舒張壓。

薏仁具有利水和消水腫的作用，有助於把身體中多餘的水分排出，發揮減重功能，但可能使孕婦的羊水變少，並可能造成胚胎的水被吸收而枯死；薏仁水萃取物也會促進子宮收縮（包括振幅加大、頻率增快），可能導致流產。因此孕婦暫不宜食用薏仁，但是這些作用對生理廢物和產婦惡露的排除非常有幫助，這也是本章強調的「吃對食物」的一例。

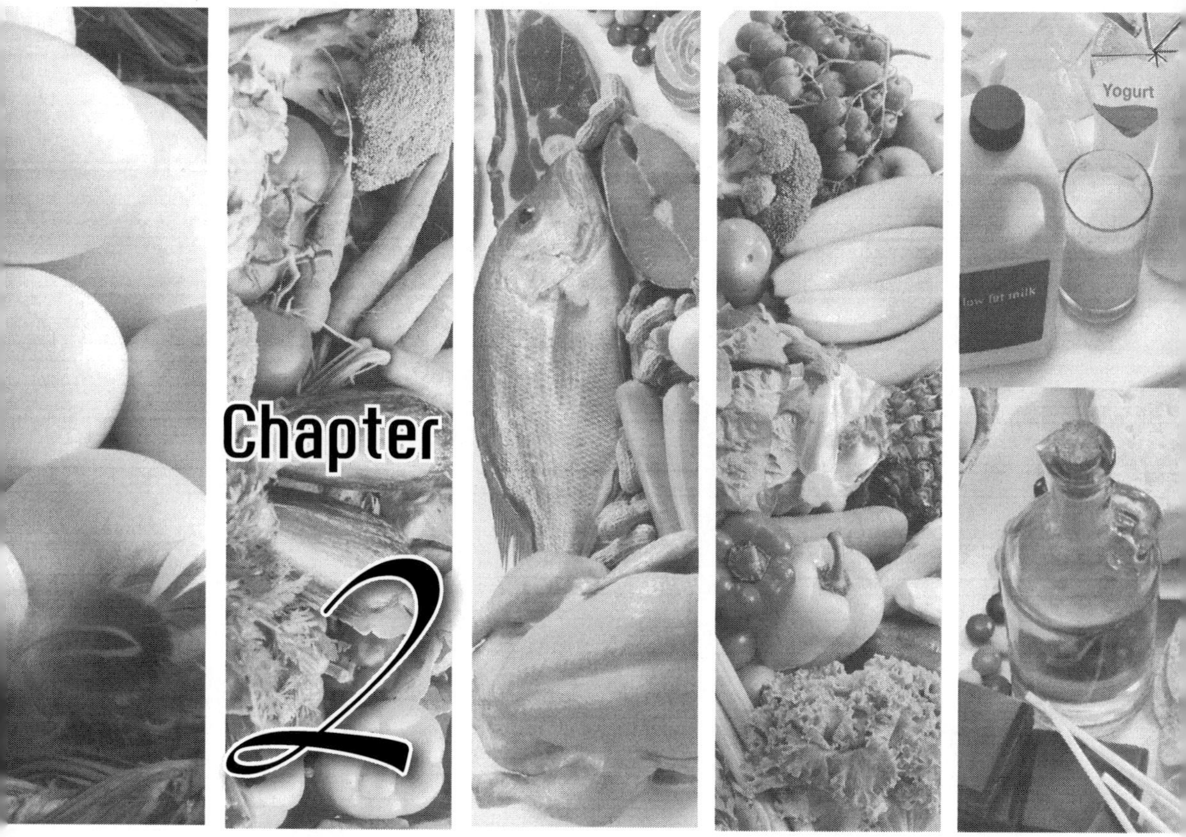

Chapter 2

五穀根莖類與健康

葉安義

學歷：美國蒙大那州立大學化學工程系博士

現職：臺灣大學食品科技研究所特聘教授

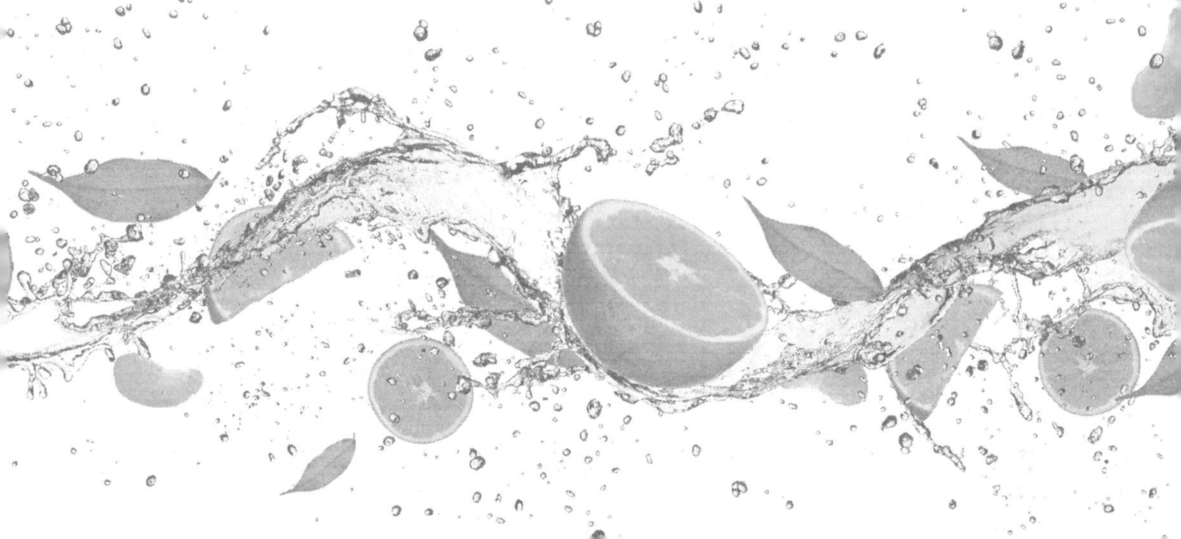

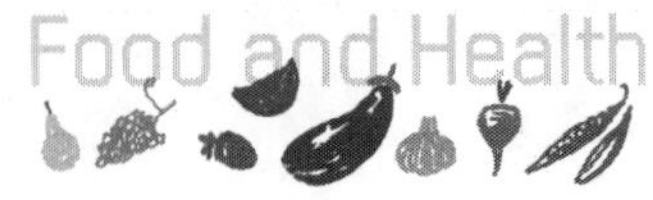

本文主要討論有關五穀類以及根莖類的食品，對健康有什麼影響。談到五穀或根莖類之前，先來看一看，為什麼要對個人的健康這麼關心。2007年美國《華爾街日報》（*The Wall Street Journal*）曾進行問卷，大約有五千人以上接受問卷，你生活上最關心的經濟理由是什麼？醫療支出是最受大家關注的事情，生老病死都需要醫療，其支出也相對重要，保險費用就是其中的重要支出。在美國，醫療費用很貴，如果沒有保險，看病更貴，所以，減少醫療支出是一重要政策，對個人而言，就是保持健康的身體。要保持健康，不是只靠吃某種東西就夠了，而是要從三方面（**圖2-1**）著手，要有均衡的飲食、適當的運動、和諧的心靈，三方面的配合，達到平衡，尤其是沒有和諧的心靈讓工作壓力降至最低，健康的人生就屬於你。但在此文中，只討論如何去獲得均衡的飲食，且專注於五穀與根莖類。

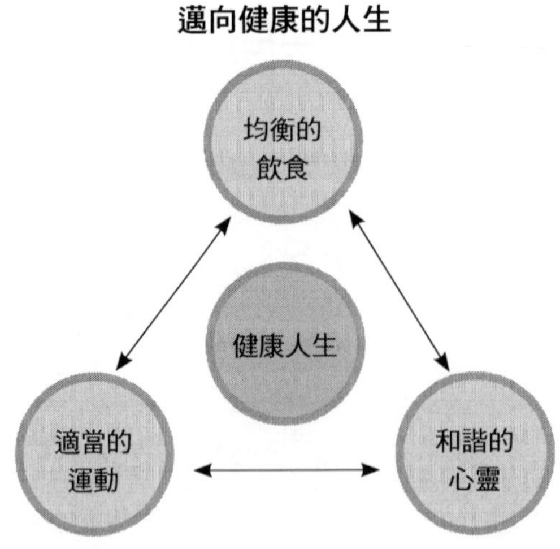

圖2-1　飲食、運動與心靈的平衡是保持健康的元素

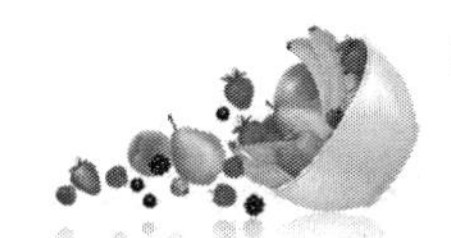
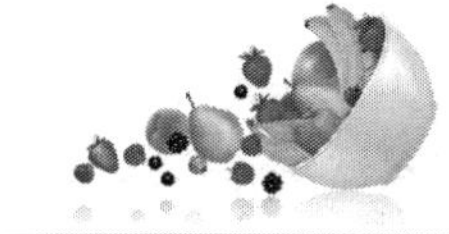

第一節　五穀類與健康

五穀是哪些東西？我們日常所吃的米飯與麵包都是穀類產品，麵包來自小麥，玉米、燕麥也是國人常吃的穀類，大麥粥與麥茶是另一種穀類食品。在五穀裡面，有很豐富的澱粉，其次是蛋白質、脂肪，與目前最受重視的纖維素，以及其他的生理活性成分。澱粉是身體能量（energy）的主要來源，所以全世界各地的主食大都是屬於五穀，但依照當地的氣候、土壤的情況等，吃的五穀的種類有所不同。

穀粒的主要成分非常相似，以小麥為例（**圖2-2**），包含麩皮、胚乳與胚芽三大部分，以及其他的組織。穀粒是五穀的果實。先開花然後結成

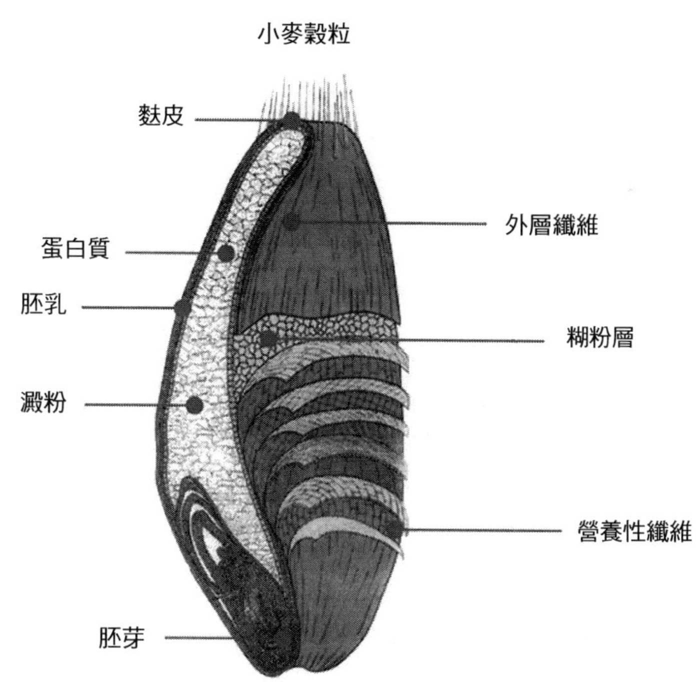

圖2-2　小麥穀粒的結構與外觀

果實，花胚變成外殼，裡面有胚乳與胚芽，外殼最重要是麩皮，澱粉與蛋白質主要存在於胚乳，我們日常所吃到的白米飯，或是麵粉，大部分屬於胚乳。胚芽提供重要養分給下一代的種子發芽，含有很多的脂肪、維生素、抗氧化物質等，抗氧化物可以避免油脂的氧化。過去，為了口感，常將麩皮去除，但麩皮含有很多的纖維素、抗氧化物與維生素等有益健康的物質，但纖維素不好吃，如何將此不好吃的物質，轉變成好吃，是食品業界努力的目標。由於麩皮與胚芽均含有生理活性物質，所以，目前提倡食用全穀粒（whole grain），最早是在1999年，國際穀類化學學會建議其定義，到2006年，美國食品暨藥物管理局（USFDA）沿用國際穀類化學學會的建議，使全穀粒的定義具有法律效用，產品所含的胚乳、胚芽與麩皮的比例，跟原來穀粒的比例是一樣，即為全穀粒。以全麥麵粉為例，所含的胚乳、胚芽、麩皮的比例，需與小麥穀粒的比例一樣，才符合全穀粒的定義。全穀粒產品的品質與日常食用的精緻食品最大的區別是什麼？大概有兩個，一個是纖維素，麩皮中含有許多纖維素，使產品口感不佳，如何將纖維素製備成好吃的產品，是一個挑戰；另外一個是胚芽中油脂含量高，使產品的含油量增加，容易產生氧化，產生油耗味。全穀粒產品是目前的主流，已有許多市售商品。除了以上所提的定義以外，另一個要求是不含膽固醇，油脂含量低，膳食纖維含量要高。以大麥的穀粒為例（**圖2-3**），包含以上所述的三個主要部分：胚乳、胚芽與麩皮，除此之外，含有具生理活性的營養成分，大麥穀粒所含的纖維素，最主要的是β-葡聚糖（β-glucan），已有許多文獻報告β-葡聚糖對人體的健康效益，尤其是腸胃道，幫助益生菌的形成。穀類中，β-葡聚糖存在於大麥跟燕麥，於燕麥中，主要存於麩皮中；於大麥中，不僅存於麩皮，也存於胚乳中，精白的燕麥中β-葡聚糖含量相當低。除了纖維素以外，還有抗氧化物質，包括生育三烯醇、酚酸、類黃酮等，抗氧化物也是對人體產生健康效益的物質。

全穀粒對人體有哪些好處？攝食全穀粒有助於減少心血管疾病的

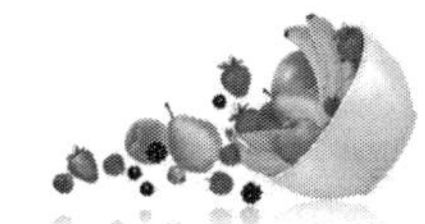

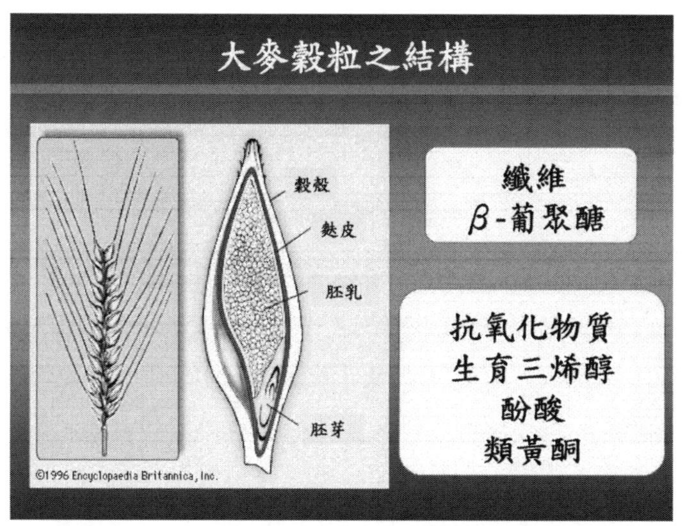

圖2-3　大麥穀粒的外觀、結構與生理活性成分

罹患率，該疾病屬於慢性疾病，與飲食習慣息息相關。從過去的一些實驗，包括人體試驗，全穀粒會減少一些心血管疾病的發生，可能的原因包括：脂質的降低，提供抗氧化的活性，抗栓塞的效用，避免血小板聚集，與增加血管的反應性等，但是目前還沒辦法很單純的用膳食纖維、葉酸、維生素B等來解釋其效果，其機制顯然相當複雜。已有學者（Anderson *et al.*, 2000）指出，全穀粒有助於維持身體的質量，以身體質量指數（body mass index, BMI）為指標，體重（公斤）除以身高（公尺）的平方，即為BMI，台灣人的BMI介於18.5～24之間，屬於正常值範圍，超過27，即屬於肥胖，許多慢性病，如糖尿病、心臟病等，與肥胖有關，所以BMI是一個重要指標，全穀粒有助於維持正常BMI。酗酒也會導致許多慢性疾病，最明顯的是肝病，維持健康的生活習性是很重要的一環。攝食高量全穀類與穀物纖維可以降低缺血性的中風，同時減少患有冠狀動脈疾病之停經症候群婦女罹患動脈硬化之機率，所以，對婦女也有很好的作用。另一種慢性疾病——代謝症候群，是許多人（尤其是50歲以上的成年人）可能罹患的疾病，「三高」是代謝症候群的典型症狀，三高是哪三高？即高血壓、高血糖、高血脂，以外觀來看，通常會看到啤酒肚，屬於腹部的肥胖，其次是脂蛋白的反常性與高血壓，容易產生胰島素阻抗、血管易栓塞與發炎，所以，容易罹患第二型糖尿病與心血管疾病，生活習慣、飲食或工作壓力常是導致第二型糖尿病的原因。文獻報告（McKeown *et al.*, 2004）顯示攝食穀物纖維，代謝症候群的發生率可以減少38%，攝食全穀粒，代謝症候群的發生率可以減少33%。攝食全穀粒可以提高胰島素敏感度，因而減少第二型糖尿病的罹患率，反之，攝食精製穀物會增加第二型糖尿病的罹患率。於攝取澱粉類食品之後，血糖會增加，然後下降，此現象稱為昇糖反應，通常於攝食後兩小時完成。美國農業部的一項以女性為對象之研究中，分為4個處理組，分別為葡萄糖組、50克小麥組、25克小麥＋25克大麥組（含1克β-葡聚醣）和50克大麥組（含2克β-葡聚醣），隨著攝食後的時間經過，葡萄糖含量約於30分鐘後達到最高值，然後呈現下降的趨勢，約於120分鐘後，回復到起始值，葡萄糖組的葡萄糖下降速率最慢，於60分鐘仍維持於高值，小麥組的葡萄糖下降速率改善許多，添加1克β-葡聚醣，顯著地使葡萄糖下降，添加2克的β-葡聚醣，不僅使葡萄糖的最高值減少許多，更使葡萄糖很快地回復到起始值，顯示β-葡聚醣能有效地降低澱粉類物質的昇糖指數，對糖尿病患者有很大的助益，使其血糖的上升與下降均不會太劇烈，減少因飲食造成的血糖過高的現象，有效地維持穩定的血糖濃度。

膳食纖維通常是在腸胃道裡不被消化的碳水化合物，包括一般的纖維、菊糖與抗解澱粉，這些碳水化合物，被大腸的腸道中的微生物發酵，產生對人體有助益的物質，如短鏈脂肪酸（short chain fatty acid, SCFA），該類膳食纖維也稱為可發酵碳水化合物。膳食纖維以物理性的方法，增加排便量、保水力，因此稀釋膽酸——膳食纖維結合膽酸，抑制初級膽酸轉換成二級膽酸，該物質對直腸有不好的效用，因此產生健康效益。膳食纖維於大腸中因微生物的作用（發酵）產生短鏈脂肪酸，簡而言

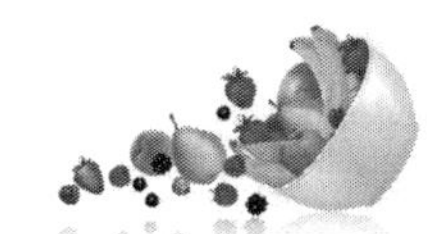

之，發酵產生酸，結腸裡的酸鹼值會變得比較偏酸性，於此狀況下，膽酸的溶解度就降低，減少膽酸的輔助性致癌，可能減少癌症罹患率。在短鏈脂肪酸中，又以丁酸最受重視，已有研究顯示丁酸酯是健康結腸細胞的能源，並具抗腫瘤的活性。短鏈脂肪酸的作用是全穀粒的食品可以降低膽固醇的原因之一，短鏈脂肪酸被吸收帶至肝臟，與司他汀（statin）類藥物相似，可以抑制合成膽固醇的酵素之作用；另一個原因是纖維素與膽酸的結合並排出體外，膽酸含量因而下降，使體內的膽固醇被用來生產膽酸，所以，膽固醇含量因而下降。除了纖維素以外，抗氧化物、維生素與微量礦物質是全穀粒中的重要成分。生育三烯醇和生育酚（維生素E）是全穀粒中常見的抗氧化物，研究顯示，全穀粒的抗氧化活性相當高，有助於提高免疫力。微量礦物質中，較常被提到的是硒（selenium），是抗氧化酵素（例如麩胱甘肽過氧化酶，glutathione peroxidase）於進行還原作用時所需的輔助因子，因此對身體有健康效益，但高劑量之攝食會有毒性。植物固醇類也是具生理活性的物質，文獻指出具有減少血液中膽固醇含量和預防結腸癌之罹患的功效。

第二節　根莖類與健康

另一個主題是根莖類，有些植物會產生高澱粉含量的根、莖、根莖（rhizomes）、球莖（corms）等，此類植物包括馬鈴薯、小蘿蔔（radish）、荸薺、薑、胡蘿蔔、甜菜、胡蘿蔔、山藥、蕪菁甘藍（turnip）、蓮藕、芋頭等，可食部分為根、莖或地下莖，番薯（地瓜）、芋頭以及山藥，是在台灣較常見的品種，在歐美則是馬鈴薯，尤其是在歐洲，是澱粉的主要來源。根是植物吸收水分的主要組織，包含兩個輸送組織，送水的木質部，送糖的韌皮部，菌根也吸收水分，但是它沒有輸送組織，這是兩者主要的差異。除了吸收水分與礦物質以外，儲存養分

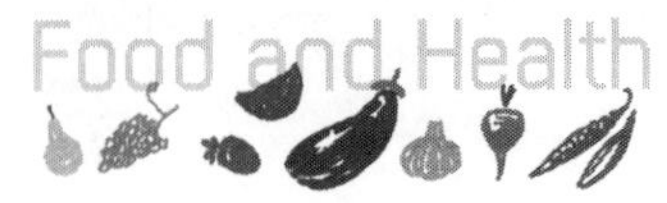

也是根的功能之一，固定植物是根的另一重要功能，植物才不會倒下。莖也有輸送組織，是支撐樹葉所需，讓樹葉與陽光接觸，進行光合作用。有些植物的莖（通常是匍匐枝、芽莖或根莖）會轉化成儲存組織，且經常成為地下莖，含有芽眼，可以用來發芽，馬鈴薯就是地下莖，儲存大量澱粉，成為食物。因此，凡於根或莖內儲存大量醣類而成為食物，即是本文所提的根莖類。就全世界的產量而言，馬鈴薯是根莖類中產量最高的，其次是甜菜與樹薯，在台灣大概很少食用甜菜，以前，台灣樹薯的產量頗為可觀，但近年來已幾乎看不到，番薯與山藥是在台灣常見的根莖類，本節將以馬鈴薯、番薯與山藥為討論主題。馬鈴薯是地下莖，山藥也是莖，番薯則是根。

一、馬鈴薯

就全球而言，馬鈴薯供應2%的食物能量，已開發國家對馬鈴薯的消費量約為開發中國家的三倍，馬鈴薯的營養成分包括膳食纖維（約3.3%）、抗壞血酸（可高至42mg/100g）、鉀（約為693.8mg/100g）、總類胡蘿蔔素（約為2,700mcg/100g）和抗氧化物酚類，例如綠原酸（chlorogenic acid）（約為1,570mcg/100g）和其聚合物。但也有一些抗營養的成分，例如：龍葵鹼（α-solanine）（0.001～47.2mg/100g），會造成腸道與神經系統的疾病，如腹瀉、昏眩等，該中毒現象的發生率很低。馬鈴薯的種類非常多，約有五千種，以Solanum tuberosum為主。外表顏色以常見的土黃色為主，其他有紫色、黑色、深藍色等，通常馬鈴薯中含有62～87%的水分，固形物中澱粉是主要成分（9～23%），其次是纖維素，包括可溶性纖維與不可溶纖維，蛋白質含量不高（0.8～4.2%），含有少量脂肪和葡萄糖，除了基本物質以外，還有維生素（尤其是B群維生素與葉酸）與礦物質（如鈉、磷、鉀、鋅等），同時有抗氧化物，例如類胡蘿蔔素、花青素、黃體素與玉米黃質等。每一種作物中所含的各個物質，都會受品種、當地栽種的氣候、土壤等的影響，各個成分的含量會因此而變動，以營養成分而言，馬鈴薯是不錯的主食。

二、番薯

番薯在台灣俗稱地瓜，屬於根類農產品，常見的食用方法是番薯粥與烤番薯，另有當甜點的番薯蜜（台灣話叫番薯糖），不僅外觀漂亮（成亮麗的金黃色），口感、味道均很好，番薯葉是常見的蔬菜之一。番薯源自於熱帶美洲，於五千年前已被種植，中國是最大生產國，但近半數用於飼料，所羅門群島是番薯攝取量（160kg／人、年）最高的國家。番薯屬於匍匐雙子葉、開花作物（**圖2-4**），依其內部顏色，較常見的是紅色與白色，約需90～150天的生長時間，一般而言，容易栽種、生長。基本營養成分與馬鈴薯類似，都以澱粉為主，脂肪含量也低，番薯中的鈉

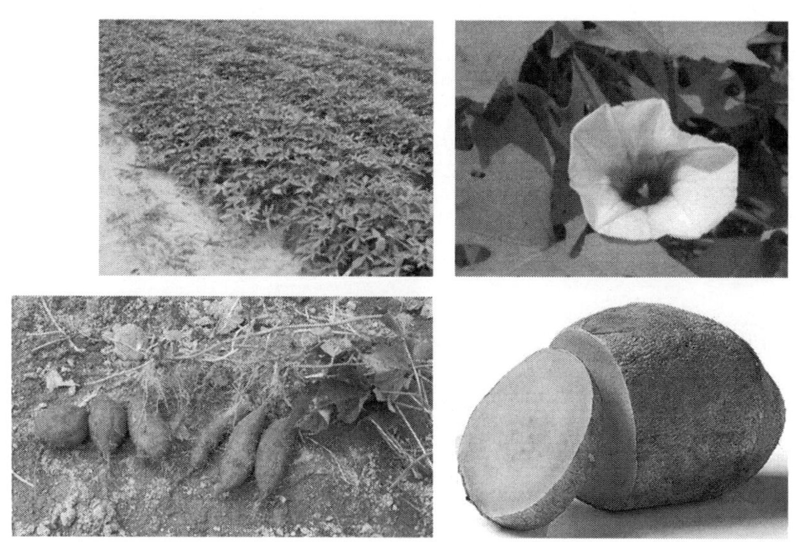

圖2-4　番薯之植物外觀與花

資料來源：http://en.wikipedia.org/wiki/Sweet_potato

含量相對較低，每100g新鮮番薯中含有2.0～3.2g膳食纖維，屬於高纖維含量的食品。蛋白質中的Sporamins A和B，是兩種主要儲存蛋白質，約占總蛋白質之80%以上，可抑制蛋白質分解酵素的作用，具抗氧化活性，也有研究指出具有抗癌性。β-胡蘿蔔素（β-carotene）是番薯的主要生理活性成分之一，可以避免維生素A缺乏症的發生，維生素A缺乏症是由於類胡蘿蔔素或前維生素A（provitamin A）或維生素A之攝食不足所引起的疾病，最常見的是導致眼睛暫時性或永久性的傷害，番薯是類胡蘿蔔素的很好來源，主要成分是反式β-胡蘿蔔素（trans-β-carotene），是維生素A前驅體的最佳成分，烤番薯（連皮）含有高量的維生素A，攝食番薯有助於降低維生素A缺乏症的罹患率。有文獻指出，β-胡蘿蔔素可以減少癌症、心臟疾病、老年性黃斑部病變（age-related macular degeneration, AMD）的罹患。番薯葉中含有高量的維生素，例如：維生素A調節適當成長、視力健康和疾病預防；維生素C有助於保持組織健康、幫助鐵於體內的利用和助益體內化學作用等；維生素B_2（riboflavin）是正常生長與視力健康的必需品。番薯葉中總類胡蘿蔔素含量很高（約是34.7mg/100g），所含的總多酚含量與自由基捕捉能力比菠菜、青花菜、甘藍菜、萵苣都好。除此之外，番薯葉中葉黃素（lutein）的含量為34～68mg/100g，僅次於金盞花，有助於老年性黃斑部病變之預防。所以，番薯與番薯葉有益於人體健康。

三、山藥

山藥，薯蕷科（Dioscoreaceae）薯蕷屬（Dioscorea），多年生蔓性之根莖類單子葉植物（生長期180～360天），產區遍及熱帶、亞熱帶及其他地區，在熱帶地區生產量僅次於樹薯及甘藷，為國際性重要糧食作物之一。非洲的產量最高，占全世界產量的95%以上，其中又以奈及利亞（Nigeria）的產量最高，約占全世界產量的68%，非洲除外，巴西與日本是主要產國。山藥為中國傳統中藥材及養生藥膳重要原料之一，將採收後的山藥洗淨去皮後，可生鮮直接食用或烹調食用，或加工製成產品。常食用的部分屬於塊莖，富含澱粉、蛋白質、礦物質及黏質物等，澱粉是主要成分，中醫藥委員會已將山藥由中藥級開放為食品級，顯示山藥的毒性相當低，適合於一般食用。台灣較常見之山藥品種，多源自下列五種：(1)大薯又稱田薯（D. alata），為本土性山藥；(2)長薯又稱家山藥（D. batatas），原產於中國大陸；(3)山薯又稱日本山藥（D. japonica），原產於日本；(4)條薯又稱紫田薯（D. alata L. var. purpurea），現栽培於台灣中部；(5)恆春山藥又稱戟葉田薯（D. doryophora），原產於台灣恆春半島與屏東一帶。目前量最多的大概就是台農二號（**圖2-5**），在南投地區產量非常高，該地區也生產名間長紅。根據《神農本草經》的記載，山藥有滋養、強壯及止瀉的功效，是上品藥材，為常見的藥用與保健用生藥材料。山藥塊莖含有豐富的固醇類皂素（steroidal saponin），其水解產物為固醇類皂苷素（steroidal sapogenin），文獻（Dawson, 1991）指出

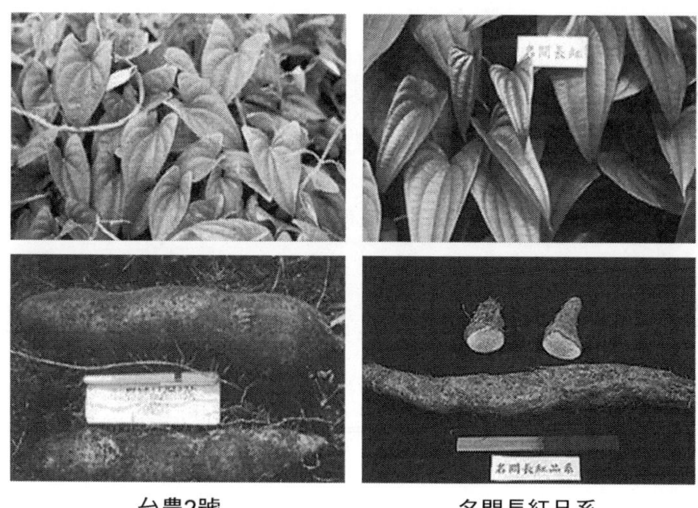

台農2號
D. alata

名間長紅品系
D. alata L. var. purpurea

圖2-5　台灣常見山藥的其中兩種之外觀

薯蕷素（diosgenin）可轉換成人體的黃體素（progesterone），可以調節生理機能，作為製造雌激素的原料之一，可以減少停經症候群的症狀。目前山藥皂苷素是合成固醇類荷爾蒙（steroidal hormones）、副腎上腺皮質素（corticosteroids）和避孕藥等藥物之主要原料（Dawson, 1991；Chen and Wu, 1994）。其藥理成分包括：(1)降血糖——傳統上以Dioscorea dumetorum用於治療糖尿病，且被證實有效（Undie and Akubue, 1986）；(2)抗氧化——山藥之固醇類萃取物可降低血中三酸甘油酯，有益於心血管疾病之預防（Araghi-Niknam *et al.*, 1996）；(3)抗腫瘤——薯蕷素對可在體外對癌細胞K562具細胞毒性活性（Hu *et al.*, 1996）。

就如前所提到的，飲食、運動、心理三方面的平衡，是維護身體健康的要件，飲食確實會影響人體健康，由於是長時間才看出其作用，所以常被忽略。但養成良好飲食習慣是必須的，目前廣受歐美國家的重視，並大力推動良好的飲食習慣，兩句英文與大家分享：

What you eat, what you are.

What you are, what you eat.

前一句是指我們過去的一個模式，隨意吃，因此造就今天的你的身體；後一句，先想想你希望成為什麼樣子，再決定吃什麼。以此與大家共勉之。

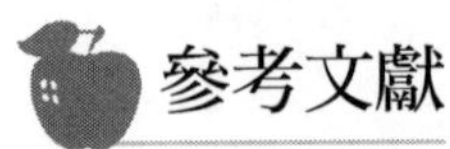

參考文獻

Anderson et al. (2000). *J. Am. Coll. Nutr., 19*: 291s.

Araghi-Niknam et al. (1996). *Life-Sei., 59*: 147-157.

Bovell-Benjamin (2007). *Advances in Food and Nutrition Research, 52*: 1-57.

Chen, Y. & Wu, Y. (1994). Progress in research and manufacturing of steroidal sapogenins in China. *Journal of Herbs, Spices and Medicinal, Plants* 2: 59-70.

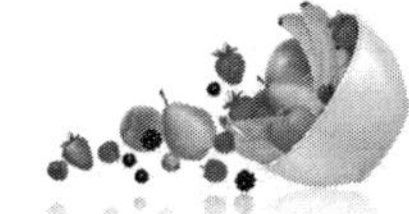

Dawson (1991). *Hort Technology*, *1*(1): 22-27.

Hu K. et al. (1996). *Planta Med., 62*: 573-575.

Kaur, C., & Kapoor, H. C. (2002). *International Journal of Food Science and Technology*, *37*: 153-161.

McKeown et al. (2004). *Diabetes Care, 27*: 538.

Undie A. S. & Akubue P. I. (1986). *Journal of Ethnopharmacology, 15*: 133-144.

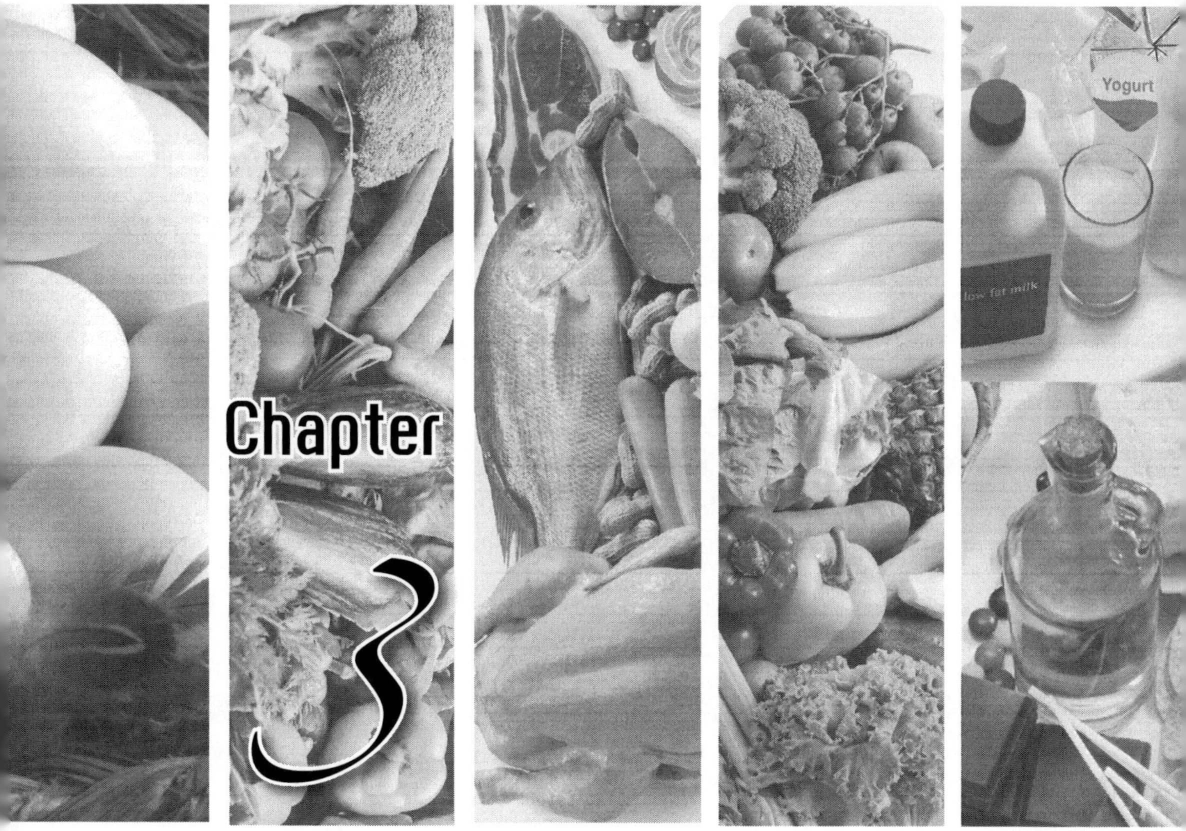

Chapter 3

油脂與健康

孫璐西

學歷：美國Rutgers University食品科學博士

現職：臺灣大學食品科技研究所名譽教授

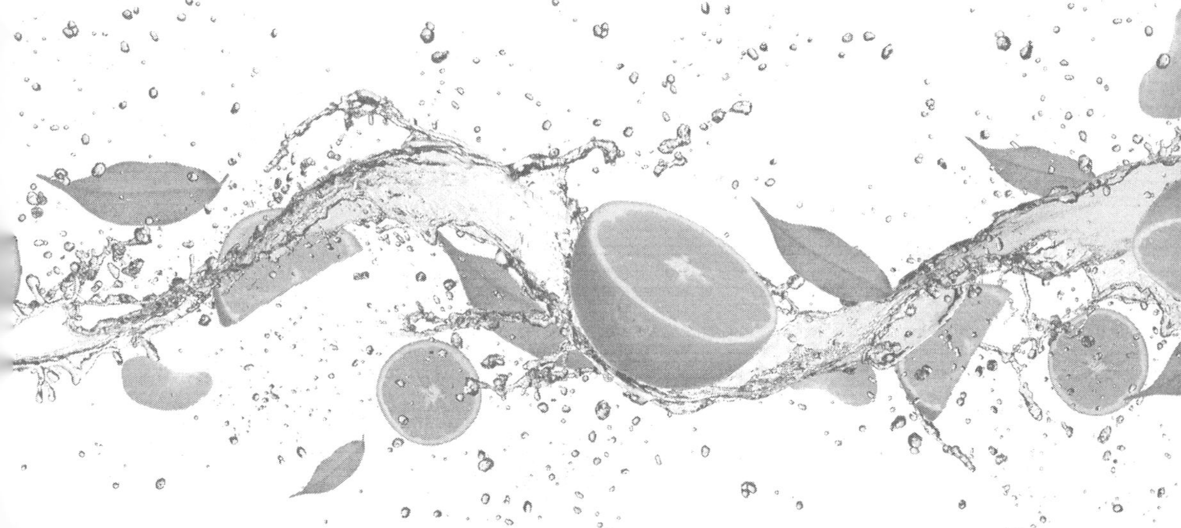

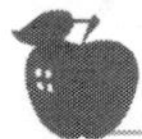第一節　油脂的定義與功能

一、油脂是什麼？

油脂是令人們既喜歡又害怕的食品成分，尤其是對關心體重的人而言，因此到底該如何正確的吃油，即是一件值得重視的事情。什麼是油脂？室溫下呈液體狀的稱為「油」，例如麻油、花生油、玉米油、黃豆油、橄欖油等；室溫下為固體的稱為「脂」，我們喜歡吃的巧克力糖，其主成分叫可可脂，室溫下是固體的；我們常講牛油、豬油，是不對的，應該叫牛脂、豬脂。這些油與脂，事實上是食物裡面一個非常重要的部分，與蛋白質與碳水化合物，合稱三大營養素。另外還有維生素與礦物質，是微量的營養素。

為什麼想要控制體重的人，都會很怕吃高脂食物呢？就是因為脂肪是人體所需要能量最濃縮的來源，也就是說每單位重量的油脂，能夠提供最多的卡路里。只要吃一點點的油，對體重就是一個很大的負擔。因為每一克脂肪可以提供九大卡的熱量，而碳水化合物與蛋白質只提供四大卡，可見油脂的確是熱量很大的來源。

油脂的基本化學結構是由三個脂肪酸接在一個甘油上所形成的，甘油有三個碳，每一個碳上接一個脂肪酸。油脂就是三個脂肪酸用一個甘油連在一起，所以稱為三酸甘油酯。這個酯，不是脂肪的脂，而是酸與醇結合的酯。油脂的脂肪酸組成，對油脂的性質影響很大，我們在後面會詳述。

二、油脂的功能

我們能不吃油嗎？不能。為什麼不能不吃油呢？因為，油脂是能量的來源，能夠最快速地提供最多的熱量。

油脂除了提供熱量以外，仍有其他功能。人體所需的「必需脂肪酸」，是身體無法自行合成的，亦即無法由吃進去的碳水化合物，其他油脂或者是蛋白質來製造這些脂肪酸，一定要靠吃進去，譬如：亞麻油酸、次亞麻油酸。亞麻油酸是18：2，18：2意思就是18個碳裡面有兩個是雙鍵，而雙鍵就是碳跟碳中間有兩個鍵結；18：3是次亞麻油酸，這兩者是人體需要的「必需脂肪酸」，如果不是靠吃進去的話，你就會缺乏這兩種必需脂肪酸，而這些必需脂肪酸是維持神經血管健康重要的因素。神經扮演了我們人體非常重要傳導訊息的角色，譬如你的眼睛很好，可是你眼睛看到的東西，要靠神經將這個訊息傳到你的大腦。這傳達的功能就好像有一部發電機及一個電燈泡，如果缺乏電線來傳電，這發電機發的電就送不到燈泡那端，燈泡就不會亮。而這個神經系統的功能就跟電線一樣，因此一定要有神經血管，才能維持人的健康。此外，油脂也可以保護內臟器官，可以讓內臟器官不會受到損害。另外還有一些油溶性的維生素，如果沒有同時吃一點油脂的話是沒辦法被身體吸收與利用的，所以吃維他命的時候，要飯後再吃，如果空著肚子吃維生素，水溶性的還好，就吸收進去；但油溶性的，像維他命A、D、E、K，根本沒有辦法被身體吸收，就是因為缺乏將這些油溶性維生素帶進到身體裡的油脂。所以番茄裡的茄紅素，被人體吸收的最好方法，就是做番茄炒蛋，因為有點油可以把番茄的茄紅素吸收入體內。有很多人直接吃番茄，把番茄當水果吃，那時如果沒有同時吃油溶性的東西，茄紅素就沒有辦法被我們人體吸收。所以國外吃生菜沙拉都會放一點油醋，可以幫助蔬菜、水果裡脂溶性的營養素藉著沙拉油帶到身體裡。所以油脂是很重要的，它可以提供身體所需要的必需脂肪酸及增加油溶性維生素的吸收，維持人體功能的正常運作。

另外，油脂對食物而言，有個很重要的功能，就是它可以提供食物香氣。譬如炸雞排、炸雞腿、炸薯條等都香氣誘人，那些香氣從哪裡來的呢？其實，這些油炸食物的香氣完全來自油脂。為什麼會來自於油呢？油脂結構中的三個脂肪酸在受熱時被分解，而產生了一些小分子的香氣化合物，這些小分子化合物具揮發性，能被人聞到。所以一定要有油脂，食物才會香，因此常常愈好吃的東西，油脂含量就越高。油脂也能提供一種飽足感，常常有人不太敢吃油，所以就多吃高纖維食物，但愈吃愈多，因為纖維無法給你飽足感，如果希望不要太餓的話，就吃一點點油脂來增加飽足感。

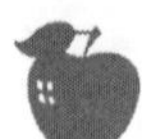

第二節　油脂的分類與來源

一、油脂的分類

油脂在我們吃的食物裡面其實有很多種，包括單純油脂、複合油脂及衍生脂質。最主要的是「單純油脂」，亦即中性油脂，像沙拉油、豬油、橄欖油，而脂肪酸也算是單純脂質的一種，都是油溶性的物質。第二類為「複合油脂」，像磷脂質，例如腦中的腦磷脂、蛋黃中的卵磷脂及黃豆中的大豆卵磷脂等。

第三類為「衍生脂質」，包括蠟、膽固醇、植物固醇及生育醇（維生素E）等。其中蠟也算是一種脂肪，蠟是一種不會提供熱量的脂肪，因為人體根本不吸收，就跟纖維一樣，我們人體沒有辦法消化、吸收及利用這種物質。有人擔心蘋果上面所打的一層蠟，而許多進口蘋果表面的確有打蠟。是因為蘋果當從國外運到台灣來，由於路途遙遠，怕蘋果腐爛了，所以就打上一層蠟，使其保存性較好，看起來也漂亮。有人擔心那些打上的蠟是否對人體有害？事實上是不用擔心的，因為所打的那一層蠟，並不是一般打地板的蠟，而是蜜蜂蜂窩裡面的蠟，叫beeswax，人體是不會吸收、也不會利用的。其他的衍生脂質，還有生育醇，也就是維他命E；此外還有植物固醇，現在也受大家重視。植物固醇存在於多種植物油中，可以抑制膽固醇的吸收，乃因在人體內植物固醇會跟膽固醇一起競爭吸收，所以植物固醇愈多，相對的膽固醇吸收的就愈少。目前有一種健康食品，稱為植物固醇油，就是因為所含有的植物固醇可以降低血液中的膽固醇。

二、油脂的來源

食物中的油，從哪裡來的？大概多來自動物或植物性食物。動物性食物如我們常吃的家畜，豬、牛、羊，還有家禽，雞、鴨、鵝等。牛提供兩種油，一種是牛油，另一種是奶油。牛油是來自牛的皮下脂肪，奶油則是來自牛奶，是浮在牛奶上面的那一層油。低脂牛奶所除去的就是奶油。豬只有提供一種油，就是豬油，當然也有人很仔細的將豬的油分成：豬的皮下的脂肪，跟內臟的脂肪，不過我們通常都算是一種豬油。動物油有兩個特性，一個是在室溫下大部分是固體；而另外一個特性是含有很多膽固醇。為什麼室溫下是固體呢？因為動物油中主要的脂肪酸，是飽和脂肪酸。所謂的飽和就是其化學結構內都是單鍵，碳跟碳之間都是一個鍵結，沒有兩個。而植物油在室溫下大多是液體，因為其組成脂肪酸主要是不飽和的脂肪酸，而不飽和脂肪酸在室溫下是液體；植物油另外還有一個特點，就是皆不含有膽固醇，而含有植物固醇，所以吃植物油，對於降低血膽固醇是有幫助的。但是有例外的，並非所有動物性的脂肪在室溫下都是固體，也並非所有植物油在室溫下都是液體。魚油，尤其是深海的魚油，在室溫下是液體，甚至有些魚油放在冰箱裡面也還是液體。因為魚油是非常不飽和的油，因此現在大家常說：多吃魚油對身體好，尤其是對有心臟病的人，就是因為魚油的脂肪酸組成，含有大量ω-3型具有5～6個雙鍵的不飽和脂肪酸，可以降低血液中的三酸甘油酯，及提升高密度脂蛋白膽固醇（好膽固醇）。植物油有三個例外，一個是椰子油，一個是棕櫚仁油，另一個是棕櫚油，其實這三種油都應稱為脂，因為在室溫下都是固體。還有一個就是巧克力糖中的可可脂，在室溫下也是固體。很多糕點類使用椰子油，就是利用其在室溫下是固體的特性，口感較不油膩。棕櫚仁油或是棕櫚油，是由棕櫚樹的果實所提煉出來的油，在室溫下是固體，由於安定性高，目前油炸食品常用，例如速食麵。過去速食麵是用豬油炸的，但不適合吃素的人，消費者也關心豬油會不會增加膽固醇之攝取，因此現在速食麵都不是用豬油炸，而改用棕櫚油炸，因為室溫下是固體，飽和度高比較不容易氧化。

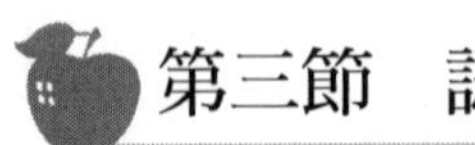

第三節　認識脂肪酸

一、反式脂肪酸

最近有一個熱門的話題就是「反式脂肪酸」，反式脂肪酸是什麼？目前食品標示中已規定要標明是否含有反式脂肪酸。其實當初大家只知道應該多吃植物油，少吃動物油，這樣可以減少血液裡面的膽固醇。但在使用上我們有時需要固體的油脂，譬如說人造奶油。當初為了製造一個純粹植物性的人造奶油，我們就把植物油如黃豆油，進行氫化反應，使其雙鍵減少，飽和度增加。氫化反應就是將油脂進行加工，使液體的油變成固體，於是就可以拿這固體的植物油去做人造奶油。當時以為是很好，但是後來發現，其實在氫化反應中所產生的氫化油裡面含有很多的反式脂肪酸，而這些反式脂肪酸會影響到血液中的膽固醇和必需脂肪酸含量。食用反式脂肪酸會讓我們血液中的膽固醇比食用飽和脂肪酸還要高，而且也會與我們所需的必需脂肪酸競爭，使我們對必需脂肪酸的吸收降低。所幸反式脂肪酸沒有致癌性，只是對心血管疾病與糖尿病不好，現在發現對免疫力也有點影響。

美國從2006年就開始強迫標示，食物是否含反式脂肪酸，台灣也從2008年開始標示。食物中過去常用氫化油的，除了人造奶油外，許多油炸油為了增加安定性也會用氫化油，例如炸雞與炸薯條所用的油，亦多用氫化油。另外還有一個會用氫化油的食品，也就是會含有反式脂肪酸的地方，就是巧克力糖。因為巧克力糖是將可可脂加上巧克力粉然後加上糖做出來的。可可脂是個非常特別的脂，是那種只溶於口不溶於手的油脂，在室溫下是一個固體油脂，可是一放入口中就馬上熔解，因為可可脂的熔點就是體溫。這種可可脂由於來源有限，因此價格很貴。食品油脂業者就將棕櫚油氫化，可製造出跟可可脂性質相近的可可脂的代用品（cocoa butter substitute）。許多巧克力的產品，如巧克力棒、巧克力糖等都可能是用這種可可脂代用品製造的。可看看有沒有標示含有氫化棕櫚油，若有則就可能含有反式脂肪酸。還有一個地方也含有反式脂肪酸，也是我們很喜歡吃的，就是雪糕外面那層巧克力脆皮，那脆皮就是一種很飽和很硬的油脂，當然那個油脂裡面會放點糖，那層皮很脆但含在口中就化掉了，那化掉的東西就是油脂。那脆皮就是用非常高度氫化的油來做的，所以也是氫化油，也會含有反式脂肪酸，建議以後就減少食用這類產品。

二、脂肪酸介紹

脂肪酸主要分為飽和與不飽和脂肪酸兩類，碳與碳之間只有一個鍵結的就叫單鍵（C－C），也就是飽和脂肪酸；碳碳間有兩鍵結的就叫雙鍵（C＝C），雙鍵愈多的脂肪酸就愈不飽和，在室溫下是液體，而也愈容易氧化。只有一個雙鍵的脂肪酸就叫單元不飽和脂肪酸，有好幾個雙鍵的就叫多元不飽和脂肪酸。反式脂肪酸呢？是含有雙鍵的脂肪酸，可是這個雙鍵是反式的。什麼叫反式呢？就是雙鍵上的兩個氫在雙鍵的相對方向；若兩個氫在同一個方向就是順式。

在自然界中存在的脂肪酸，絕大部分都是順式，很少反式；油脂在氫化的時候會產生反式脂肪酸，反式脂肪酸是氫化反應的副產物，熔點較順式為高。目前食品油脂加工業者已經可以利用加工方式與條件的控制，降低油脂中之反式脂肪酸含量，甚至不含反式脂肪酸。

一般而言，愈飽和的油脂其愈不易氧化，因此愈安定，愈可以耐油炸，例如動物性油脂，或是椰子油、棕櫚油等。單元不飽和脂肪酸是目前被公認為最好的脂肪酸，在橄欖油及苦茶油裡面很多。大家現在認為橄欖油及苦茶油對健康好，就是因為它含有的脂肪酸是以一個雙鍵的為主，這一個雙鍵讓它安定性不錯，同時也可以對膽固醇的增加沒有影響。除了橄欖油及苦茶油外，芥花油、米油、花生油也都含有一些單元不飽和脂肪酸，所以我們現在吃油就是儘量希望吃單元不飽和脂肪酸比較多的油。多元不飽和脂肪酸比較多存在哪些油中呢？是黃豆油、葵花籽油、紅花籽油，玉米油及魚油裡面。這類的油可以降低血膽固醇，對心臟不好的人來講是很適合吃的油。但是，這種油比較容易氧化，不適合高溫的處理，像煎炒炸都不宜，尤其不可用於反覆油炸。很多人常用黃豆油在油炸食物，其實黃豆油很不安定，易產生過氧化物等有害人體健康的物質。其實如果使用的是飽和的油脂，就沒什麼問題。如果用的是單元不飽和脂肪酸高的油脂，例如橄欖油、苦茶油或花生油，來油炸食物是較好的。過去老一輩的人油炸食物都用花生油來油炸，又香又比較安定。可是現在花生油價格較高，一般人都捨不得用花生油，而用大豆油去炸，其實並不合適。魚油則沒有人敢用它去炸東西，因為炸起來會很腥，而且這個油一炸後它所有的好處都沒有了，因為都氧化了，所以現在魚油是放在膠囊裡面，直接吞食，目的就是隔絕氧氣，這樣魚油就不會碰到氧氣，就不會氧化。反式脂肪酸主要存在於氫化油中，而氫化的植物油安定性高，很耐炸，所以過去常會用來油炸速食麵、炸薯條及炸雞等。

亞麻油酸及次亞麻油酸，是人體無法自行合成的必需脂肪酸，必須從食物中攝取。亞麻油酸是omega-6（ω-6）脂肪酸，而次亞麻油酸則是omega-3（ω-3）脂肪酸。omega-6和omega-3兩種脂肪酸的差異，在其化學結構。二者來源亦不同，像魚油就是omega-3的良好來源，而大部分我們食物裡面吃到的是omega-6，omega-6我們也有需要，但omega-3是對身體有比較特殊的好處。

三、沙拉油

一般常說到的沙拉油到底是什麼？其實這個名詞在台灣一直是被錯誤使用，以前認為的沙拉油是一種黃豆做的油，叫黃豆沙拉油，一般簡稱為沙拉油。事實上，沙拉油是一個等級，是油脂精製到一個程度以後，叫沙拉級的油，可以用來做涼拌生菜沙拉用的，所以叫沙拉油。只是當時這個沙拉油被介紹到台灣來的時候，在台灣生產的沙拉油，都是用黃豆製成，吃到的油都是黃豆油，因為黃豆油算是比較便宜的油，而且又做得很好，清清如水，無色無味。做法是將黃豆以溶劑把油脂提煉出來，去除溶劑後，再經過一連串精製的過程，包括脫膠、脫酸、脫色、脫臭等，可得到既沒有顏色，也沒有臭味，不含任何雜質的，炒菜時也不會冒煙的油。以前說炒菜時要把油先加熱到冒煙，再把菜丟進鍋去，原因是因為以前的油沒有經過精製，所以要把油加熱到冒煙，可以去掉油中的臭味。現在的油已經先經過脫臭的步驟，所以油的發煙點其實很高，高於200°C，因此當油冒煙時，油溫已經過熱了。所以現在炒菜時，油只要熱一熱就可以把菜丟進去炒了，根本不需要等到它冒煙。任何油脂經過精製就可以成為沙拉油，包括了所有的植物油，例如玉米沙拉油及葵花籽沙拉油等。不過橄欖油很特別，最貴的橄欖油是virgin olive oil，是純橄欖油，乃將橄欖用冷壓法壓出來的油，完全未經加熱，是最原始的油，所以油裡面有橄欖的香氣，有橄欖的一點顏色，這種油是最高檔的，用來沾麵包吃。由於第一次壓榨出來的橄欖裡，還有殘留的油脂，所以會再用溶劑去萃取一次，這種用溶劑萃取出來的油就會帶有一些雜質，必須要經過精製才適合食用，所以對橄欖油而言，精製橄欖油反而是便宜的，和黃豆油的情形，完全不同。

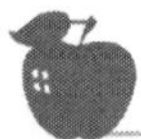 第四節　油脂與健康

油脂和健康的關係十分密切，國人十大死因中，從癌症到中風到心臟病到高血壓，都跟我們的飲食有密切關係。因為我們飲食中油脂含量太高，膽固醇含量太高，容易造成動脈血管的硬化，而因動脈血管硬化，血壓就容易上升，高血壓會造成中風。另外，動脈硬化也可能會造成心臟的心絞痛、心肌梗塞等心臟病。至於癌症，有一些是跟油脂的攝取太高有關係。流行病學調查日本人從日本移民到夏威夷後，死因的變化，研究結果發現，日本第一癌症死因是胃癌，可能是日本人生活壓力大造成，到了夏威夷以後，尤其是到了第二代的時候，他們癌症的死因就不是胃癌了，女性變成乳癌，男性變成攝護腺癌。調查造成乳癌跟攝護腺癌的原因，就是他們飲食習慣的改變，在日本可能吃的是高纖維、低油的食物；但到了夏威夷飲食習慣西化，開始吃高油、低纖維的食物，於是很多男人就得攝護腺癌，女人就得乳癌，所以乳癌跟攝護腺癌是跟食物裡面油脂含量太高有關係。台灣女性以前第一癌症死因是肺癌，目前乳癌與卵巢癌卻直線上升，都是跟飲食習慣有關係，也就跟脂肪攝取有關。

現代人的文明病，大部分都還是跟油脂攝取有關係，由於不飽和的脂肪酸是比較不安定的，容易在高溫處理的時候，如煎、炒、炸的時候，發生了化學的變化，而產生了一些對於癌症會有促進的效果的物質。目前已知女性的乳癌、卵巢癌、男性的攝護腺癌、甚至大腸癌及胰臟癌都與油脂攝取太多有關係。整體而言，只要是油脂吃得多，都會對這些癌症有一定的效果。但飽和油脂穩定性高，故在高溫油炸時較不會產生有害的成分。若從預防癌症的角度來看，植物油尤其在高溫處理，是比較不好的；動物的油脂反而因為安定性高，較適合高溫處理。但有例外，就是魚油，魚油雖然是動物性的油，但因屬於非常不飽和的油脂，所以室溫下是液體，非常容易氧化，因此魚油是不適合用於高溫烹調的。魚油中的

omega-3型的脂肪酸，對於免疫力有提升的效果，可以抗發炎，因此對於預防癌症反而是有利的。

心臟病與腦溢血都是因為動脈血管的硬化所引起，若要避免此狀況則要避免血液中的膽固醇過高。因為血膽固醇中的低密度脂蛋白膽固醇（LDL），就是所謂的「壞膽固醇」，若發生氧化，會引起一連串的反應，最後導致動脈硬化。降低血中壞膽固醇含量的方法：食用油以植物油為主，特別是那些含有植物固醇的植物油，例如：葵花籽油、紅花籽油、米油、黃豆油等。至於橄欖油，對膽固醇的影響屬於比較中性，會同時降低低密度脂蛋白膽固醇與提高高密度脂蛋白膽固醇。此外，橄欖油較不容易氧化，故從疾病預防的角度來看，橄欖油是不錯的油。而魚油則屬保健食品，其脂肪酸的化學結構為omega-3型。所謂omega-3就是它的第一個雙鍵位於脂肪酸的第三個碳上。例如EPA（Eicosapentaenoic acid）有25個碳，5個雙鍵；而DHA（Docosahexaenoic acid）則是有26個碳，6個雙鍵，兩者的第一個雙鍵都在其第三個碳上。此兩種脂肪酸皆屬高度不飽和，雖然極容易氧化，但若放在膠囊中食用，卻可以提高高密度脂蛋白膽固醇的濃度及降低血中三酸甘油酯濃度，可以預防動脈血管之硬化。

所謂「高密度脂蛋白膽固醇」是什麼呢？是將血液裡面的膽固醇由動脈血管帶到肝臟的膽固醇，此為「好膽固醇」；壞膽固醇則是留在血管裡面跑來跑去的，當在膽固醇高的狀態下，就有沉積下來的機會，造成動脈硬化。所以壞膽固醇要低，好膽固醇要高，即Low要Low，High要High。

一、油脂攝取原則

飲食中油脂的攝取，建議儘量保持在總熱量的30%以內（包括飽和的、多元不飽和的及單元不飽和的油脂各占10%左右）。同時須參考飲食習慣，若油炸的食物吃的多，則須多食用一點飽和的脂肪酸。但整體而

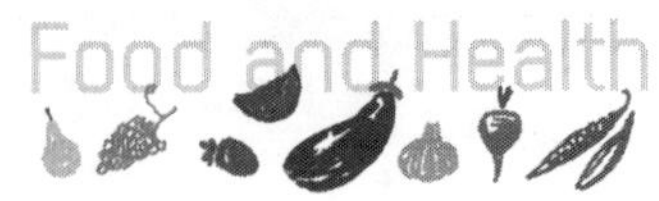

言，就是來自油脂的熱量，不要超過總熱量的30%。由於脂肪1克可以提供9大卡，假如說你今天吃1,800大卡熱量的飲食，那其中來自於油的不能超過540大卡。將540除以9，大約是60克的油，相當於兩湯匙（一湯匙大概20～30克）油，是飲食中所有的油，包括看得見的烹調用的油以及看不見的隱形油脂。哪些是隱形油脂？例如：堅果類、豆類（如黃豆、黑豆、紅豆都有油）、肉類及糕點類。所以飲食中的油脂、烹調時加進去的大概最多一半，還有一半就是存在於隱形的油裡面的。

世界衛生組織的建議：總的脂肪的攝取量，占總熱量的15～30%，那其中飽和的不要超過10%，多元不飽和脂肪酸在3～7%，膽固醇每天不要超過300毫克。醣類每日建議攝取量大概占總熱量的55～75%，其中最好是纖維比較多一點（至少27克以上），而一般醣類不超過10%；蛋白質占總熱量10～15%；鹽每日不要超過6克。

二、油炸油

油脂在油炸時，除了產生誘人的香氣之外，亦會產生有害人體健康的環狀單體，若經常食用則會促進身體的發炎反應，甚至促進癌症發生，即為助癌劑；另外也會產生極性化合物與過氧化合物，會促進體內的發炎反應與氧化反應。此類促發炎與促氧化物質若進入體內，則體內的天然抗氧化系統就受到損傷，引發許多慢性病，例如癌症、心臟病與糖尿病等。若要降低常吃油炸食物所造成的傷害，就要靠額外由飲食中獲得抗氧化物質，譬如：多吃蔬菜水果。

在許多大型的速食連鎖店都有濾油裝置，濾網上還加裝了一層助濾劑或吸附劑。油炸過程中會產生極性的化合物，此極性化合物如同催化劑一般，會促進油脂的更進一步氧化；若經過濾油網，就會被助濾劑所吸收，亦即油脂被純化，就比較好。曾經有一些人不瞭解，提出助濾劑內含重金屬反而造成油品質不佳的看法，其實是錯誤的。後來衛生單位檢驗了

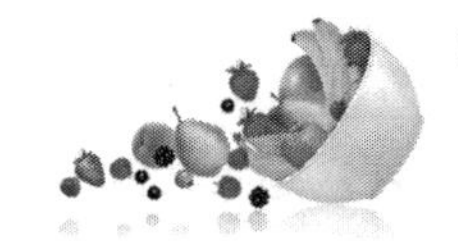

很多市面上的助濾劑，只有極少數的天然助濾劑才含有重金屬，而且含量極少，所以是不會構成問題的。當助濾劑將油中的極性物質去掉，對油的品質是有幫助的。

三、如何正確使用食用油？

正確的用油方式如下：

1.不要長時間或反覆的使用油炸油：當油的顏色變得很深，應立即倒掉。當油色變深時，油的黏度也會變高，表示此時油脂已經開始聚合產生高分子物質，因而就變得比較黏，易黏於油炸食物上。
2.油炸的時候若起泡嚴重，表示該油脂已經劣變。
3.若有油耗味，則不能再食用。
4.烹調用油的選擇：如果需高溫油炸，則選用安定性高的油，例如棕櫚油；如果涼拌沙拉的話，可選用不飽和度高的植物油，例如黃豆油。
5.烹調時油溫的控制：千萬不要加熱到使其冒煙。目前的精製食用油，發煙點都遠高於200°C，若加熱至冒煙則溫度過高。
6.在油炸的時候，避免過度攪拌，由於過度攪拌會使空氣都攪進去了，加速油脂之氧化。
7.油炸的時候儘量選用深鍋，由於深鍋表面積小但深度深，相對平底鍋而言，油接觸到空氣的面積就少，油脂的氧化也就少了。
8.在油炸食物時，儘量把水分瀝乾再去炸，因為水分會促進油脂的水解，水解的油脂更易氧化。
9.食用油應保存於避光且不透氣環境，最好是置於褐色瓶中，不要放在金屬的罐內，並放在陰涼處，避免放在瓦斯爐旁邊。
10.油脂用後，蓋緊瓶蓋，避免接觸氧氣。一般而言，促使油脂氧化的因素為高溫、光照、空氣及促進氧化的雜質，如金屬與極性高的雜質。若能避免以上因素，就可提高油脂之安定性。

綜言之，油脂不但提供食物的美味，幫助油溶性物質之吸收，對人體健康與疾病更扮演了重要的角色。人們要依使用目的慎選合適的油脂，更要控制含油食物的攝取量，以遠離疾病，常保健康。

Chapter 4

乳、肉、蛋與健康

陳明汝

學歷：美國俄亥俄州立大學食品科學系博士

現職：臺灣大學動物科學技術學系教授

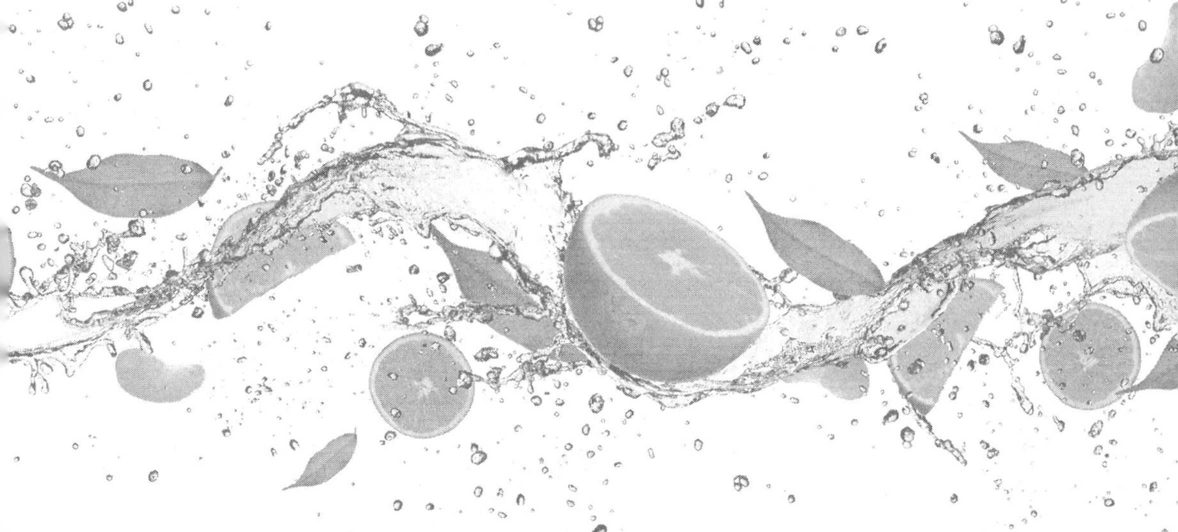

乳、肉及蛋皆為動物性來源食品，提供豐富且優質的蛋白質。在行政院衛生福利部制訂的「每日飲食指南」，將乳類分為單獨一類，而肉及蛋則屬於「蛋豆魚肉類」。「蛋豆魚肉類」每人每天四份。每份相當於蛋一個、豆腐一塊、魚類一兩或肉類一兩。乳類則建議每人每天一至二杯，一杯約240毫升。

第一節　乳品

乳為哺乳動物分娩後，初期短時間提供幼兒成長的食物，其營養價值極高。乳品的組成非常簡單，主要為蛋白質、脂肪、醣類、灰分及水分。以牛乳為例（**圖4-1**），牛乳含有87～88%的水分，去除水分後稱為乳固形物，再去除3.2～4%的脂肪，稱為無脂固形物。無脂固形物主要含有蛋白質、乳糖及礦物質。牛乳中蛋白質含量約占3%，又分成酪蛋白（casein）和乳清蛋白（whey protein），牛乳中含4%醣類以乳糖為主，而礦物質約占0.7%。

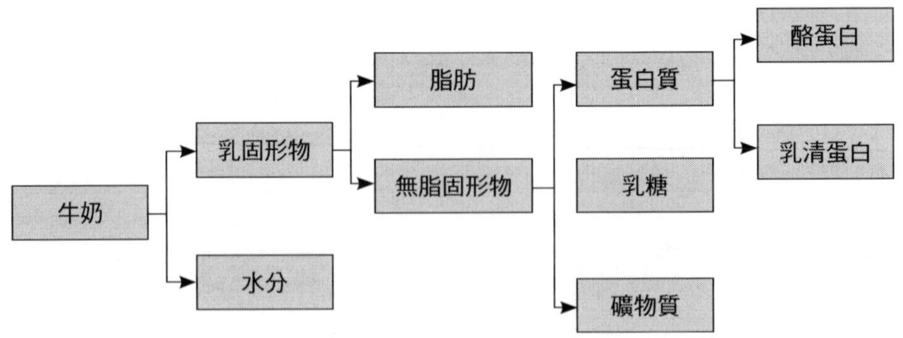

圖4-1　牛乳成分

一、乳成分及營養

茲依照乳成分分類說明其營養價值如下：

(一)蛋白質

乳品中蛋白質含量的多寡會依動物種類、季節、飼料等因素變動，平均一般牛乳中約有3%的蛋白質，而羊乳及人乳分別占4.2%及1.3%。牛乳中的蛋白質80%為酪蛋白，20%為乳清蛋白。酪蛋白為白色，包含α-、β-、γ-、κ-酪蛋白，通常會聚集成酪蛋白膠粒（casein micelles）形式存在。而乳清蛋白質主要有α-乳白蛋白（α-lactalbumin）、β-乳球蛋白（β-lactoglobumin）、乳鐵蛋白（lactoferrin）及一些免疫球蛋白（immunoglobulin）。

(二)脂肪

乳品中脂肪含量約為3.0～3.8%，會因為品種、季節及其營養狀況，脂肪含量而有所改變。乳品中的脂肪是熱量的重要來源，熱量有一半來自於脂肪，其扮演著熱量供應者的角色。另外，脂溶性維生素A、D、E、K等可溶於脂肪中，因此飲用乳品，可增加脂溶性維生素的吸收。

(三)醣類

乳糖為一分子的D-葡萄糖及一分子的D-半乳糖以β-1, 4鍵結合形成的雙醣，為乳品中主要的碳水化合物，99.8%的乳品醣類均為乳糖。乳糖與脂肪相同，提供了主要的熱量。乳糖在腸內能促進體內益菌的生長，進而抑制有害菌的生長，並可促進鈣及鎂的吸收。有些人飲用牛乳後會有腸胃不適的現象，稱為「乳糖不耐症」（lactose intolerance），主要為腸內乳糖分解酶活性降低所致，根據研究指出，國人有乳糖不耐症的比例相當高，學童有70%，成年人則更高達90%以上，對此可飲用乳糖分解牛乳，解除腸胃不適的現象。

(四)維生素

乳製品為維生素B_2的優良來源，維生素B_2可輔助細胞的氧化還原作用，防止口角炎及眼血管充血。

(五)礦物質

乳製品中含有豐富的礦物質，尤其是鈣和磷。鈣和磷為構成骨骼、牙齒的主要成分。另外鈣還可以調節心跳及肌肉的收縮，使血液有凝結力，並維持正常神經的感應性，而磷可促進脂肪與醣類的新陳代謝，維持血液、體液的酸鹼平衡，亦是脫氧核糖核酸（deoxyribonucleic acid, DNA）及核糖核酸（ribonucleic acid, RNA）的主要物質。

乳品可提供許多人體所需的營養素，營養價值高。每日飲用500毫升的牛乳，可獲得75%成年人每日所需要的鈣及45%的維生素B_2（林慶文，1999）。

二、牛乳、羊乳與人乳的比較

牛乳、羊乳及人乳的成分請參看**表4-1**。

(一)牛乳與羊乳

比較羊乳及牛乳的成分會發現羊乳含有較高的蛋白質含量，且酪蛋白膠粒的顆粒比較小，因此羊乳蛋白質較牛乳容易吸收，再加上脂肪含量較牛乳高，因此提供的熱量也較高，所以有些人會說羊乳營養較牛乳好，但是由於單一頭乳羊的泌乳量較少，因此羊乳的單價也比較高；且羊乳中短鏈脂肪酸含量比牛乳高出數倍，因此羊乳常有特殊的風味。

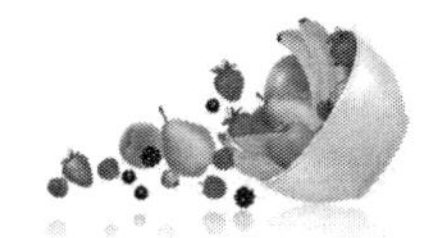

表4-1　牛乳、羊乳及人乳成分比較表（每100克中含量）

成分	牛乳	羊乳	人乳
熱量（kcal）	60.00	63.00	65.00
水分（g）	88.60	88.00	88.00
蛋白質（g）	2.90	3.10	1.10
脂質（g）	3.30	3.60	3.50
醣類（g）	4.50	4.50	7.20
灰分（g）	0.70	0.80	0.20
鈣（mg）	100.00	120.00	27.00
磷（mg）	90.00	90.00	14.00
鐵（mg）	0.10	0.10	0.10
鈉（mg）	50.00	35.00	15.00
鉀（mg）	150.00	220.00	48.00
胡蘿蔔素（μg）	30.00	36.00	45.00
視網醇（μg）	12.00	0.00	12.00
維生素B_1（mg）	0.04	0.04	0.01
維生素B_2（mg）	0.15	0.14	0.03

資料來源：林慶文，1999。

(二)牛乳與人乳

若比較牛乳與人乳的成分會發現人乳的蛋白質、灰分顯著低於牛乳，而醣類含量則顯著高於牛乳。就單看蛋白質成分，牛乳酪蛋白占2.6%；而人乳只有0.4%，而牛乳乳清蛋白中的主要成分β-乳球蛋白，人乳中並沒有，而礦物質中的鈣磷比，牛乳跟人乳也不相同，由於牛乳與人乳的成分顯著不同，因此鼓勵母親直接用母乳哺育自己的嬰兒，但若是有困難，不能直接用鮮牛乳替代母乳餵食嬰兒，應選用嬰兒奶粉（infant formula），嬰兒奶粉在成分上將牛乳修改成接近母乳，適合嬰兒營養需求。

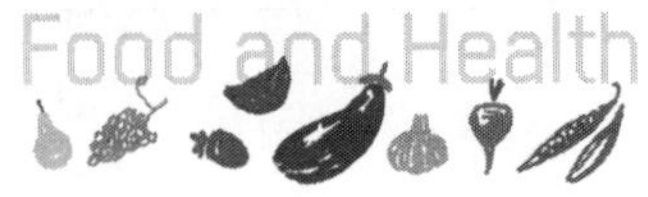

三、乳製品與健康

牛乳經加工可以製成各類乳製品，以下分別介紹不同乳製品與健康的關係。乳製品成分表請參看**表4-2**。

表4-2　乳品及其加工製品成分比較表

製品	水分%	醣類%	脂肪%	蛋白質%	灰分%
脫脂牛乳	91.60	4.6	0.05	3.1	0.7
全脂牛乳	2.47	38.6	25.60	27.2	6.1
脫脂奶粉	3.20	53.2	1.00	34.8	7.8
冰淇淋	68.50	18.3	8.00	4.4	0.8
牛乳油	63.50	3.5	30.00	2.4	0.6

資料來源：林慶文，1999。

(一)牛乳

牛乳中含有豐富的蛋白質、脂肪、乳糖、礦物質、維生素和微量元素等多種成分，並含有人體所需的必需胺基酸，構成人體生長修補之用。牛乳的總蛋白質含量高，約含有3～4%的蛋白質，為人乳的三倍。除此之外，還有一些重要離子如鈣、鎂、鐵、維生素等，這些元素絕大部分都對人體發育生長和代謝調節有重要作用。人所需維生素雖然微量，但能調節體內代謝，對人體保健扮演著重要的角色。人體不能自己產生維生素，必須從食物中獲得。牛乳中有多種的維生素，是人體獲得維生素的重要來源。其中較重要的有維生素A、B、B_1、C、D、E和菸鹼酸等。

(二)酸凝酪

酸凝酪（yogurt）是以鮮乳為原料，經乳酸菌發酵的乳製品，酸凝酪除了具備牛乳的所有營養成分外，酸凝酪中的乳酸菌有助於腸道保持優勢菌叢，抑制有害菌之生長，不僅可促進消化，亦可加強吸收作用，幫助腸

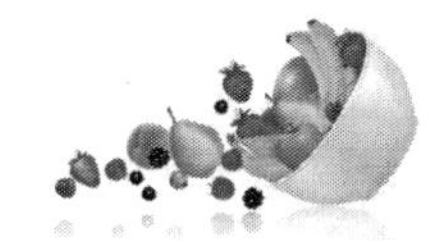

胃蠕動，還可增加體內對鈣質、礦物質之吸收率。此外，還有降低膽固醇含量、強化免疫力、抗癌、抗老化和抗腫瘤等功能。對於不喜歡喝牛乳或飲用牛乳會造成不適的民眾，提供了另一個不錯的選擇。

(三)乾酪

乾酪（cheese）以牛乳為原料，經發酵、凝乳、排除乳清、定型、熟成等步驟製造而得。每十份的牛奶才可製作出一份的乾酪，故含有豐富的蛋白質和脂肪，並含少量無機鹽、乳糖及乳酸等成分。由於乾酪的製作過程中，經過發酵、凝乳和熟成等步驟，蛋白質經過變性、分解，比鮮乳更容易被人體吸收。乾酪中除了含有豐富的維生素A，其無機鹽類中含有大量的鈣質和磷，為骨骼發展及牙齒保健所必需。對於有乳糖不耐症的人，乾酪是補充鈣質和蛋白質的良好來源。最近研究發現，乾酪中含有豐富的共軛亞麻油酸（conjugated linolenic acid, CLA），此種好的脂肪酸可降低糖尿病、心臟病，並可阻止皮膚癌、肺癌、乳癌的生長。

(四)乳清

脫脂乳添加酸或凝乳酶後，所形成的凝固物稱為凝乳，凝乳主要成分為酪蛋白。除了凝乳外的半透明黃綠色液體則稱之為乳清。乳清的主要成分為乳糖、乳清蛋白和無機質。乳清蛋白又分為β-乳球蛋白含量最多約50%，含有游離SH基，為牛奶加熱風味來源之一；次之為α-乳白蛋白，約25%；其他為牛血清白蛋白（bovine serum albumin）、免疫球蛋白等。乳清蛋白的營養價值很高，它的蛋白質價、生物價和蛋白質淨利用率均優於酪蛋白和大豆蛋白，故容易被人體所吸收。最近許多研究報告指出，乳清蛋白中的胺基酸含量豐富，在體內可形成麩胱甘肽（glutathione），有助於免疫功能的提升。乳清蛋白是半胱胺酸（cystein）的豐富生物來源，有助於增強抗氧化能力和氧化壓力，是運動員訓練前後理想的蛋白質補充物。

四、加工對乳製品營養的影響

乳品最常使用的加工步驟是加熱（殺菌、滅菌及乾燥）及均質。不同加工方法對牛乳營養價值的影響如下：

(一)加熱

牛乳加熱的目的不外乎是殺菌、滅菌及乾燥。殺菌的目的是將病原菌及腐敗菌完全殺滅，但並非將所有的微生物都殺死，因此殺菌後的乳製品，一般仍需冷藏保存。目前市售鮮乳及乳製品殺菌的方法依殺菌溫度及時間可分成保持殺菌法（62～65°C，30分鐘）；高溫瞬間殺菌法（high temperature short time, HTST；72～75°C，15秒）；超高溫殺菌（ultra high temperature, UHT；120～135°C，3～10秒）。滅菌則是利用高溫將牛乳中的微生物全部殺滅，因此可以放在室溫中長時間保存。然而乾燥則是以噴霧乾燥（spray drying）為主，將牛乳經由蠕動馬達輸進霧化器（atomizer），利用高壓空氣將懸濁液分散，使成微粒化而分散於熱風中，經過數秒的乾燥，最後經由旋風分離器收集乾燥粉末，製成乳粉，降低水分含量，增加保存性。加熱對牛乳蛋白質中的酪蛋白安定性影響非常小，酪蛋白對熱非常安定，當加熱溫度達到130°C，蛋白質才開始變性；但對乳清蛋白則不同，乳清蛋白加熱溫度高於80°C則開始變性。若單以牛乳營養來看，加熱對牛乳的影響非常低。但現代許多人，除了想從食物獲得營養外，也希望能獲得一些對人體健康有幫助的機能性，乳清蛋白除了營養之外，部分蛋白質，例如免疫球蛋白、乳鐵蛋白等具有特殊機能性，想保留這些蛋白質機能性，乳清蛋白質不能變性，加熱溫度不能超過80°C，因此選購牛乳時可選擇高溫瞬間殺菌（HTST）的牛乳。

(二)均質

均質是將乳脂肪球打碎，預防鮮乳脂肪球上浮，由於乳脂肪原本有脂肪球膜保護，均質後球膜被破壞，乳脂肪會被脂肪酶作用而酸敗，因此均質時，乳溫度須先提高於60～65°C，使脂肪酶失活，避免脂肪酸敗。坊間有些說法認為牛乳均質後脂肪就像鐵一樣生鏽，其實乳脂肪以飽和脂肪為主，安定性高，且均質前要將乳溫提高，使脂肪酶失活，因此牛乳脂肪並不會因均質造成脂肪氧化酸敗。

五、機能性乳製品

目前乳製品除了強調有益健康外，也發展了許多對健康有幫助的機能性乳製品，以下就分門別類簡單介紹。

(一)機能性強化乳

牛乳中所含的機能性物質包含乳鐵蛋白、部分乳清蛋白、酪蛋白磷肽（casein phosphopeptide, CPP）、涎酸（sialic acid）等（林慶文，1999）。乳鐵蛋白具有抗菌、調節鐵吸收、促進細胞增殖及提升免疫等作用。乳清蛋白是一個集合名詞，包括α-乳白蛋白、β-乳球蛋白，以及小片段的血清蛋白、免疫球蛋白以及組織生長因子。這些片段分別被證實為增進免疫的成分，能調節一定範圍的免疫功能。乳清蛋白片段與特定範圍內的生物活性功能具有關聯，例如具有益菌質（prebiotics）功效、促進組織修復、維持腸道完整、破壞病原菌及排除毒素等。酪蛋白磷肽為酪蛋白經胰島蛋白酶作用後之水解生成物，可以促進鈣的吸收並預防骨質疏鬆。涎酸是一種抗氧化物，依照泌乳期不同，含量每100毫升8～100毫克不等，具有防止感染的能力。額外再添加這些源自於乳之機能性成分，製成附加價值高的機能性乳製品，例如牛乳中添加乳清蛋白及涎酸製造提升免疫的「免疫牛乳」，或是牛乳中混合酪蛋白磷肽研發出預防骨質疏鬆症之鐵骨乳飲品，都可提升乳製品的保健功效（林慶文，1999），增加賣點。

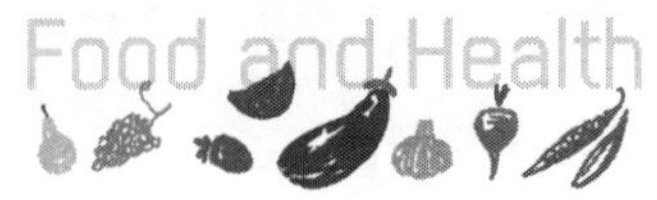

(二)抗高血壓之乳品

牛乳蛋白經過特定微生物或酵素作用可以產生短鏈肽，部分短鏈肽已經被證實具有抑制血管緊縮素轉化酵素（angiotensin converting enzyme）的功用，在臨床治療上，抑制血管緊縮素轉化酶的活性可以治療高血壓。實驗證實牛乳酪蛋白經過牛胰蛋白酶水解後可以產生抑制血管緊縮素轉化酶之短鏈肽，再經由脯胺酸特定內切肽酶（proline specific endopeptidase）修飾，可經由靜脈注射降低血壓。日本可爾必思公司（The Calpis Food Industry Co. Ltd）發現利用Lactobacillus helveticus胞外蛋白酶水解酪蛋白所得之水解物，具有降低自發性高血壓大鼠收縮壓之功能，且在正常血壓之大鼠並不會造成血壓下降，而α_s-酪蛋白及β-酪蛋白經其水解後亦具有強效抑制血管緊縮素轉化酶之功能，於是更進一步嘗試藉由Lactobacillus helveticus作為發酵菌酛，生產抗高血壓之機能性發酵乳並以老年高血壓病患做臨床試驗，結果顯示在每日飲用此發酵乳八週後，高血壓病患之收縮壓及舒張壓皆顯著下降（Nakamura *et al.*, 1995）。此抗高血壓發酵乳製品目前已經掛牌上市，且通過日本政府特殊健康食品（Food for Special Health Use）之認證。臺大畜產學系畜產品化學研究室也發現牛乳克弗爾中也具有相似抑制血管緊縮素轉化酶之功用，仍在進一步研究中（陳彥伯，2004）。

(三)抗過敏之乳品

當人的免疫系統對基本上無害的物質反應過度時，就會引起過敏。免疫系統發現侵入物質，開始分泌組織胺，組織胺會引起發癢、打噴嚏、流眼淚等過敏症狀。過去治療過敏症狀，主要使用抗過敏藥物治療，副作用難以避免，目前日本及台灣的許多研究都證實因免疫系統的第一類輔助型T細胞／第二類輔助型T細胞失衡、當第二類輔助型T細胞占優勢而導致的過敏症狀可透過口服乳酸菌而得到改善，雖然抗過敏的原因仍在研究中，但是部分乳酸菌株增加巨噬細胞IL-12的產生，參與人體免疫系統的工作並且產生了促進Th1細胞激素（cytokine）的IFNγ和抑制Th2細胞因子。已經被發現具有抗過敏效果之乳酸菌包括乳酸菌L-92菌株（Lactobacillus acidophilus L-92）、Lactobacillus gasseri SP菌株、保加利亞桿菌（Lactobacillus bulgaricus OLL1073R-1）及Lactobacillus paracasei-33等菌株。目前Lactobacillus gasseri SP已經應用於日本許多發酵乳產品中，其中包括雪印乳業的新產品「薔薇科甜點酸奶酪」。而台灣統一公司也推出「LP33機能優酪乳」，強調具有改善過敏症狀的功能。Lactobacillus paracasei-33乳酸菌是第一株由健康國人腸道中篩選出來的優良菌種，耐酸性佳且可以自然附著在人體腸道上，經過人體試驗，確實有助於改善過敏症狀。

(四)健康鮮乳及乳製品

低鈉鮮乳、含寡醣鮮乳、含活性乳酸菌之鮮乳、低膽固醇或零膽固醇鮮乳都屬於此類（許南茵等人，2000）。鈉及膽固醇含量皆與心血管疾病有關，藉由離子交換或是電透析的方法去除鈉製造低鈉鮮乳，及降低或去除乳脂含量加工成低膽固醇或零膽固醇鮮乳有助於人體健康。寡醣由3～10個單糖所構成，不易為人體消化吸收，但是為腸內雙叉乳桿菌（Bifidobacterium spp.）之營養來源。益生菌則定義凡應用到人類或其他動物，藉由改善內源性微生物相均衡，有益於宿主的活菌，不論是單一或混合菌株均可視為益生菌。添加果寡醣、異麥芽寡醣等寡醣或是益生菌於乳製品中，可以改善腸內菌叢的平衡。臺大蘋果牛乳添加了Lactobacillus acidophilus及Bifidobacterium longum（簡稱AB菌），增加調味乳的機能性。

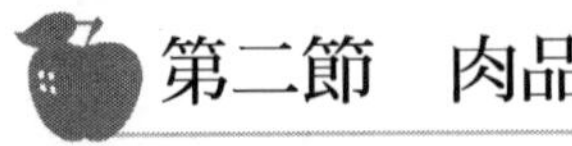第二節　肉品

一、肉品成分及營養

家禽、家畜肉及魚肉為蛋白質及維生素B群、鐵質、磷、鎂等的良好來源。各類肉品的營養組成請參看**表4-3**。以下依照肉品成分分類說明其營養價值。

(一)蛋白質

一般肉類的蛋白質含量為8～20%，依部位及加工方式而有所不同。蛋白質的營養價值依照胺基酸的組成而定，尤其是必需胺基酸，一般成年人的必需胺基酸最低需要量分別為離胺酸（lysine）0.8克、白胺酸（leucine）1.1克、甲硫胺酸（methionine）1.1克、苯丙胺酸（phenylalanine）1.1克、色胺酸（tryptophan）0.25克、羥丁胺酸（threonine）0.5克及異白胺酸（isoleucine）0.7克，因此除了色胺酸及含硫胺基酸含量較低外，其餘皆可提供足夠的必需胺基酸。

(二)脂肪

肉中的脂肪含量依肉類來源、品種及季節而有異。人體必需脂肪酸的含量每日2～3克就足夠，因此很少有缺乏的例子。近年來食肉中的飽和脂肪酸含量高而導致心血管疾病之問題已受到普遍的重視，然而每100克的肉及魚含膽固醇平均為70%，遠低於危害健康的量，因此對於健康成年人每日2～3份的肉類食品對人體健康無害（各種肉類脂肪成分請參看**表4-3**）。

(三)維生素

肉的肌肉中含量豐富的維生素B_1及B_2，為維生素B_1及B良好的來源，

表4-3　牛肉、豬肉、綿羊肉及雞肉成分比較表（每100克中含量）

	種類				每日建議攝取量	
	牛肉	豬肉	綿羊肉	雞肉	男性	女性
熱量（kcal）	179	180	175	162		
蛋白質（g）	25	25	24	23		
脂肪（g）	7.9	8.2	8.1	6.3		
飽和脂肪（g）	3.0	2.9	2.9	1.7	20	20
單元不飽和脂肪（g）	2.61	2.66	2.11	0.90		
多元不飽和脂肪（g）	0.24	0.63	0.48	0.75		
膽固醇（mg）	73.1	73.1	78.2	76.0	300	300
維生素B_1（mg）	0.11	0.97	0.13	0.07	1.5	1.1
維生素B_2（mg）	0.18	0.27	0.23	0.14	1.7	1.3
維生素B_3（mg）	3.59	4.83	6.00	8.24	19.0	15.0
泛酸（mg）	0.38	0.79	0.70	1.06	10.0	10.0
維生素B_6（mg）	0.44	0.51	0.16	0.43	2.0	1.6
葉酸（mg）	7.00	5.00	23.00	7.00	200.0	180.0
維生素B_{12}（mg）	3.25	0.67	2.62	0.37	2.0	2.0

資料來源：林慶文，2002。

維生素A則存在於肝臟中及其他內臟。

(四)礦物質

肉品中含有豐富的磷和鐵，內臟比肌肉組織含量高。肉類食物同時也是銅、鋅等礦物質的良好來源。

肉類提供豐富的營養，以一位每天需要2,000大卡熱量的成年人，若吃100克的牛肉，其從中獲得熱量約180大卡，占不到每日所需十分之一的熱量，但卻提供了每日所需50%的蛋白質、39%的鋅、37%的維生素B_{12}、16%的維生素B_6及14%的鐵需要量。

二、肉的分切及品質

(一)雞肉

台灣雞肉的分切可以分為屠體、胸部、翅膀、腿部及其他。屠體又可分切為全雞、半雞及半雞切塊。胸部則分切為雞胸、帶骨帶皮對切胸、里肌肉、帶皮清肉及去皮清肉。翅膀則可分為三節翅、二節翅及翅腿（棒棒雞）。腿部則可再細分為骨腿、清腿、骨腿切塊、去骨帶皮腿肉、去骨去皮腿肉及去骨帶皮腿排肉。其他則包含了雞心、雞肫、睪丸、尾椎及雞爪（**圖4-2**）。選購雞肉新鮮度很重要，可輕按雞身，看看表皮是否緊繃平滑，顏色光亮；肉質柔軟，豐滿、有彈性且白中透有肉紅色。若是在超市購買，則須注意冷藏系統是否維持正常溫度；因為在超市不能開封挑選，所以要詳細閱讀標籤，注意生產與保存的安全期限。購買回來的雞肉，如果在一至兩天內就可食用完畢，可將雞肉保存於冰箱冷藏庫室，若是須保存更久的時間，建議分袋放入冷凍庫中，每次取一包出來烹飪。放入冰箱前，要先用塑膠袋封好，如此可防止雞肉在冰箱中散失水分。

(二)豬肉

豬肉的分切主要分成頭部、肩胛骨部、背脊部、後腿部及豬腿（**圖4-3**）。肩胛骨部分為中排及胛心肉，胛心肉是用於紅燒、白煮、炒及烤；而中排則可煮湯。背脊部則可再細分成大里脊、大排、小排及腰內肉。大里脊肉適合煎、炒及炸；大排適合煎及炸；小排適合紅燒及炸；腰內肉則可炒。腹部肉主要是三層肉，適合煎、煮、炒、炸、紅燒等各種烹煮方式。後腿肉則除了適合煎、煮、炒、炸、紅燒外，也可作為肉品加工使用。另外近年流行的松阪豬肉主要是豬下巴到頸部兩邊的兩塊肉，由於油花脂肪在肌肉間分布均勻，肉質軟嫩，因此稱為松阪豬肉。豬肉的品質

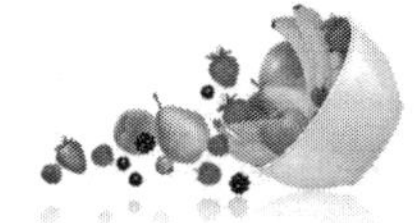

屠體

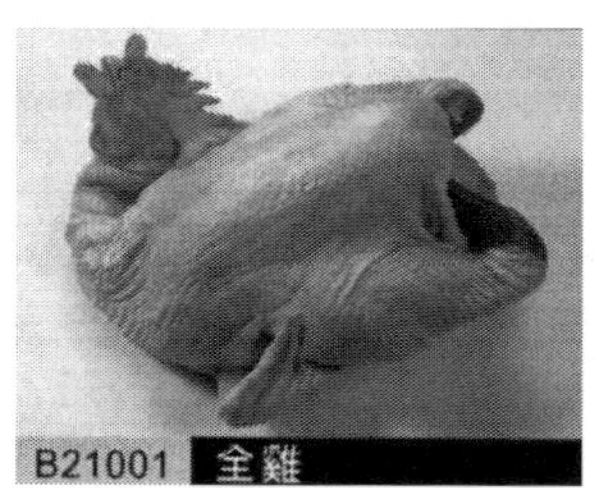

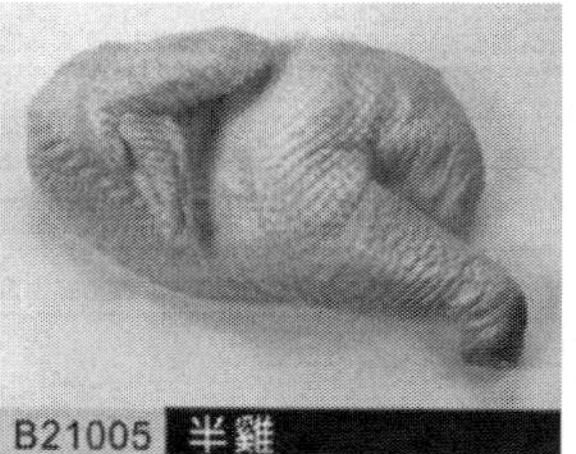

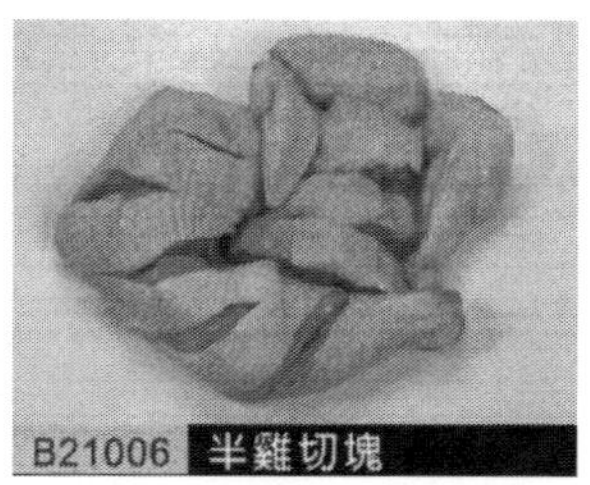

胸肉

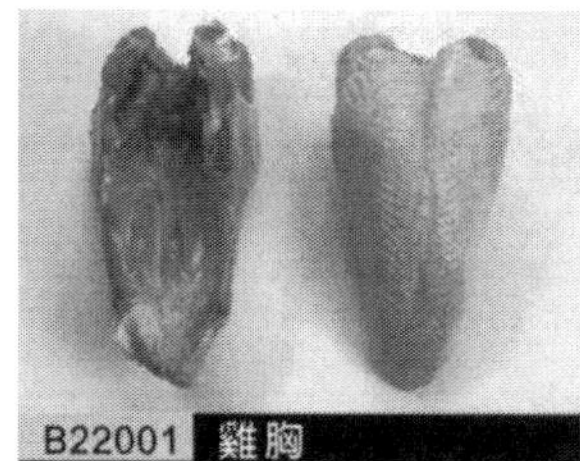

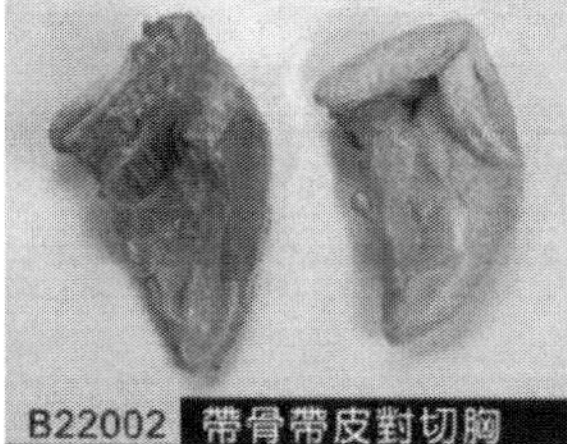

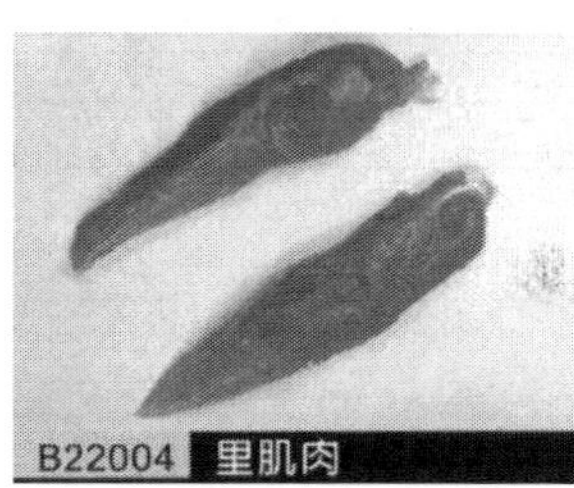

翅膀

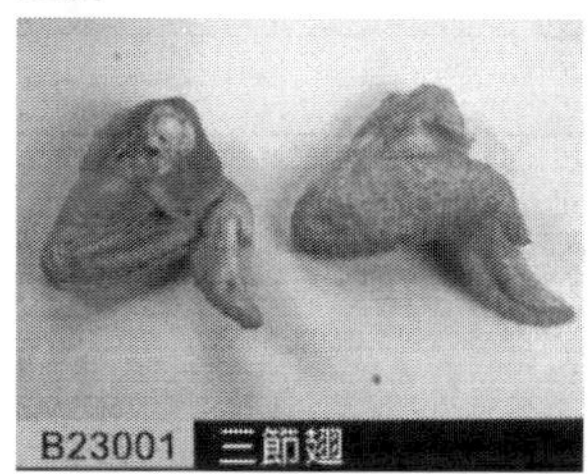

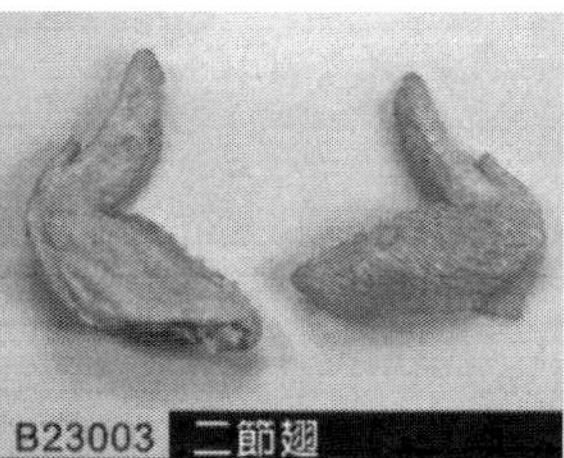

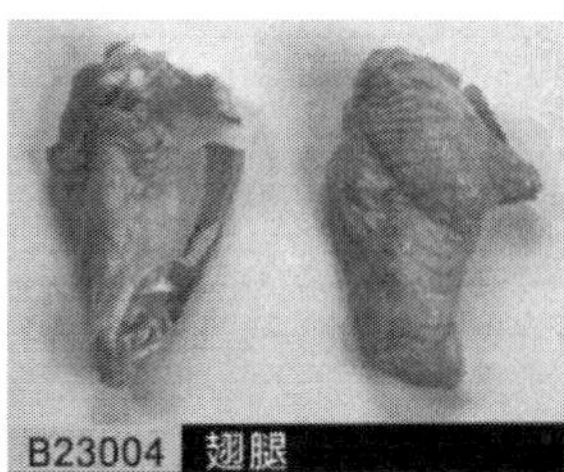

腿部

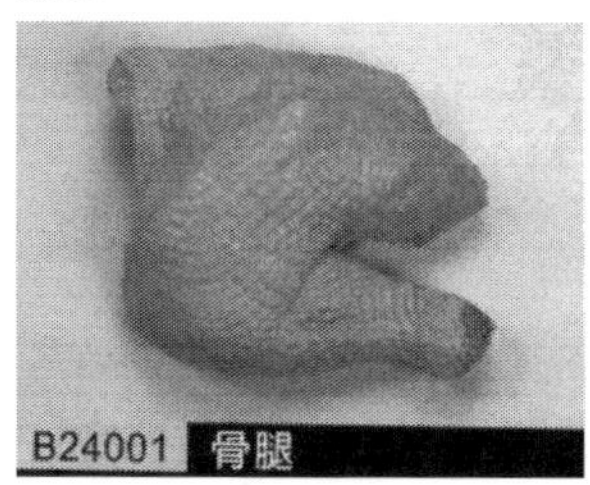

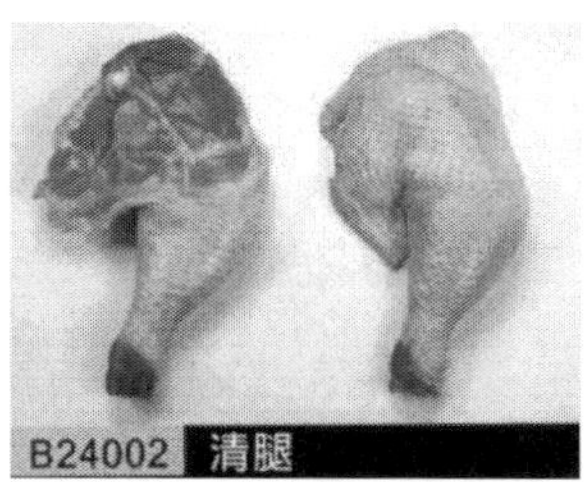

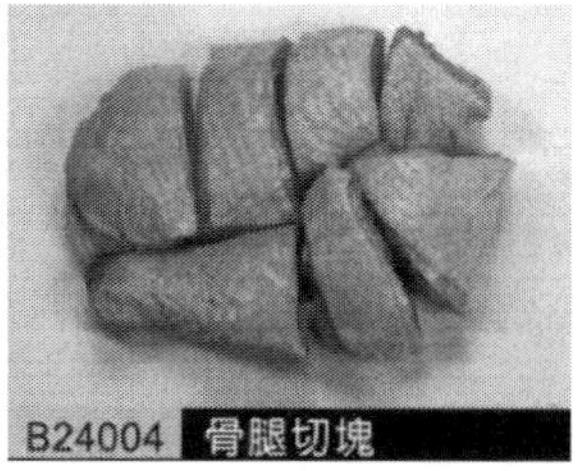

圖4-2　台灣土雞標準規格分切圖

資料來源：台灣區電動屠宰工業同業公會2004年制定www.tppa.org.tw。

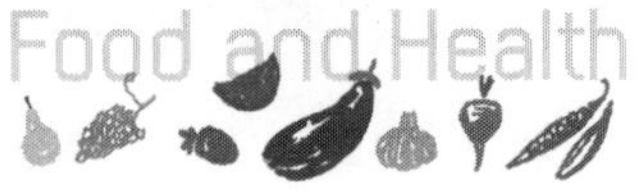

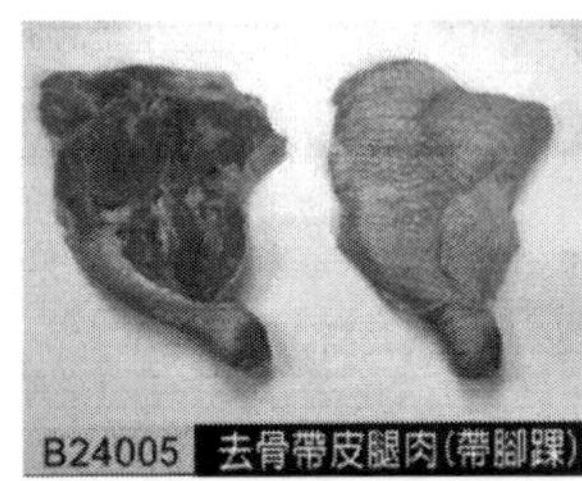

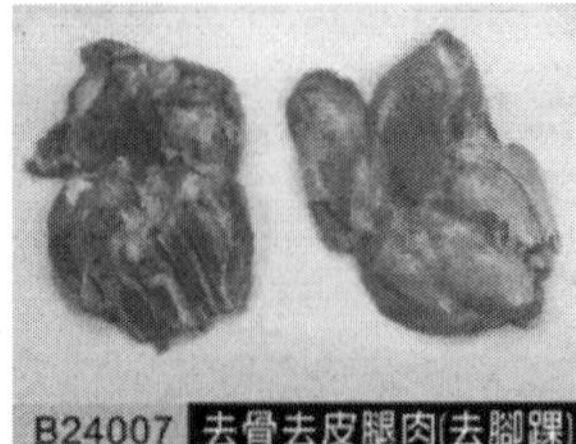

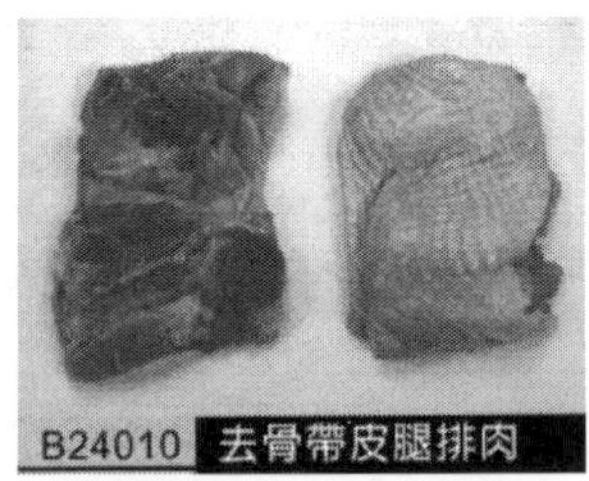

其他

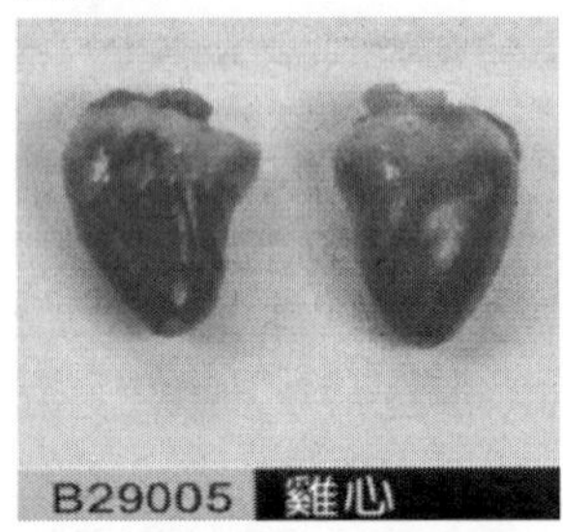

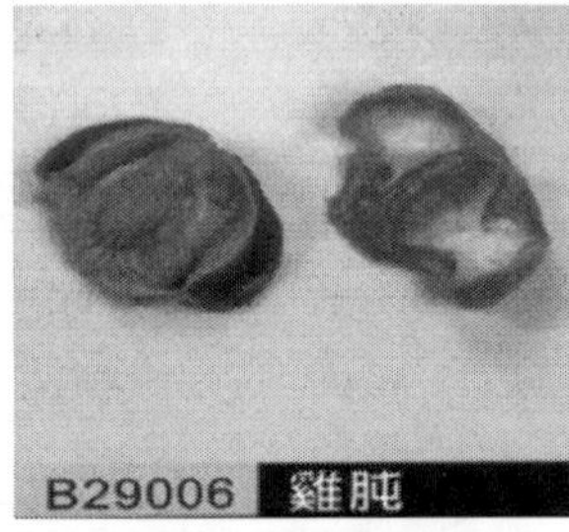

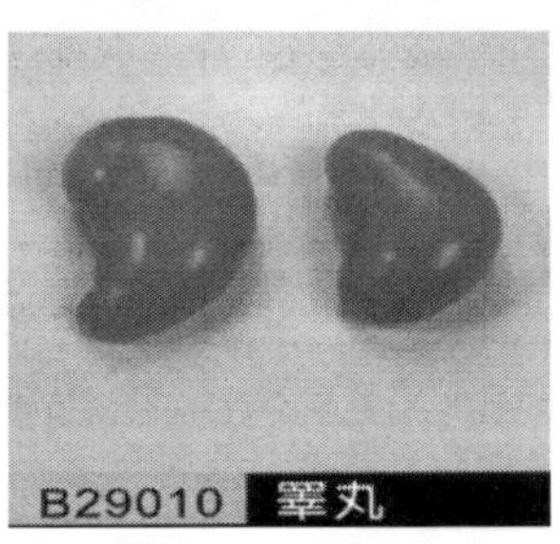

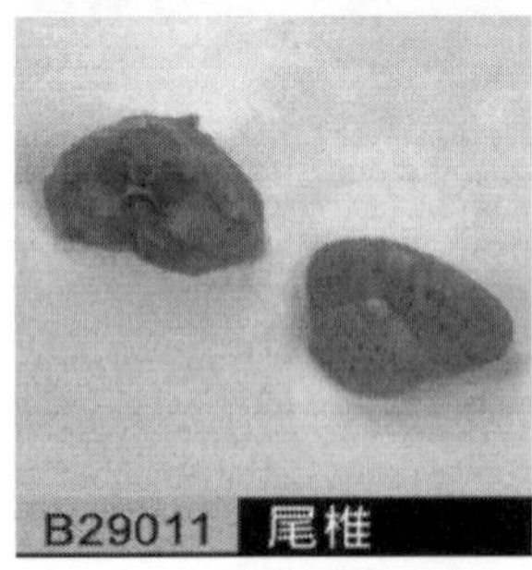

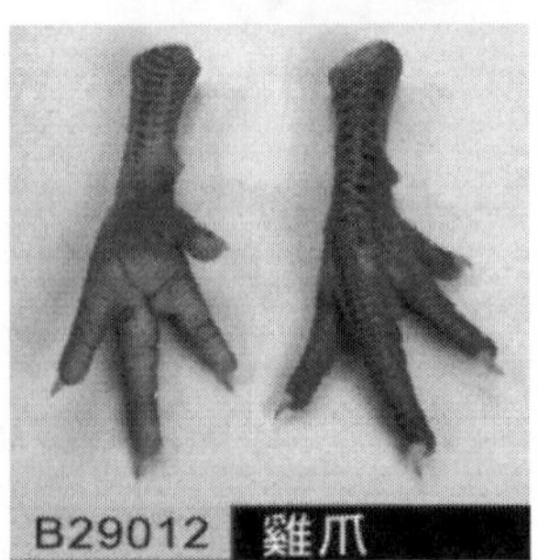

（續）圖4-2　台灣土雞標準規格分切圖

資料來源：台灣區電動屠宰工業同業公會2004年制定www.tppa.org.tw。

與肉的酸鹼度有直接關係，選擇時需選擇肉質緊實，無滲水，保水佳且色澤粉紅之豬肉。

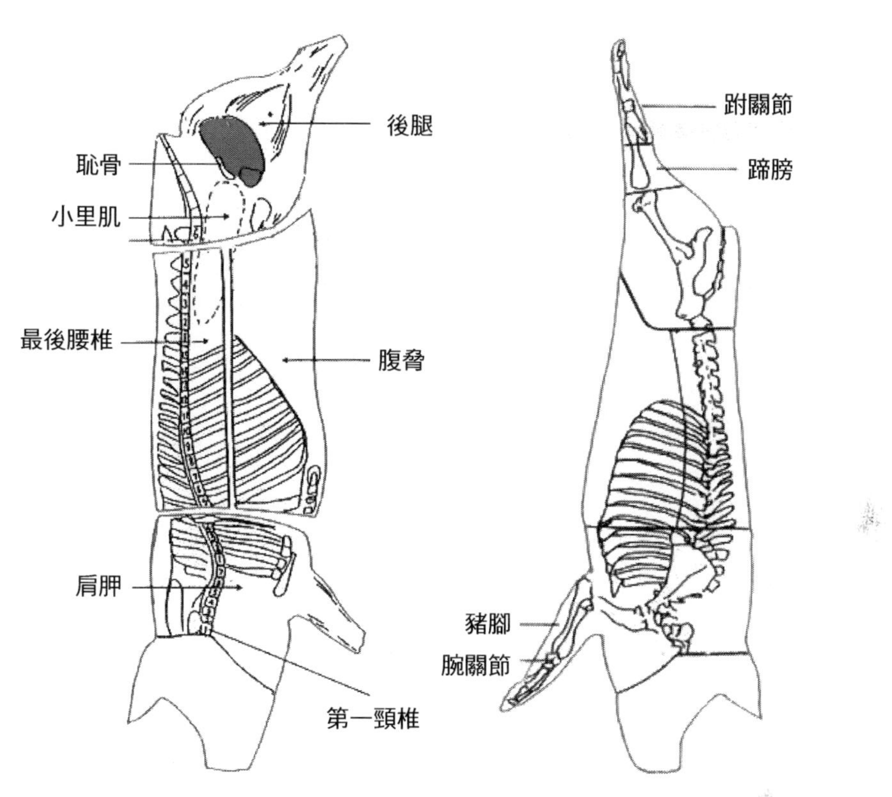

圖4-3　豬肉屠體部位肉分切

資料來源：台灣區肉品發展基金會，1992。

(三)牛肉

一般牛肉分切主要分成肩胛、腹脊、腹脇、後腰脊、後腿部、胸腹、前胸及前腰脊等部位。牛肉品質的好壞依照牛肉風味（flavor），柔嫩度（tenderness）以及多汁程度（juiciness）為指標。主要是由成熟度（maturity）以及肋眼肌的大理石紋脂肪含量（marbling）兩種因素來決定。美國肉牛屠體根據以上的相關因素分為八個等級：極佳（prime）、特選（choice）、可選用（select）、合格（standard）、商用

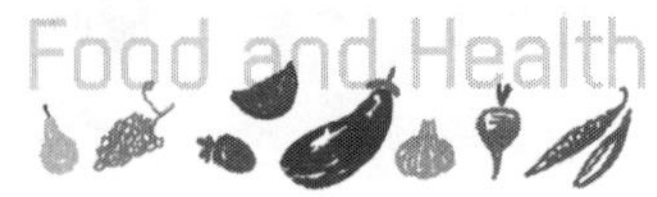

（commercial）、可用（utility）、切塊（cutter）及製罐（cannre）。極佳級與特選級是最好的前兩個等級，也是最常為進口商、超市和餐廳所指定選用。加拿大牛肉由於飼養環境及條件基本上與美國牛肉相似，因此牛肉品質相似，加拿大牛肉分為A、B、C、D、E五級，A級為最高級別，而根據油花分布情況，A級牛肉又會再分為A級、AA級、AAA級，以及Prime，共四級，Prime grade的牛肉可與美國Prime級牛肉相比。

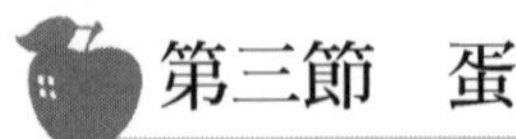

第三節　蛋

一、蛋成分及營養

蛋是指動物產下的卵，外包防水的殼，殼的表面有氣孔。蛋為提供胚發育成初生雛所需要的養分，因此含有各種營養成分，為完全食品。蛋含豐富的蛋白質、脂肪及維生素，是食品中營養重要的來源之一。一般常見的有雞蛋、鴨蛋、鴿蛋、鵪鶉蛋等，不同來源的蛋，其營養組成不同（**表4-4**）。

表4-4　不同來源蛋的組成（每100克中含量）

	鵪鶉蛋	雞蛋	鴨蛋	火雞蛋	鵝蛋
平均重量（g）	9	50	7	9	144
水分（g）	74.35	75.84	70.83	72.50	70.43
能量（kcal）	158	147	185	171	185
蛋白質（g）	13.05	12.58	12.81	13.68	13.87
脂質（g）	11.09	9.94	13.77	11.88	13.27
膽固醇（mg）	844	423	884	933	852

資料來源：林慶文，1984。

(一)蛋白質

雞蛋主要分成蛋白及蛋黃，兩個部分皆含有蛋白質，蛋白中的蛋白質以卵白蛋白（ovalbumin）為最多，占54%以上，蛋黃則以脂蛋白形式存在。雞蛋的胺基酸組成，以必需胺基酸占多數，尤其以胱胺酸、甲硫胺酸等含硫胺基酸含量豐富。蛋的蛋白質生物價高達92～97。蛋的蛋白質營養價值，若以雞蛋為100作基準與其他食物比較，則牛乳、牛肉、魚肉、米、麥粉分別為78、83、70、52、47，因此雞蛋為最優良的蛋白質食品。

(二)脂肪

蛋中脂肪主要存在於蛋黃中，占90%以上，主要以飽和脂肪酸及單元不飽和脂肪酸為主。脂肪除了是熱量的來源外，蛋黃有磷脂質存在，含量多，參與體內重要的生化反應。蛋黃中也富含脂溶性維生素，故蛋黃為脂質的良好來源。但蛋黃中膽固醇含量高，約有200毫克的膽固醇，建議每日攝取量最好不要超過400毫克，以免引起心血管疾病。

(三)維生素

雞蛋含有豐富的維生素（**表4-5**），包含維生素B群及脂溶性維生素A、D、E。以維生素A含量最多，每50克雞蛋含243.5IU。維生素A的功用可增加表皮、黏膜抵抗傳染病的能力，協助眼睛調節光線的變化，並且促進骨骼及牙齒的生長。

(四)礦物質

蛋中的礦物質以鐵、硫、磷、鋅含量最高，並含有微量元素硒。蛋為鐵、磷及鋅的良好來源，主要存在於蛋黃之中，而蛋黃中的磷多與蛋白質與脂質結合。硫則存在於蛋黃與蛋白之中。鐵為構成血紅素的重要元素

表4-5　雞蛋中的營養成分（每50克中含量）

營養成分		全蛋	蛋黃	蛋白
基本成分	重量（%）	100.00	34.00	66.00
	熱量（kcal）	73.50	54.70	17.20
	醣類（g）	0.39	0.10	0.24
	蛋白質（g）	6.29	2.70	3.60
	脂質（g）	4.97	4.51	0.06
	•飽和脂肪酸		1.55	
	•單元不飽和脂肪酸（g）		1.99	
	•多元不飽和脂肪酸（g）		0.72	
	•膽固醇（mg）		211.00	
礦物質	鈣（mg）	26.50	21.90	2.30
	磷（mg）	95.50	66.30	4.95
	鐵（mg）	0.92	0.46	0.03
	鋅（mg）	0.56	0.39	0.01
	硒（μg）	15.80	9.50	6.60
維生素	A（IU）	243.50	245.10	0.00
	D（IU）	17.30	17.30	0.00
	E（mg）	0.49	0.44	0.00
	B_1（mg）	0.24	0.09	0.15
	B_2（mg）	0.04	0.03	0.01
	B_6（mg）	0.07	0.06	0.01
	B_{12}（μg）	0.65	0.33	0.03
	菸鹼酸（mg）	0.04	0.00	0.04
	葉酸（μg）	23.50	23.5	0.00
	膽鹼（mg）	125.50	125.50	0.00

資料來源：林慶文，1984。

之一，且部分酵素也需要鐵來合成；而硫構成毛髮、軟骨、胰島素等之必需成分，並參與蛋白質的代謝作用有關。

蛋的營養價值非常高，蛋的蛋白質生物價高達92～97，優於其他食品的蛋白質，每天吃兩粒蛋，熱量為155大卡，占一位每天需要2,000大卡成人熱量的6%，但是可以提供20%的蛋白質、53%的必需胺基酸、80%的膽鹼、30%的維生素B_1、16%的維生素B_{12}、12%的葉酸、維生素A及維生素D、34%的硒、8%的鐵及鋅和16%的磷。蛋最讓人擔心的是膽固醇含量，蛋中含有高量的膽固醇，主要是存在於蛋黃中，平均每一顆蛋含約200毫克的膽固醇，這已經達到美國心臟協會一日的限制量。雖陸續有研究發表認為雞蛋的膽固醇並不會增加血液膽固醇的含量，但這個說法仍有許多爭議，因此雞蛋尤其是蛋黃的攝取量仍應注意，建議每日攝取量最好不要超過400毫克，以免引起心血管疾病。

二、蛋的品質及選擇

選購蛋時要挑選蛋的外觀表面無異物、無顯著汙斑、汙點或變色者。蛋體外型呈固有蛋形，殼面平整緊密，而無粗糙薄弱畸形等現象；蛋殼完整，無破裂損傷，且氣室完整，無氣泡。蛋由於容易汙染沙蒙氏桿菌，因此處理上要特別小心，在準備食材時一定要放在最後處理，避免汙染其他食物。蛋也應要放入冰箱冷藏庫保存。

三、蛋的機能性

雞蛋中富含膽鹼（choline）、黃體素（lutein）、玉米黃素（zeaxanthin）及鋅等物質成分，研究指出這些物質對人體健康有一定的幫助。

(一)膽鹼

膽鹼為構成神經傳導物質乙醯膽鹼（acetylcholine），為合成細胞膜及膽汁的重要物質。研究發現膽鹼與學習和記憶力有關。

(二)葉黃素、玉米黃素

紫外線一般能被眼角膜及晶狀體過濾掉，但藍光（電腦螢幕、電視、日光燈）卻可穿透眼球直達視網膜及黃斑。藍光會對視網膜造成氧化的作用，而氧化將造成脂肪的過氧化產生自由基，會對視網膜造成毒害。然而胡蘿蔔素中葉黃素及玉米黃素具有藍光阻斷及抗氧化作用，可以過濾掉對視網膜具傷害性的藍光。蛋黃中含有葉黃素可以減少老年視網膜斑點變性的危險，有益眼睛健康。

(三)鋅

而雞蛋中的鋅也有促進生長，維持免疫功能，調節基因表現及改善視力的功用。

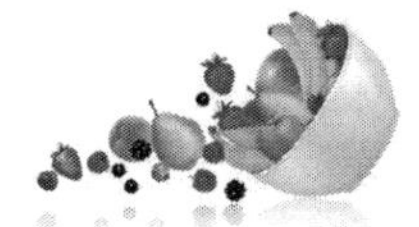

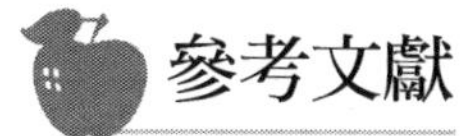

參考文獻

林慶文（1984）。《蛋品加工學》。台北：華香園出版社。

林慶文（1999）。〈牛乳機能性成分與未來的鮮乳〉。《食品資訊》，168期，頁10-15。

林慶文（1999）。《乳製品之特性與機能》。台北：華香園出版社。

林慶文（2002）。《肉品加工學》。台北：華香園出版社。

許南茵、陳明汝、林慶文（2000）。〈乳製品的新紀元〉。《食品資訊》，171期，頁45-51。

陳彥伯（2004）。《克弗爾抑制血管緊縮素轉化酶之能力及血管緊縮素轉化酶抑制肽於大腸桿菌中之表現》。國立臺灣大學碩士論文。

Chen, M. J., Chen, K. N. & Lin, C. W. (2004). Sequential quadratic programming for development of a new probiotic dairy tofu with Glucon-Delta-Lactone. *Journal of Food Science, 69*(7) : 344-350.

Nakamura, Y., Yamamoto, N., Saika, K., & Takano, T. (1995). Antihypertensive effect of sour milk and peptides isolated from it that are inhibitors to angiotensin I-converting enzyme. *Journal of Dairy Science, 78*: 1253-1257.

台灣區肉品發展基金會（1992）。〈肉豬屠體部位肉分切規格〉。http://www.angrin.tlri.gov.tw/pig/mutton/mutton.htm

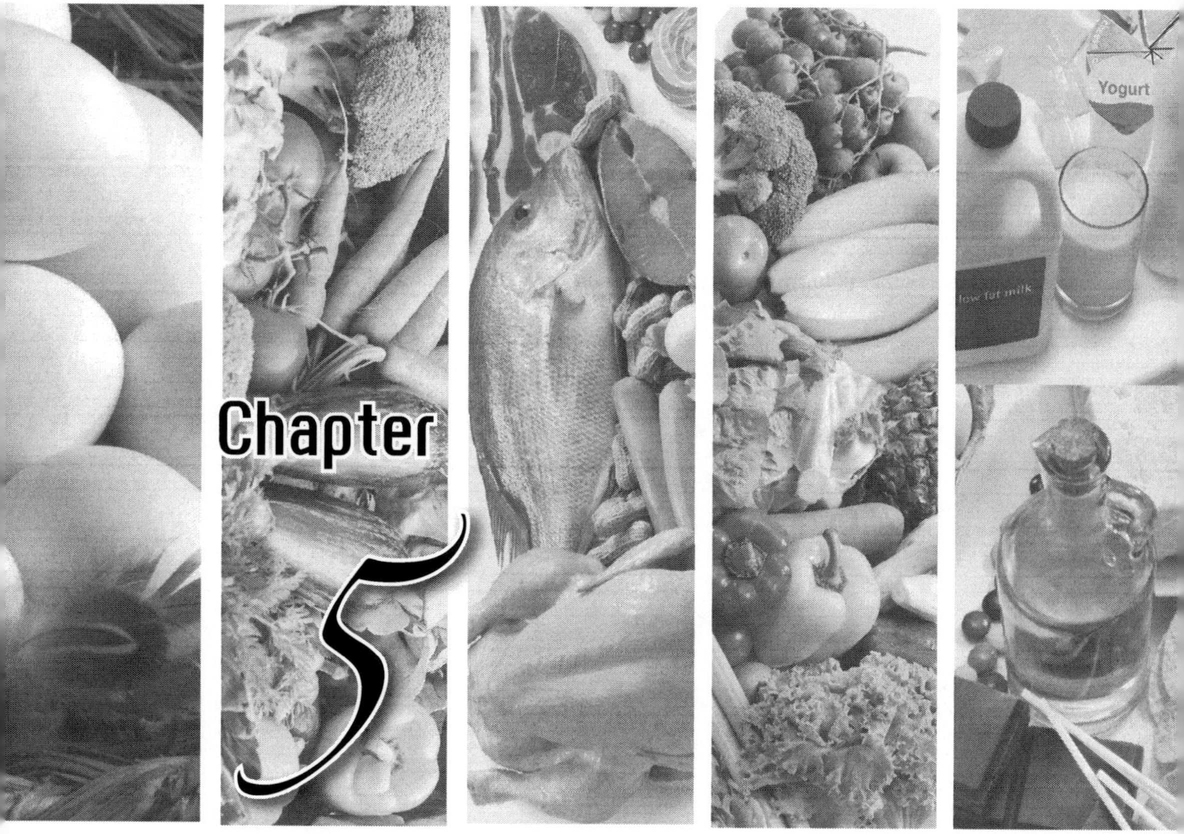

Chapter 5

蔬果飲食：健康長壽的秘訣

蕭寧馨

學歷：美國Cornell大學食品科技博士

現職：臺灣大學生化科技學系教授

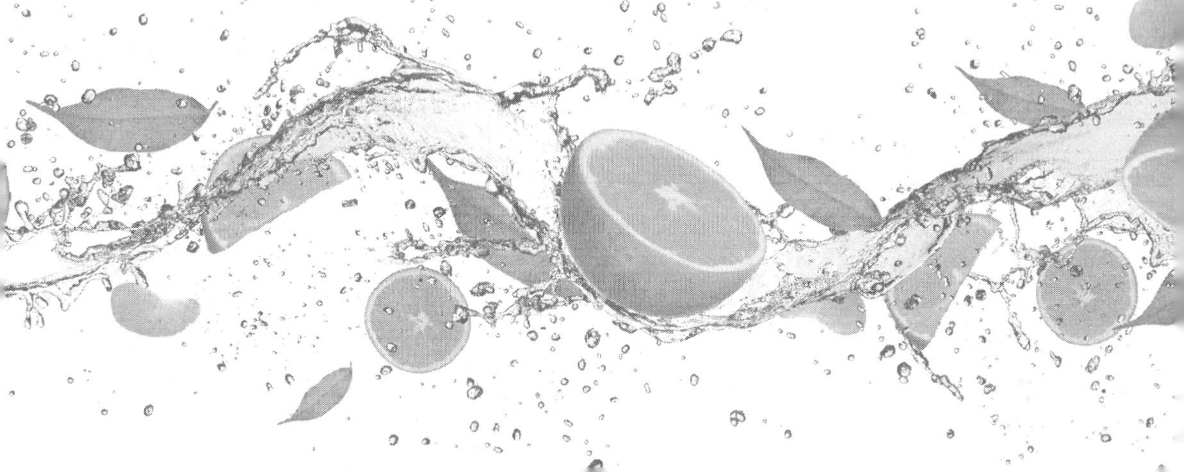

西方的克里特島，東方的琉球，都以健康長壽聞名，其中一個關鍵因素是飲食。當地的飲食成為健康飲食的代表，分別稱為地中海飲食與琉球飲食。營養學家根據保健知識調配出高血壓防治飲食DASH，並且以臨床實驗證實這種飲食可以有效降低血壓，控制代謝症候群，幫助糖尿病患與心臟病患降低風險。這幾種飲食型態共通的特色是大量蔬果，多全穀類，少飽和油脂。

組合健康飲食可以從增加蔬果攝取開始，進一步配合減少飽和油脂，減少紅肉，改用堅果，改用低脂乳品，逐漸達到理想飲食的水準。

第一節　多蔬果防治高血壓——兩週見效

在富裕的社會中，高血壓相關疾病與惡性腫瘤是居首的兩大死因，台灣也不例外。心臟疾病和腦血管疾病都在國人的十大死因之列，這兩類疾病共通的危險因子是高血壓。糖尿病患者也容易有高血壓的併發症。因此，控制血壓有助於降低許多慢性疾病。

成人的血壓分級如**表5-1**。正常的血壓值是收縮壓<120毫米汞柱，同時舒張壓<80毫米汞柱；高血壓是指收縮壓>140毫米汞柱，同時舒張壓>90毫米汞柱。在這兩級之間稱為高血壓前期，是逆轉血壓回歸正常的機會。高血壓無法用藥物根治，各種控制血壓的藥物都有副作用。

1997年美國學者以臨床實驗證實有效控制血壓的飲食配方，稱為DASH飲食，這是Dietary Approach to Stop Hypertension的縮寫。這個研究在四個研究中心進行，發出大量的招募傳單，最後從8,813名應徵者經由體檢等程序篩選出資格符合者502人，隨機分為三組，測試三種不同的飲食。飲食的製備都由研究中心負責，受試者週間每天要在中心用餐一次，並且取得其他餐次的食物，依照指示食用。研究期間用餐的合作度要求嚴格，不配合者即取消參與。

表5-1　18歲以上成人高血壓之分級與標準

分類	收縮壓	關聯	舒張壓
正常血壓	<120	且	<80
高血壓前期（prehypertension）	120～139	或	80～89
高血壓 第一期（輕度）	140～159	或	90～99
第二期（中、重度）	≥160	或	≥100

研究中使用的三種飲食列於**表5-2**，分別是美式的對照飲食，增加蔬果到8.5份的蔬果飲食，以及多蔬果、低飽和油脂、少紅肉的理想飲食，後者就是DASH飲食。

這三種飲食的營養素特色列於**表5-3**，三種飲食的鈉和膽固醇量相同。蔬果飲食有大量的鉀、鎂與膳食纖維。理想飲食則有大量的鉀、鎂與鈣，減少飽和油脂，並未減少醣類與蛋白質。

實驗期間每週精準地測量血壓，結果如**圖5-1**所示。蔬果飲食與理想飲食都可以明顯地降低收縮壓和舒張壓。進一步的應用研究證實，DASH飲食不僅可以降低血壓，也可以控制代謝症候群，降低空腹血糖、三酸甘

表5-2　高血壓防治實驗的三種飲食之食物組合

食物類別	美式對照飲食	蔬果飲食	理想飲食（DASH）
水果與果汁	1.6	5.2	5.2
蔬菜	2.0	3.3	4.4
穀類	8.2	6.9	7.5
低脂乳品類	0.1	0	2.0
一般乳品類	0.4	0.3	0.7
堅果種子	0	0.6	0.7
牛、豬、火腿等畜肉	1.5	1.8	0.5
禽肉	0.8	0.4	0.6
魚類	0.2	0.3	0.5
油脂、沙拉醬料	5.8	5.3	2.5
零食、甜點	4.1	1.4	0.7

表5-3　高血壓防治實驗的三種飲食之營養素組成

營養素	美式對照飲食	蔬果飲食	理想飲食（DASH）
油脂（公克）	37	37	27
飽和油脂（S）（公克）	16	16	6
單元不飽和油脂（公克）	13	13	13
多元不飽和油脂（P）（公克）	8	8	8
P/S比例	0.5	0.5	1.33
醣類（公克）	48	48	55
蛋白質（公克）	15	15	18
鉀（毫克）	1,700	4,700	4,700
鎂（毫克）	165	500	500
鈣（毫克）	450	450	1240
膳食纖維（公克）	9	31	31
膽固醇（毫克）	300	300	300
鈉（毫克）	3,000	3,000	3,000

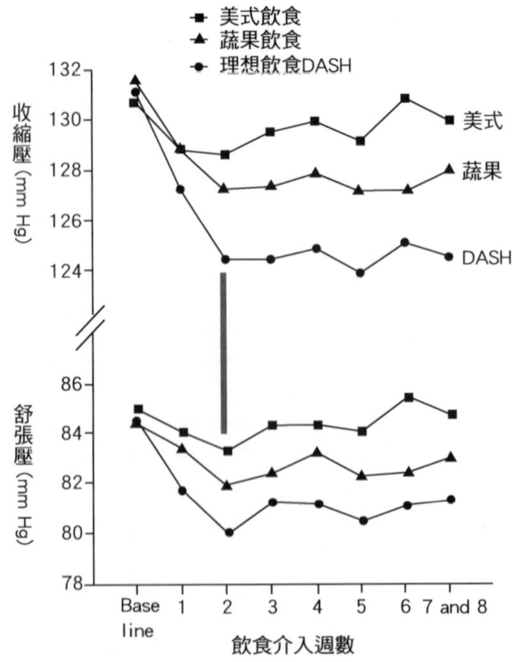

圖5-1　高血壓防治飲食的效果

油酯，有助於控制體重。針對糖尿病患者，DASH飲食可以降低血糖和糖化血色素，降低LDL-膽固醇，提高HDL-膽固醇，也會幫助減輕體重與腰圍。

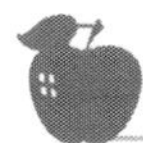

第二節　蔬果是抗癌利器

國人大腸直腸癌風險快速升高。根據國民健康局的統計，民國95年開始，結直腸癌的發生人數首度超越肝癌，成為國人發生人數最多的癌症。國人罹癌高度集中在結直腸癌、肝癌、肺癌、乳癌和口腔癌等五種，各別人數皆大於五千人，合計占所有癌症人數的一半餘（56%），其中結直腸癌和肝癌人數更超過一萬人。

2007年世界癌症基金會發布了癌症預防的專家報告，指出癌症可以預防，要從飲食營養與活動量著手。美國癌症基金會也指出大腸癌的預防性高達45%。有利於降低各部位癌症的植物性食物列於**表5-4**。

表5-4　具有抗癌效應的蔬果、堅果、豆類等植物性食品

抗癌食物	癌症部位（高效）	癌症部位（潛力）
非澱粉質蔬菜	口腔、咽喉、食道、胃	鼻咽、肺、結直腸、卵巢、子宮
蒜科蔬菜	胃、結直腸	
水果	口腔、咽喉、食道、胃、肺	鼻咽、胰、肝、結直腸
葉酸食物	胰	食道、結直腸
胡蘿蔔素食物	口腔、咽喉、食道、胃、肺	子宮頸
茄紅素食物	攝護腺	
維生素C食物	口腔	
高硒食物	攝護腺	肺、胃、結直腸

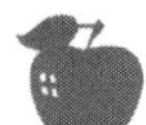

第三節　蔬果的營養、保健成分與攝取分量

一、蔬菜與水果營養大不同

一般觀念都把蔬菜和水果平等看待，因為蔬菜水果都有較高的水分，油脂與蛋白質含量很少，以及五顏六色的外觀，而且不少蔬菜與水果一樣可以生食。但是仔細比對營養素的含量，水果的碳水化合物比蔬菜多，表示重量相等時，水果的熱量比蔬菜高（**表5-5**）。

蔬菜與水果所含的碳水化合物成分也不太一樣（**圖5-2**）。水果中總糖量低的如草莓有6%，最高的如葡萄有16%，許多水果介於兩者之間。蔬菜類不如水果甜，根莖豆類蔬菜含澱粉質較多，膳食纖維也較高。葉菜與瓜菜類碳水化合物很少超過6%，蔬菜中糖分高的如甜菜的總糖量只有6%，甜玉米約4%。水果類所含的葡萄糖、果糖和蔗糖量一般都高於蔬菜，所以水果比蔬菜甜。這些具有甜味的糖類吸收快速，會使血糖上升較為快速。因此，就熱量代謝來看，蔬菜與水果不宜互相取代，尤其不宜以水果取代葉菜類。

二、蔬果中的保健成分

蔬菜與水果是預防現代慢性疾病的主力，具有保健功效的成分可分

表5-5　蔬菜與水果的營養組成比較

營養組成	高麗菜	柳橙
水分（%）	93.5	88
碳水化合物（%）	4.4	10.6
蛋白質（%）	1.2	0.8
脂肪（%）	0.3	0.2
熱量（大卡／100公克）	22.4	47.4

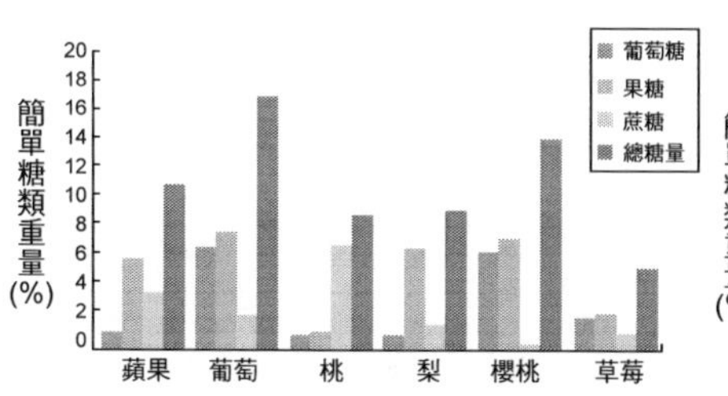

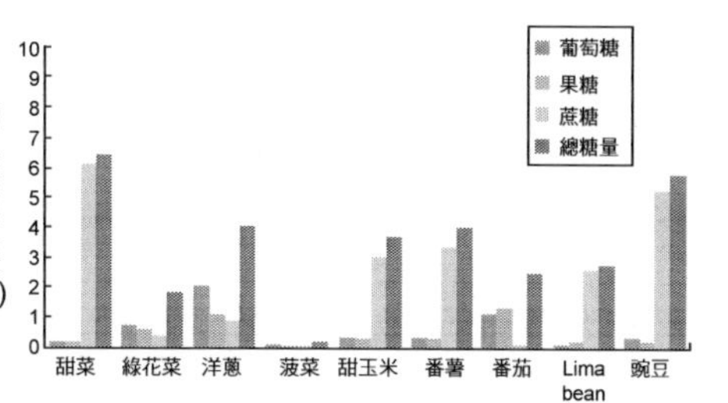

圖5-2　蔬菜與水果的糖類含量比較

為必需營養素與機能性成分兩大類。必需營養素包括礦物質與維生素；機能性成分包括膳食纖維與植化素（phytochemicals）。

(一)礦物質與維生素

國內大型營養調查指出，國人鈣、鎂與鉀的攝取量都未達建議量的水準。已知這些營養素不足與慢性疾病有關。蔬果類是這些礦物質的豐富來源（**表5-6**），可以提供豐富的鈣質，其吸收率並不輸於乳製品，因此乳糖不耐者可以利用來補充鈣質。

葉酸是水溶性的維生素，不足時會使血中同半胱胺酸濃度升高，增加心臟病和腦中風危險。葉酸嚴重缺乏時會造成貧血。懷孕最初期若葉酸不足會增加胎兒神經管缺陷（neural tube defect）的危險。葉酸也與大腸癌以及腦神經退化有關。葉酸豐富的食物以蔬菜和水果類為主（**表5-7**）。

(二)膳食纖維緩和血糖上升

進食含有醣類的飲食之後，血糖上升表示小腸吸收了葡萄糖，測量血糖濃度上升到回復正常的過程，可以計算升糖指數（**圖5-3**）。飲食的成分會影響血糖上升的程度，因此有些食物的升糖指數高，有些則較低。一般而言，含糖分高或精製澱粉的食物，升糖指數高；全穀類、豆類與根莖類的澱粉和膳食纖維混雜在一起的，升糖指數較低；水果類也有

表5-6　鈣、鉀、鎂豐富的蔬菜與水果

食物類	含鈣豐富的食物（每100公克鈣含量）			
	50～100毫克	101～200毫克（等同鮮乳）	201～300毫克	>300毫克
蔬菜類	角菜、芥菜、蘿蔔乾、油菜花、甘薯葉、白鳳菜、青江菜、空心菜、高麗菜芽、美國空心菜、芹菜、野苦瓜、韭菜、高麗菜	芫荽、黃秋葵、油菜、小白菜、川七、紅鳳菜、綠豆芽、紅莧菜、九層塔、莧菜、皇冠菜	山芹菜、梅乾菜、黑甜菜、高麗菜乾、芥藍	野莧、香椿、食茱萸
	含鉀豐富的食物（每100公克鉀含量）			
	100～200毫克	200～300毫克	>300毫克	
蔬菜類	綠豆芽、翠玉白菜芽、玉米筍、包心白菜、芥菜、冷凍菠菜、筊白筍、花胡瓜、青蔥、綠皮蛇瓜、苦瓜、山東白菜、高麗菜、洋蔥、萵苣、翠玉白菜、芥藍菜嬰、韭菜黃、隼人瓜、甜椒、胡瓜、葫蘆瓜、澎湖絲瓜、冬瓜、蒲瓜	皇冠菜、胡蘿蔔、油菜、油菜花、青江菜、高麗菜芽、球莖甘藍、綠蘆筍、蓮藕、薑、嫩薑、麻竹筍、紅鳳菜、龍鬚菜、小白菜、香芫荽、萵苣葉、花椰菜、青花菜、芥藍、紫甘藍、美國芹菜、韭菜花、黃秋葵、蘆筍、蘿蔔、番茄、白皮蛇瓜、金針菜、茄子、香菇、蠔菇	高麗菜乾、川七、角菜、韭菜、菠菜、荸薺、茼蒿、紅莧菜、莧菜、野苦瓜、山芹菜、芹菜、空心菜、青蒜、香椿、九層塔、牛蒡、山藥、鵝仔白菜、荷蘭豆菜心、竹筍、南瓜、美國空心菜、甘薯葉、苜蓿芽、草菇、洋菇、金針菇、猴頭菇	
水果類	火龍果、酪梨、荔枝、水蜜桃、聖女番茄、紅毛丹、枇杷、柿子、芭樂、檸檬、白柚、文旦、蘋果、葡萄、香吉士、柳丁、芒果、李子、梨、西瓜、楊桃、草莓	香蕉、奇異果、龍眼、香瓜、木瓜、櫻桃、百香果、石榴、哈蜜瓜、玫瑰桃、棗子	黑棗、紅棗、柿餅、榴槤、釋迦、芭蕉、美濃瓜	

（續）表5-6　鈣、鉀、鎂豐富的蔬菜與水果

	含鎂豐富的食物（每100公克鎂含量）			
	50～100毫克	101～200毫克	200～300毫克	>300毫克
豆類	蠶豆、豆腐皮、素食全雞、豌豆果、皇帝豆、豌豆、味噌、五香豆干、冷凍毛豆、毛豆、日式炸豆皮、小三角油豆腐、小方豆干、臭豆腐、凍豆腐	黑豆粉、紅豆、綠豆、米豆、花豆、綠豆粉、綠豆仁、開心果	花生、黑豆、黃豆、腰果	

表5-7　高葉酸的蔬菜與水果

高葉酸蔬菜類（≧70ug/100g）	高葉酸水果類（≧25ug/100g）
菠菜、油菜、青江菜、蘆筍、包心白菜、黃秋葵、莧菜、花椰菜、韭菜、小白菜、鵝仔白菜、高麗菜芽、芹菜、芥菜	酪梨、木瓜、柳橙汁、柳丁
中葉酸蔬菜類（≧41~69ug/100g）	**中葉酸水果類（≧14~24ug/100g）**
甜椒、甘藷葉、萵苣、韭菜花、苦瓜、黃豆芽、醃瓜、高麗菜、青花菜、芥菜、空心菜、茼蒿、茄子、A菜、絲瓜、澎湖絲瓜、小黃瓜、大黃瓜、葫蘆瓜、蛇瓜、龍鬚菜、綠豆芽	柑橘、海梨、橘子、香瓜、草莓、奇異果、荔枝、蓮霧、土芭樂、泰國芭樂、芒果

膳食纖維，升糖指數略高；蔬菜類則升糖作用極低，可以調和其他食物（表5-8）。

健康飲食應採用低升糖指數的組合，也就是膳食纖維豐富的組合。膳食纖維一定是從植物性食品獲得，因為它們是植物細胞壁或細胞壁的黏著成分。人體對膳食纖維的利用與澱粉不同，人類的消化酵素無法分解，最後都會到大腸中被腸道微生物利用。適量的膳食纖維可以使糞便保有水分，預防便秘，同時緩和血糖的上升。因此有助於預防代謝症候群與

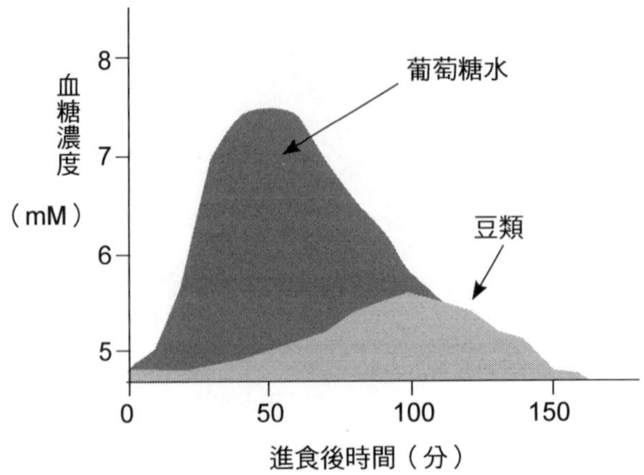

圖5-3　升糖指數的測定

表5-8　常用食物的升糖指數參考

食物	升糖指數	食物	升糖指數
白吐司	100	燕麥麵包	66
玉米脆片	119	番薯	54
即食米飯	127	義大利麵條	40～70
馬鈴薯泥	104	豆類	40～69
炸薯條	107	花生	13
蔗糖	83	消化餅乾	84
蘇打餅乾	106	脫脂牛奶	46
冰淇淋	87	爆玉米花	79
蜂蜜	103	洋芋片	68
葡萄乾、鳳梨、西瓜	91～103	蘋果、香蕉、梅子	34～76
含糖飲料	97	葡萄、芒果、奇異果	74、79、83

直結腸癌。

膳食纖維的攝取量以每天20～35公克為宜，適量非常的重要。兒童的胃納量比較小，老人食量不大，大量纖維會排擠必需營養素的攝取。正確的攝取方法包括同時攝取充足的水分，如果水分不足反而使糞便乾硬而嚴重便秘。增加攝取時要用漸進的方式，以免引發脹氣的問題。

(三)植化素

植物中有許多非營養素的成分，例如色素類的葉綠素、葉黃素、花青素、類胡蘿蔔素、茄紅素、薑黃素等；風味成分如有機硫配醣體、有機硫化物等；抗氧化成分如類黃酮素、多酚類、白藜蘆醇；單寧類如兒茶素等。這些成分不能取代必需營養素，但是可以強化體內的抗氧化能力，減少基因傷害，模擬雌激素作用，抑制膽固醇吸收等等，對人體有各種程度的強化保健的效益。

三、認識蔬果的攝取分量

各國的飲食指南都建議每天至少五份蔬果，體型與食量大者最好增加到七份或九份蔬果。蔬果一份的標準是生重100公克。若以容量估計，可用250毫升的碗或杯為基準。一份的水果大約是四分之三的碗（杯）量。煮熟的蔬菜一份大約是半碗（杯）的量。舉例而言，麥當勞或是便利商店的一人份生菜沙拉只有營養上的半份之量，三份蔬菜相當於六套大沙拉才夠。

至於果汁類加工產品的份數計算，如果是加工的純果汁，最多只能算為一份水果。若是果汁調味的飲料，只能視為糖水，營養價值無法與水果類同等，故不能計入份數。

為了自己的健康，從現在開始，蔬果攝取要斤斤計較，精估細算。

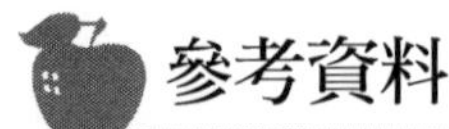

參考資料

Appel L. J., Moore T. J., Barzanek, E. et al. (1997). A clinical trial of the effects of dietary patterns on blood pressure. *NEJM, 336*: 1117-24.

Foster-Powell, K., Holt, S. H., & Brand-Miller, J. C. (2002). International table of glycemic index and glycemic load values: 2002. *Am J Clin Nutr, 76*(1): 5-56.

Owen R. Fennema, ed. (1985). *Food Chemistry* (2nd ed.). New York Marcel Dekker, Inc.

World Cancer Research Fund & American Institute for Cancer Research (2007). *Food, Nutrition, Physical Activity and Cancer Prevention: A Global Perspective*. AICR, Washington D. C.

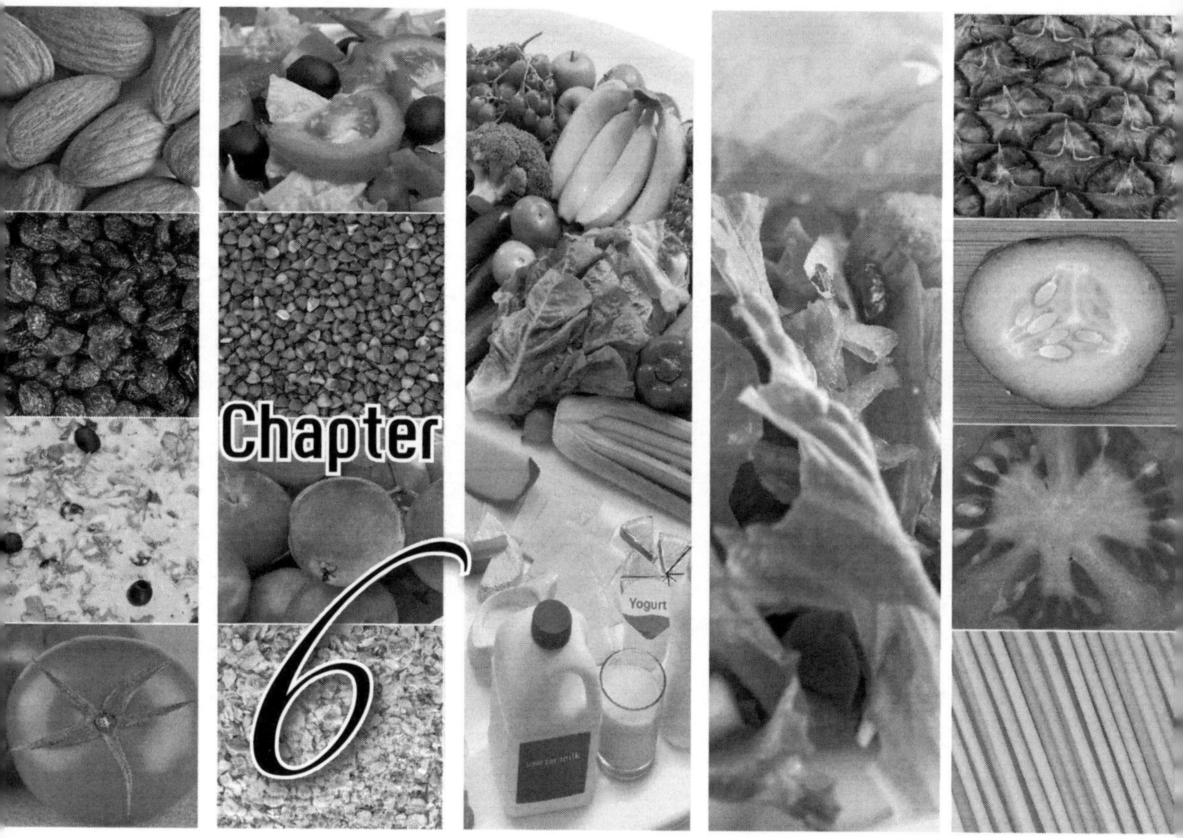

Chapter 6

素食營養

鄭金寶

學歷：輔仁大學食品營養系博士班

現任：臺大醫院營養室主任

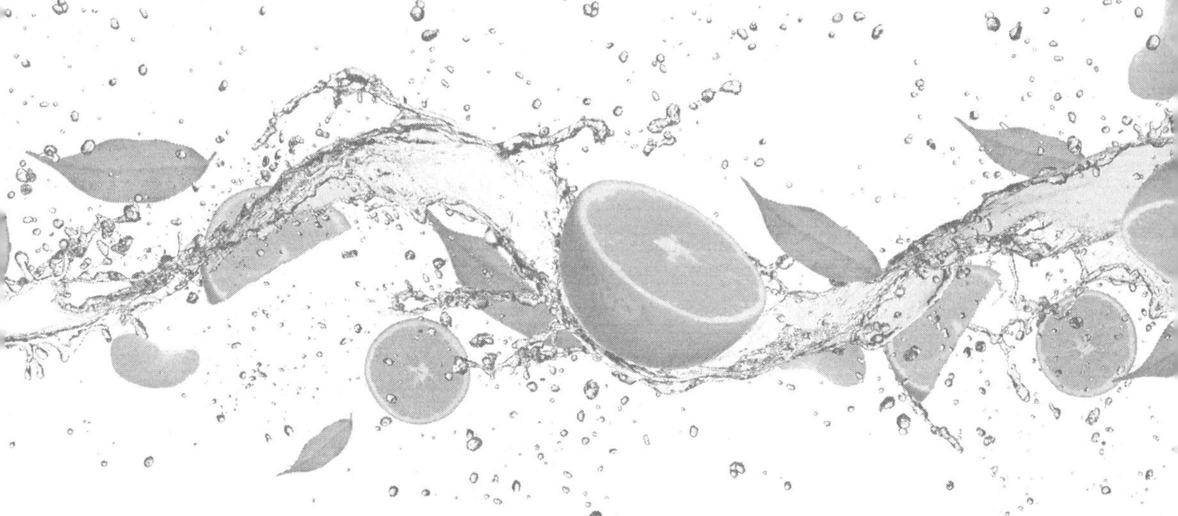

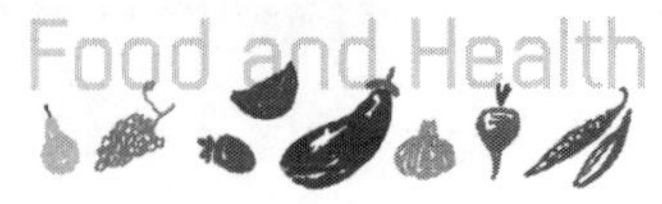

衛生福利部在民國98年公布素食的種類，分為「純素或全素」、「蛋素」、「奶素」、「奶蛋素」及「植物五辛素」五種（植物五辛乃指蔥、蒜、韭、蕎、興渠），每個人選擇素食飲食的原因不同，包括宗教、健康、環保等因素，會因為不同的需求而影響其食物的選擇。例如純素飲食不吃所有動物性食品，只吃蔬菜、水果、穀類、豆類和堅果類；而有些素食飲食還強調生食；奶蛋素則可以吃乳品和蛋類。

由於不同的素食飲食內容差異性不小。本章內容將綜合國內外資料的研究報告，說明純素、蛋奶素與非素食者在維生素、礦物質等營養素攝取量的差異，進而瞭解素食飲食容易缺乏的營養素。接著將再藉由我國衛生福利部的素食飲食指標，說明素食飲食計畫應該把握的重點，再以素食飲食指南，綜合整理健康素食飲食在六大類食物的質量方面重點。

第一節　素食的特殊營養考量

一般而言，只要能維持良好的素食飲食原則，素食仍可以提供良好而足夠的營養，有益於預防甚至是治療某些慢性疾病。不過若無良好的飲食設計，素食飲食（尤其是純素飲食）較容易缺乏維生素D、維生素B_{12}、長鏈n-3脂肪酸、鈣、鐵和鋅（**表6-1**）。

一、維生素D

除了維持骨骼健康外，目前已知維生素D在維持免疫功能和降低慢性疾病風險上，都扮演著重要的角色。

在台灣日照充足的氣候下，一般人較不容易有維生素D缺乏問題，但是對於住在日照不足地區或者不常外出的老人，就可能有維生素不足的風險。有報告顯示，未服用維生素D或未食用強化食品，如牛奶、優酪乳；

表6-1 Mean Intakes of Selected Vitamins and Minerals and Linolenic Acid (ω-3) Among Vegetarians and Nonvegetarians[a]

Nutrient	Dietary Group	Male	Female	n	Years of Publications	DRI for Male[b]	DRI for Female[b]
Calcium, mg	NV LOV VG	946 906 755	898 875 622	10	1997-2003	1,000	1,000
Iron, mg	NV LOV VG	15.1 17.6 20.4	11.3 14.7 17.8	10	1997-2003	8	18
Zinc, mg	NV LOV VG	12.2 10.3 11.0	10.1 8.5 9.0	9	1997-2003	11	8
Vitamin D, mcg	NV LOV VG	3.4 2.0 1.0	3.6 2.1 0.8	8	1989-2003	5	5
Vitamin B_{12}, mcg	NV LOV VG	7.3 2.7 1.0	5.4 2.1 1.0	10	1991-2003	2.4	2.4
18:3 ω-3, mg	NV VG VG	1.5 2.0 1.9	1.2 1.6 1.4	4	1984-1999	1.6	1.1

DRI, Dietary Reference Intake; LOV, lacto-ovo-vegetarian; NV, nonvegetarian; VG, vegan.

[a] Data from reference 6.

[b] DRIs are for 19-50 years of age. For iron, calcium and vitamin D values will be different for adults over 50 years of age.

資料來源：Messina V., Mangels R., Messina M. (2004). *The Dietitian's Guide to Vegetarian Diets: Issues and Applications* (2nd ed.). Sudbury, Mass: Jones & Bartlett.

某些品牌的豆奶、冰淇淋、米漿和橘子汁；早餐穀物和margarines的一些素食者，會出現血中25-hydroxyvitamin D濃度低和骨質量減少的現象。而嚴格素食者比蛋奶素和非素食者，更容易有維生素D不足的問題。

二、維生素B_{12}

一般植物性食品並無法提供維生素B_{12}。蛋奶素食者，可以藉由乳品和蛋類提供維生素B_{12}，而嚴格素食者則需添加強化維生素B_{12}之食品。維生素B_{12}缺乏或葉酸缺乏都會造成巨紅血球性貧血，而葉酸富含於植物性食品中，當葉酸攝取充足時，會掩蓋掉B_{12}缺乏的血液學症特徵，往往到了產生神經病變才會被發現。維生素B_{12}營養狀態的監測，必須藉由檢查血中methylmalonic acid或homocysteine的濃度。

三、ω-3（n-3）脂肪酸

長鏈n-3脂肪酸對於心血管健康、嬰兒視覺功能和神經發育，都扮演重要的角色。飲食的n-3脂肪酸主要來自魚類的攝取，而素食者可能經由食用餵食n-3脂肪飼料的雞蛋獲得。對於嚴格素食者，則可經由某些植物油攝取，例如琉璃苣油、亞麻籽油、核桃、canola oil、chia seed和黃豆等獲得。

四、鈣

蛋奶素的鈣攝取量與非素食者類似，甚至還高一些，但嚴格素食者則可能偏低。嚴格素食者通常需要食用強化鈣食品，例如果汁、豆奶、米漿和早餐穀物來達到鈣需要量。少用鹽（改用味道強的食物來調味）可減少尿鈣的流失，而蔬果因富含鉀和鎂，提高尿液的鹼性而減少鈣的流失。另外，芝麻、杏仁和乾豆類也都富含鈣質，只是這些食物含有植酸（phytate）或草酸（oxalate）而影響鈣質的吸收。

五、鐵

素食者的鐵質總攝取量與非素食者不相上下，甚至可能還高一些，只是植物性鐵質的生物可用性（bioavailability）較差。素食者所攝取的植物性鐵質，為非血基質鐵（nonheme iron），容易受到抑制劑或促進劑的影響。鐵吸收抑制劑包括茶、咖啡、藥草茶和可可中所含的草酸、鈣和多酚。而蔬果中所含的維生素C其他有機酸，則可促進非血基質鐵的吸收，並有降低植酸的抑制作用。

六、鋅

雖然在國外的一些研究並未見素食者出現鋅缺乏的現象，但他們的鋅攝取量可能界於建議量邊緣或更低。素食飲食的鋅生物可用率低於非素食飲食，主要是由於其植酸的含量較高。

第二節　素食飲食指標

一、2012素食飲食指標

飲食指標的目的是提供民眾一個明確目標，具有原則性建議。衛生福利部食品藥物管理局在2012年出版了《素食飲食指標》，提供素食民眾飲食攝取的建議，使其達到營養素攝取充足、均衡且食物多樣化，預防營養素不足或過量的發生。素食飲食指標提醒素食民眾應以全穀類為主食，注意蛋白質、維生素B_{12}、維生素D、鈣及鐵的攝取是否足夠，並選擇適量的豆製品、蔬菜、水果、烹調用油與堅果種子等。計有八項：

1.依據指南擇素食，食物種類多樣化。

2.全穀至少三分之一，豆類搭配食更佳。

3.烹調用油常變化，堅果種子不可少。

4.深色蔬菜營養高，菇藻紫菜應俱全。

5.水果正餐同食用，當季在地分量足。

6.口味清淡保健康，飲食減少油鹽糖。

7.粗食原味少精緻，加工食品慎選食。

8.健康運動30分，適度日曬20分。

二、素食飲食指南

素食飲食也需要依循均衡飲食的原則，所以素食飲食指南即針對純素或全素、奶素、蛋素、奶蛋素者之不同飲食型態，進一步提供各類食物熱量所需建議（即每日飲食指南內所包括之六大類食物：全穀根莖類、低脂乳品類、豆（蛋）類、蔬菜類、水果類及油脂與堅果種子類），也就是提供一個分量的概念（**表6-2**）。

表6-2　如何選擇我的素食

◎純素或全素　　《素食飲食指南》熱量範圍在1,200～2,700大卡。

	1,200大卡	1,500大卡	1,800大卡	2,000大卡	2,200大卡	2,500大卡	2,700大卡
全穀根莖類（碗）	1.5	2.5	3	3	3.5	4	4
全穀根莖類（未精製）（碗）	1	1	1	1	1.5	1.5	1.5
全穀根莖類（其他）（碗）	0.5	1.5	2	2	2	2.5	2.5
豆類（份）	4.5	5.5	6.5	7.5	7.5	8.5	10

（續）表6-2　如何選擇我的素食

蔬菜類（碟）	3	3	3	4	4	5	5
水果類（份）	2	2	2	3	3.5	4	4
油脂與堅果種子類（份）	4	4	5	6	6	7	8
油脂類（茶匙）	3	3	4	5	5	6	7
堅果種子類（份）	1	1	1	1	1	1	1

◎蛋素

	1,200大卡	1,500大卡	1,800大卡	2,000大卡	2,200大卡	2,500大卡	2,700大卡
全穀根莖類（碗）	1.5	2.5	3	3	3.5	4	4
全穀根莖類（未精製）（碗）	1	1	1	1	1.5	1.5	1.5
全穀根莖類（其他）（碗）	0.5	1.5	2	2	2	2.5	2.5
豆類（份）	3.5	4.5	5.5	6.5	6.5	7.5	9
蛋類（份）	1	1	1	1	1	1	1
蔬菜類（碟）	3	3	3	4	4	5	5
水果類（份）	2	2	2	3	3.5	4	4
油脂與堅果種子類（份）	4	4	5	6	6	7	8
油脂類（茶匙）	3	3	4	5	5	6	7
堅果種子類（份）	1	1	1	1	1	1	1

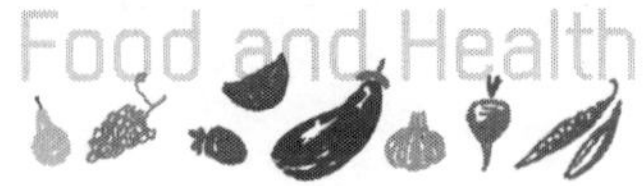

（續）表6-2　如何選擇我的素食

◎奶素

	1,200 大卡	1,500 大卡	1,800 大卡	2,000 大卡	2,200 大卡	2,500 大卡	2,700 大卡
全穀根莖類（碗）	1.5	2.5	3	3	3.5	4	4
全穀根莖類（未精製）（碗）	1	1	1	1	1.5	1.5	1.5
全穀根莖類（其他）（碗）	0.5	1.5	2	2	2	2.5	2.5
豆類（份）	3	4	5	6	6	7	8
低脂乳品類（杯）	1.5	1.5	1.5	1.5	1.5	1.5	2
蔬菜類（碟）	3	3	3	4	4	5	5
水果類（份）	2	2	2	3	3.5	4	4
油脂與堅果種子類（份）	4	4	5	6	6	7	8
油脂類（茶匙）	3	3	4	5	5	6	7
堅果種子類（份）	1	1	1	1	1	1	1

◎蛋奶素

	1,200 大卡	1,500 大卡	1,800 大卡	2,000 大卡	2,200 大卡	2,500 大卡	2,700 大卡
全穀根莖類（碗）	1.5	2.5	3	3	3.5	4	4
全穀根莖類（未精製）（碗）	1	1	1	1	1.5	1.5	1.5

（續）表6-2　如何選擇我的素食

全穀根莖類（其他）（碗）	0.5	1.5	2	2	2	2.5	2.5
豆類（份）	2	3	4	5	5	6	7
蛋類（份）	1	1	1	1	1	1	1
低脂乳品類（杯）	1.5	1.5	1.5	1.5	1.5	1.5	2
蔬菜類（碟）	3	3	3	4	4	5	5
水果類（份）	2	2	2	3	3.5	4	4
油脂與堅果種子類（份）	4	4	5	6	6	7	8
油脂類（茶匙）	3	3	4	5	5	6	7
堅果種子類（份）	1	1	1	1	1	1	1

小叮嚀：

★1顆雞蛋約含有250毫克的膽固醇且集中在蛋黃，因此建議一日最多一份為限。

★奶類食品建議選用低脂或脫脂乳品。

三、均衡的素食飲食

素食飲食也如同一般飲食一樣，應提供足夠而不過量或不足量的熱量與營養素。同樣的包含六大類食物，不同的只是少了肉、魚、蛋及乳品的攝取量（**表6-3**）。若能依照《素食飲食指南》的建議，均衡攝取各類食物，並在同一類食物中經常變換，儘量選擇不過度加工的食物，才能得到均衡的素食營養。從飲食指南瞭解六大類食物建議攝取分量，接著我們再從每一類食物的搭配，使素食飲食吃得更健康。

表6-3　食物分類

食物類別	主要提供營養成分	次要提供營養成分
全穀根莖類	醣類（碳水化合物）、維生素B_1	全穀、根莖雜糧：蛋白質、脂肪、膳食纖維、維生素B_2、菸鹼酸、鐵、鋅 米、麵：蛋白質
低脂乳品類	蛋白質、維生素B_2、鈣	維生素A、維生素B_{12}、磷
豆（蛋）類	蛋白質、維生素B_1、磷	蛋：維生素A、維生素B_{12} 黃豆及其製品：脂肪、維生素E、葉酸、鈣、鐵
蔬菜類	膳食纖維、維生素C、葉酸、鉀	深色蔬菜：維生素A、維生素E、鈣、鐵、鎂 淺色蔬菜：鈣、鉀、鎂
水果類	醣類（碳水化合物）、維生素C	膳食纖維、維生素A、鉀
油脂與堅果種子類	脂肪	植物油類：維生素E 堅果及種子類：維生素B_1、鉀、鎂、磷、鐵

資料來源：《素食飲食指南》。

(一)全穀根莖類

全穀根莖類食物主要提供醣類（碳水化合物）及部分蛋白質，是提供身體活動所需能量的主要食物來源。未精製全穀根莖類含豐富的膳食纖維、維生素B群、維生素E、礦物質等；而精製過的穀類或其加工製品（例如精白米製成的八寶粥、油飯等；白麵粉製成的白麵包、白饅頭、餅乾、蛋糕等），相對所含的營養素卻減少許多。以預防醫學的角度，全穀根莖類優於精緻穀類，所以建議多選擇未精製全穀根莖類，或在精製穀類中加入未精製的全穀類，如糙米飯、紫米飯或地瓜飯。

(二)豆（蛋）類

《素食飲食指南》將原來食物六大類中的豆魚肉蛋類修改為「豆（蛋）類」。豆類是素食者主要的蛋白質來源。豆類食品指黃豆、黑豆、毛豆及其製品，包括豆腐、豆干、豆腐皮、豆漿等食品，這些食物含澱粉較少。所以不可與全穀根莖類之澱粉質豆科類相互取代。

在台灣地區素食豆類食材中，另一主要為麵筋類食物，包括麵筋、烤麩、麵腸、麵肚、麵筋泡等，是由小麥粉洗去澱粉後製成之食品。所以這類蛋白質最好仍與豆類食品搭配食用，以達到蛋白質互補作用。

另外，豆類食品的鈣含量會因加工方法不同而有差異，例如豆干及傳統豆腐的鈣含量較其他豆類食品高，而黃豆、豆腐皮、豆漿、盒裝嫩豆腐等則含量較少。所以《素食飲食指南》也建議每日至少攝取一份以上鈣含量較多的豆類食品。

蛋類包括雞蛋、鴨蛋、皮蛋、鵪鶉蛋等，是提供蛋白質、維生素A、維生素B_1、維生素B_2和鐵、磷等礦物質的重要來源。目前《素食飲食指南》的建議是，若食用整顆蛋時建議每日以一顆為限。

(三)低脂乳品類

乳品，包括牛奶、奶粉、優酪乳、乳酪等，其含鈣質、蛋白質、醣類（碳水化合物）、脂肪、多種維生素和礦物質。全脂乳品中所含的飽和脂肪酸較多，故建議選擇低脂或脫脂乳品，減少飽和脂肪酸的攝取。

(四)蔬菜類

蔬菜是提供膳食纖維、維生素、礦物質和植化素的重要來源，尤其是深色蔬菜，每日應至少包含一份深色蔬菜，例如深綠色蔬菜：青江菜、芥藍菜、菠菜、甘藷葉等；深黃色蔬菜：胡蘿蔔、番茄、彩椒等；深紅色蔬菜：紅鳳菜等。

另外，素食者可藉由菇類食物來補充菸鹼酸、維生素D；藉由藻類提供維生素B_{12}和碘。例如紫菜的維生素B_{12}含量豐富，一張海苔壽司皮大小含有（乾紫菜約3公克）獲取足夠的維生素B_{12}。建議素食者每日至少攝取一份海藻類並使用加碘鹽，以增加碘的來源。

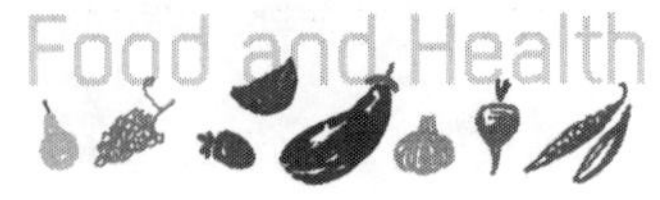

素食者每日蔬菜類攝取建議至少包含一份深色蔬菜、一份菇類及藻類食物。

(五)水果類

水果類主要提供醣類（碳水化合物）、膳食纖維、維生素C、礦物質及植化素，建議每日水果類攝取分量應達兩份以上，並選擇當地當季的盛產水果。

(六)油脂與堅果種子類

除了飲食中油脂的攝取量，建議素食者應更重視油脂的種類，如飽和、單元不飽和及多元不飽和脂肪酸比例。植物性烹調用油應依據烹調方式選擇食用油的種類，不要固定使用同一種油脂。一般建議選用橄欖油、芥花油、苦茶油、菜籽油、大豆油、葵花油、紅花籽油、葡萄籽油、香油等輪流使用。

堅果種子類食物係指黑芝麻、白芝麻、杏仁果、核桃、腰果、開心果、花生、夏威夷豆、松子仁、瓜子等，其含有植物性蛋白質、脂肪、維生素A、維生素E及礦物質等相當豐富。

各種堅果種子食物的營養素分布情形不盡相同，例如鈣質較豐富的黑芝麻、白芝麻、杏仁果、開心果；鐵質與鋅質較豐富的瓜子、黑芝麻、腰果、白芝麻；多元不飽和脂肪酸含量較多的瓜子、核桃、黑芝麻、白芝麻；單元不飽和脂肪酸含量較多的夏威夷豆、腰果、杏仁果、開心果、花生。堅果種子類食物建議適量食用，每日一份為原則，儘量選擇未經調味（如未加鹽、未加油、未加糖或蜂蜜）的天然堅果種子為佳。

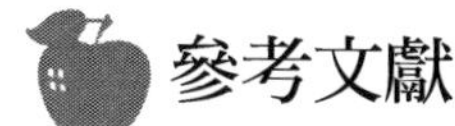

參考文獻

Craig, W. J. (2010). Nutrition concerns and health effects of vegetarian diets. *Nutr Clin Pract, 25*(6): 613-20.

行政院衛生署食品藥物管理局（2012）。《素食飲食指標》。

行政院衛生署食品藥物管理局（2012）。《素食飲食指南》。

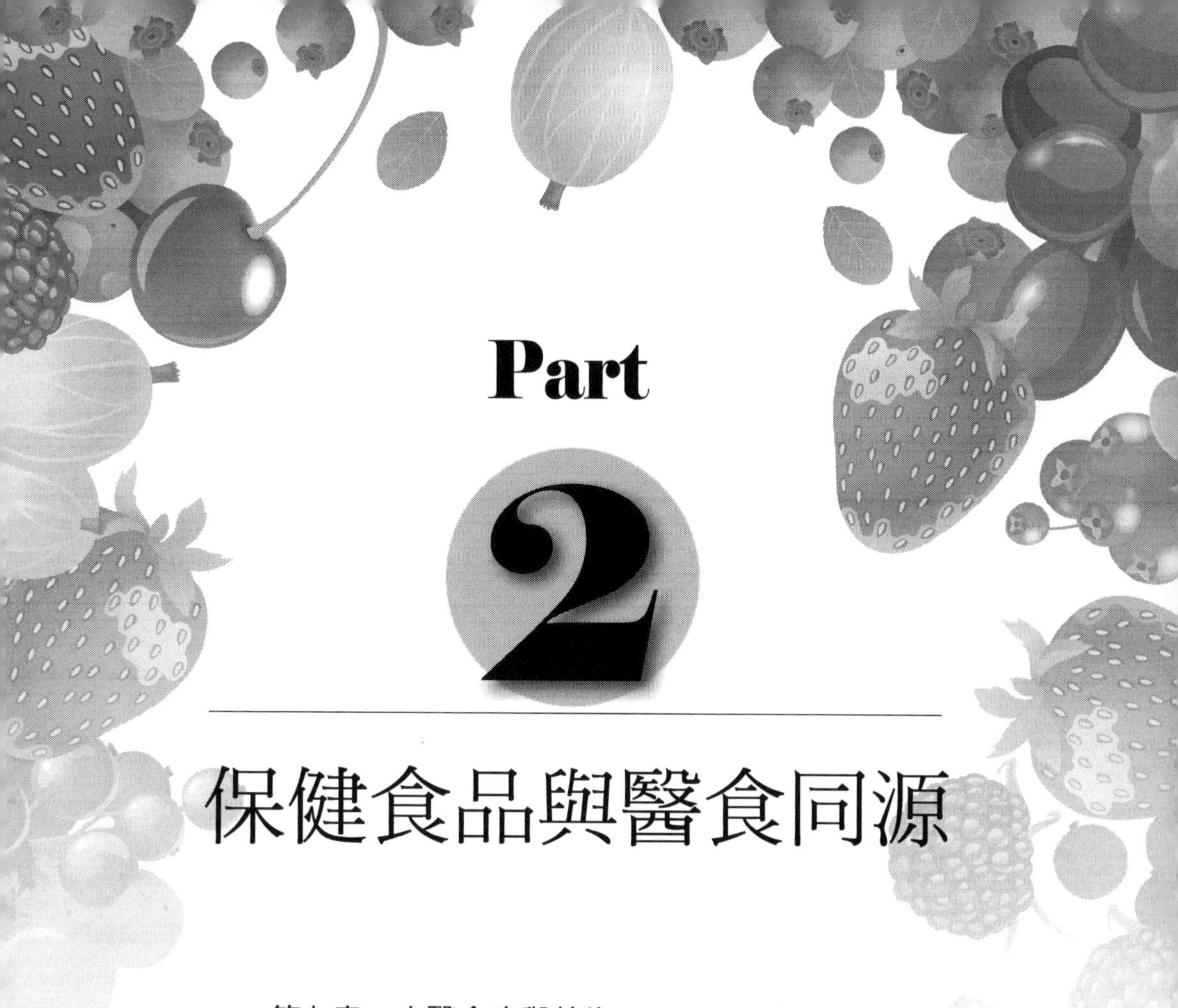

Part 2

保健食品與醫食同源

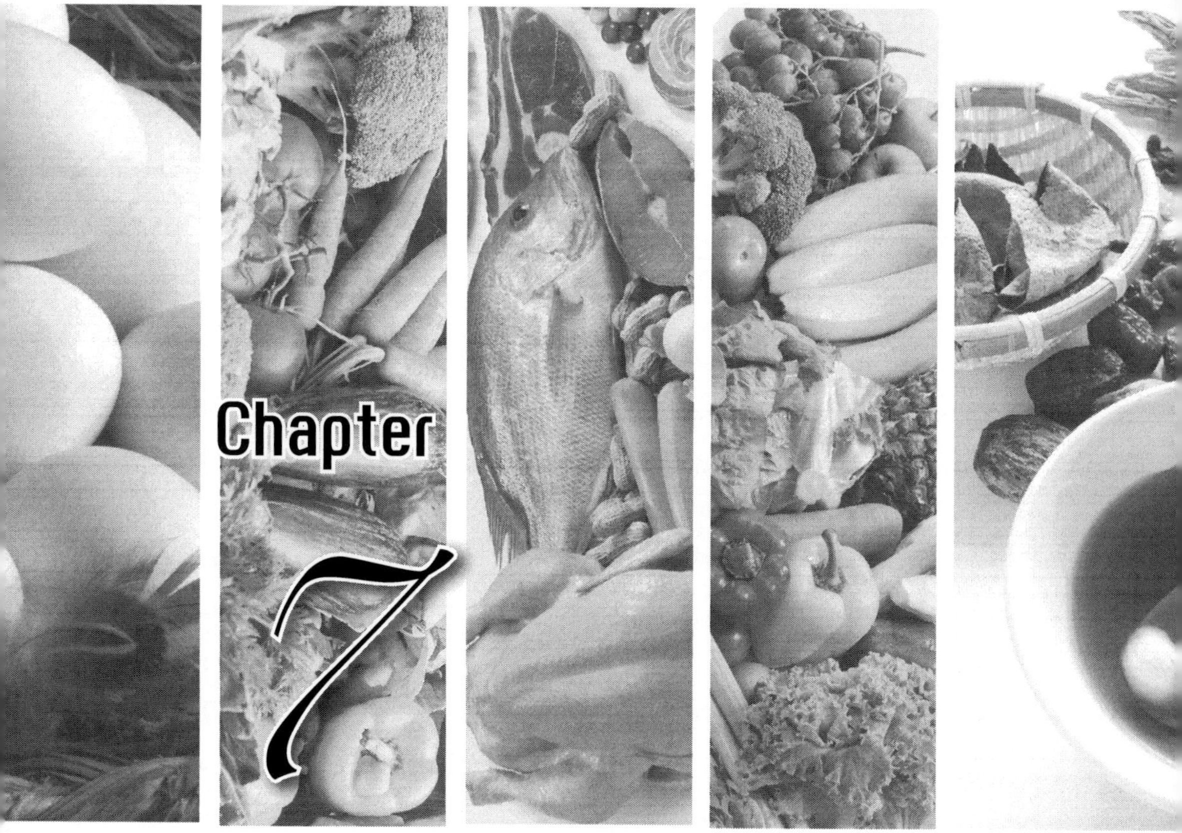

Chapter 7

中醫食療與養生

沈立言

學歷：中興大學食品科學研究所博士

（含美國Rutgers University公費留學）

現任：臺灣大學食品科技研究所特聘教授

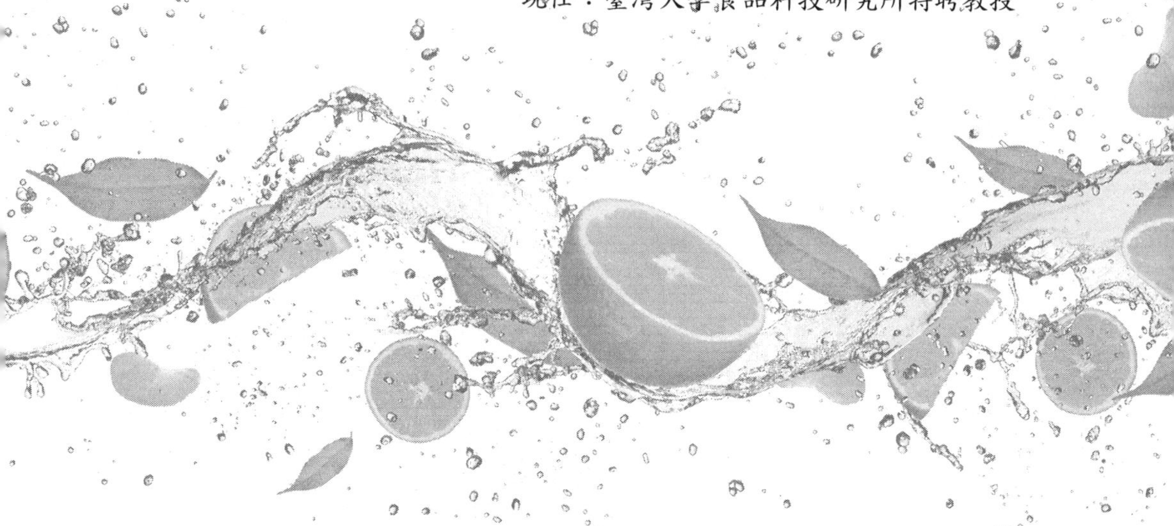

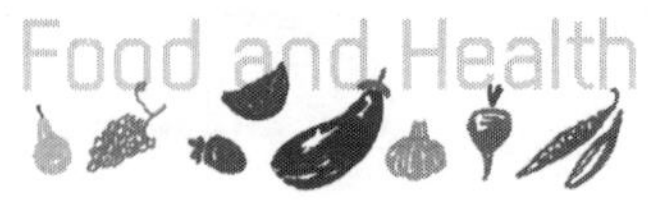

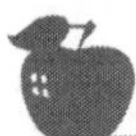

前言——中醫食療於日常生活中之應用無所不在

本章分享的主題是中醫食療與養生，希望藉此能很快速的應用老祖先寶貴的知識在各位讀者的身上，然後把健康帶回家。中醫食療的例子非常多，存在我們的日常生活中，例如人參，大家會想到什麼樣的食療方呢？人參雞湯是一個非常好的食療方，如果有機會到韓國，處處都可以看到賣人參雞湯的，當然在我們華人世界也是一樣，把它認為是一個相當不錯的食療方的材料。當你看到天麻會想到什麼樣的食療方呢？天麻魚頭有沒有聽過？如果你要記憶力好的話，天麻魚頭是一道很好的食療方；另外一個好處是我們實驗室研究的成果，發現它也可以抗憂鬱，因此如果有些情緒鬱悶的人可以用天麻來作為一個食材，那天麻魚頭食療方是一個不錯的選擇。另外大棗也是相當受歡迎的食材，在食療方中用得相當多，例如甘麥大棗湯，它就是一道傳統的中醫食療方，也是傳統中醫的方劑，它對於心情不好、心情鬱悶有相當大的好處，甘麥大棗湯即含有大棗，另外兩個食材則是甘草與小麥；如果單純僅食用大棗對於肝臟的解毒代謝作用有很大的幫忙，所以在臨床上也有很多人用大棗去煮湯，然後代替茶來喝，發現對於肝臟功能的增強是有蠻好的效果。至於杜仲也是相當重要的食材，例如杜仲炒腰花即是一道重要的食療方，這是採用豬的腎臟加一些麻油來炒杜仲，對於產後的婦女或是腰膝痠痛的症狀非常有用，此一食療方不只是婦女，男孩子也可以吃。以上只是簡單舉一些中醫食療方的例子讓大家入門，所以中醫食療與養生，是以中醫營養學的理論為基礎，也就是醫食同源、藥食同源重要概念非常重要的應用，即食物是最好的藥物。

其實兩千多年前希波克拉底這位西方的醫學始祖，也曾說過一句話：「Let food be your medicine」，即用食物來作為您的藥物，為什麼呢？假使你能夠在還沒有發生疾病之前，就用食物來預防疾病的話，那

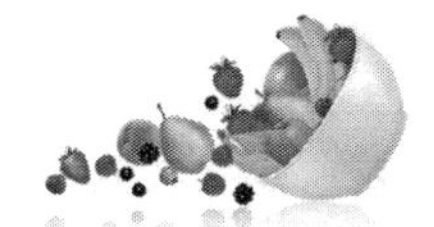

政府就不用花一大筆的健保費用，台灣每年的健保費用有多少呢？答案是2009年為4,535億，2011年為4,715億，2012年約為5,300億如此龐大的支出，健保真的是一個黑洞啊！因此如何能夠從平常養生開始，去吃對食物的話，事實上政府不需要花那麼多健保費用，不只節省納稅人的錢，也可以提高國民的生活品質。所以知道怎麼吃真的很重要，很遺憾的是我們在這方面，政府整個制度還不是做得很好，有待我們大家一起努力！

第一節　中醫食療重要的應用（預防勝於治療）與典籍

而中醫營養學（中醫食療學）即是希望能利用這些食物，有些時候會用到一些藥物來增強效果，能夠調整人體陰陽氣血，扶正去邪，把正氣能夠提升，然後才能夠把邪氣趕掉，而達到健康的目的。其實最好的例子就是癌症的患者如果要做化療或放療的時候，如果他的正氣太弱、體力太差的話，醫生就不敢幫他進行化放療，因為如果此時強行化放療，此患者可能不是死於癌細胞，而是死於化放療。所以也不是中醫才有去邪必先扶正的理論，西方醫學也是非常重視怎麼樣扶正去邪，這樣才能有效的恢復健康。而醫食同源或藥食同源這個觀念，其實是我們中醫固有傳統且寶貴的一個觀念，其實在三千多年以前在周朝已經有世界上最早的專屬營養師，那時候就稱為食醫，那是醫師的一種。當時醫師有分為上工、中工、下工三種類型，「上工治未病」即是上等的醫師是治還沒有發生的疾病，此類醫生就稱為食醫。其實有一部很受歡迎的韓劇《大長今》裡面，即提到許多食醫的觀念與應用，這是最好的醫生；而中工是內科醫師，下工是外科醫師，那不是說外科醫師不好而擺在底下，而是因為要動到刀的時候，你就要非常謹慎小心，所以那是下下策，因此為下工。因為沒有人願意無緣無故被推入開刀房，其實醫生真的是要有一顆視病如親的心，也就是說把病人都看做是自己的親人，這樣才是一個很好的醫生，所以我們現在也是有很多很好的醫師就是注重在怎麼樣來做預防醫學的工作。

譬如說過敏，就有用大劑量的維他命C，來緩解過敏不舒服的情況。食物與藥物要怎麼分呢？其實很多食物與藥物都來自同樣的來源，只是因為使用的劑量不同而有食物與藥物的分別；另外也有因藥性較弱者被歸類於食物，而藥性較強者即被歸類於藥物的情形，例如大黃具有峻下（造成劇烈的下痢）的特性，因此被歸類於藥物。所以在中醫藥非常重要的典籍《本草綱目》中，提及1,892種材料就包括食材與藥材，例如《本草綱目》裡面的材料，包括肉、綠豆、紅豆、黃豆等食物，在以前也被列為中藥管理，不過現在中醫藥委員會覺得管太多也是個麻煩，所以他們目前釋出許多食物讓食品界去管就好了。所以藥物是救命的，當然很重要，但是食物更重要，是養生的，是預防疾病產生的，因此我們常說食物是最好的藥物。所以希望大家平常在吃東西的時候多去瞭解食物的屬性，也就是食物的性味，然後再稍微瞭解一下你自己的體質的話，那就可以選擇怎麼樣的食物最適合你吃，即可吃出快樂與健康！其實在兩千多年前春秋戰國時代的《山海經》裡面就有提到說，「櫰木之實，食之使人多力，櫪木之實，食之不忘，狌狌食之善走，猿，食之不夭」，所謂「多力」、「不忘」、「善走」、「不夭」即表明食物有提高耐力、增強記憶、抗疲強身、延年益壽之功效。有一位已經高齡一百歲以上，他曾在中國醫藥大學中醫系任教，看起來好像六、七十歲的感覺，現在還活蹦亂跳的，這位教授，民國前一年生的；希望大家活著就是要活得健康快樂，腦筋非常的清楚，人要活就是要活得這麼有價值。延年益壽不是都躺在床上，那沒有用；那樣子壽命再久，也是沒有什麼品質可言。至於中醫食療寶貴的典籍有哪些呢？這裡選幾本較有代表性的給各位參考一下，例如漢朝的《神農黃帝食經》，唐朝的《千金食治》、《食療本草》，宋朝的《養老奉親書》，元朝的《食療方》，還有明朝四百多年前，著名的醫家李時珍的巨著《本草綱目》，這些都是食療寶貴的典籍。因此可以瞭解食療已經被應

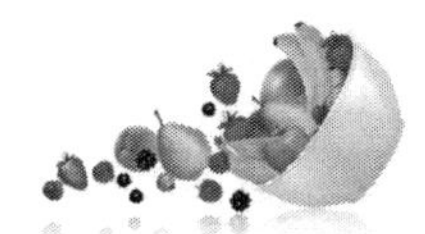

用幾千年了，不是現在才被使用，而《千金食治》是我國現存的最早的一部食療專書，作者是唐朝的著名醫家孫思邈，他當時也是感於很多人都不知道食物對人生理影響的重要性，因此而寫這本書，他認為食物用之得當，就可以養生；用之不當，則會傷人。例如米飯是我們人類很重要的主食，但是如果用之不當，吃太多時，也會經由身體代謝而轉變為脂肪，甚至會引起脂肪肝，然後脂肪肝再進一步惡化就會產生肝炎，若再進一步惡化就可能會造成肝硬化，甚至進一步產生肝癌。因此食物對人體健康的重要性由此可知！

所以大家一定要知道要怎麼吃，才能吃出健康。幾千年來，中醫藥的食療的典籍包括食物養生與食物療法兩大方面，沒有病的時候可以用適當的食物來養生，如果有症狀或疾病的時候，其實食物是具有療效的，如何正確食用食物讓你恢復健康，這是非常重要的中醫藥的寶藏。因此中國傳統的保健食品，可以說是一種中醫飲食的療法，屬於中醫食療，屬於自然療法，因為沒有用合成的東西，都是用人類日常生活吃的東西，此等食物或者是其他的天然營養物質，在傳統中醫藥理論的指導下，來達到保健強身或是治療疾病以及促進我們的康復還有延緩衰老等功效，所以中醫食療在預防醫學還有老年醫學方面都占有非常重要的地位。因此這樣寶貴的知識對於人類從小到老的健康都非常的重要，而這些中醫藥的理論基礎在食物養生保健或者輔助治療方面，都是以陰陽五行學說作為重要理論指導的核心。

第二節　應用中醫食療時所需的重要基礎概念

所以本章節的重要目的就是要讓大家瞭解什麼叫「陰陽五行」，然後在這樣一個理論的基礎之下，去制定出食物有什麼樣的屬性，即「四氣五味」。

一、陰陽五行

所以陰陽五行指的是哪五行呢？就是木、火、土、金、水，相對於五臟的話，是肝、心、脾、肺、腎（**圖7-1**）；相對於五味的話，是酸、苦、甘、辛、鹹，所以五味入五臟（**圖7-2**）。我們怎麼樣從食物的味道，食物的屬性，去選擇我們適合的東西，其實你不需要學很複雜的有機化學或生物化學，你就可以運用中醫食療；但是當然你有學過有機化學或生物化學等知識，可以幫助你更深入的瞭解中醫食療變化機制是什麼，所以中醫食療是一門老少咸宜的學問。在大自然中凡事均可以分成陰陽，例如有晝夜、男女、冷熱等；那在五行（木、火、土、金、水）裡面，你就要去體會什麼叫做相生？什麼叫做相剋？（**圖7-1**）木生火，木材燃燒產

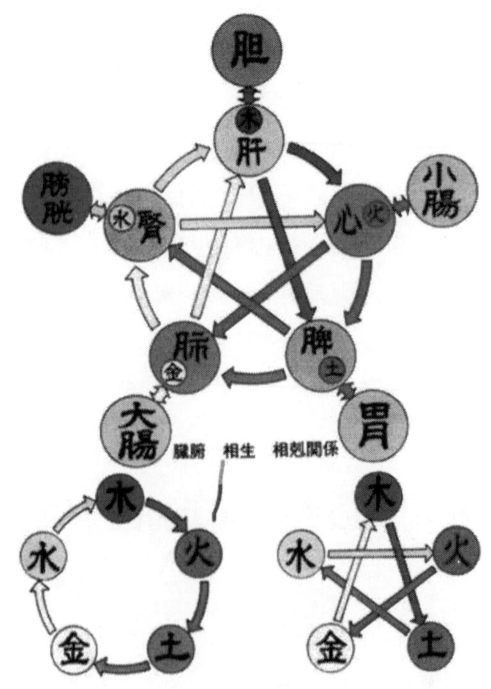

圖7-1　陰陽五行與臟腑

	五入	五臟弱時
肝	酸 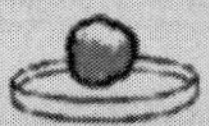　酸梅　酸入肝	酸味成肝營養
心	苦 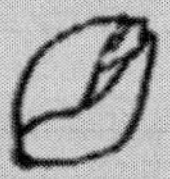　款冬　苦入心	苦味成心營養
脾	甘 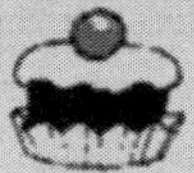　蛋糕　甘入脾	甘味成脾營養
肺	辛 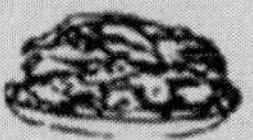　辣味　辛入肺	辛味成肺營養
腎	鹹 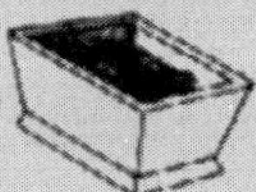　醃鹹肉　鹹入腎	鹹味成腎營養

圖7-2　五味入五臟

生火；火生土，然後火燃燒木材之後歸於塵土；土生金，在土裡面又有這些金屬礦物，所以就土生金；金生水，那金雖然不怕火煉，但金屬物質被燃燒之後會成為液體狀態，所以金生水；水生木，水可以讓萬物生生不息的滋長，所以又會長出木，這就是「五行相生」的道理。而相對的是相剋：木剋土，植物種在土裡面，所以木可以去剋土；土剋水，水來土淹，所以土可以剋水；水剋火，水可以滅火，所以水可以剋火；火剋金，雖然真金不怕火煉，但還是會被融化，所以火可以剋金；金剋木，金屬之類的物質，可以做成斧頭去砍伐木材，所以金可以剋木。

其實很多的中醫食療或是中醫的診斷，都是利用五行相生相剋的道理來進行辨證施膳。而五臟就是肝、心、脾、肺、腎，是相對於五行即木、火、土、金、水。另外什麼是臟腑的關係，例如大家應常聽到「肝膽相照」這句話，肝是屬於臟、膽是屬於腑，其實就有陰陽的道理在裡面；而何者屬陰何者屬陽呢？即臟屬陰、腑屬陽，此為陰陽五行簡單的道理。

木、火、土、金、水是五行，相對的五臟是肝、心、脾、肺、腎。所以我們常常聽到腎水或肝木就是這樣來的。而相對的五味是酸、苦、甘、辛、鹹，五味入五臟。另外就是五色，分為青、赤、黃、白、黑，所以黑是入腎，因此黑狗的命運比較不好，就是因為牠可以有補腎的效果。大陸也流行一陣子的黑色食品，只要看到黑色就是補，所以為什麼在中醫食療的觀點，烏骨雞比白肉雞還要補，就是這個道理；黑豆為什麼比黃豆來得補也是出自這個道理。可是現在我們已經更以科學性的研究結果來瞭解黑豆為什麼比黃豆來得補，原來黑豆的表皮含有很多的活性成分，它們真的對人類的身體有很大的助益。所以有人說黑豆是窮人的人參，常常用黑豆去泡茶，就用黑豆來做食療方的話，也是有補腎的效果，對身體健康有很大幫助。

二、四氣五味

(一)四氣

什麼叫「四氣」，其實大家知道，食物有寒、熱、溫、涼，這在我們傳統的生活裡面，就常聽到這些名詞，寒熱溫涼就是所謂的四氣，或者稱為四性。你可能也聽到寒熱溫涼平，平性不是屬於寒，也不是屬於熱，也不是屬於涼或是屬於溫就是被歸類在「平」，因此也有人稱為五氣或五性，不過一般通常都稱四氣或四性。此定義是怎麼來的呢？其實都是由我們身體對食物的感覺而產生的生理反應而定，例如你吃進去的東西能減輕或消除熱症的食物是屬於寒涼性。譬如夏天的時候你吃西瓜你會不會覺得很舒服，如果那時候你去吃薑母鴨你會覺得怎樣？應該會覺得很煩躁吧！在暑熱的時候你吃梨或荸薺，此等食物是屬於寒涼性的，他們可以減輕或消除你的熱症；但是如果在冬天，你吃西瓜可能會讓你覺得越吃越冷，這時候你要吃的是減輕或消除寒症的食物，那是什麼呢？譬如說羊肉爐或薑母鴨，它們為什麼在冬天就比較盛行，因為可以溫中補虛，中是指中焦，即腹部，在中醫指的是脾胃的部分，會讓你的胃覺得很溫暖，並且有補虛的效果。

溫性食物與熱性食物比較時，只是溫性食物的熱性程度稍微緩和一點；而涼性食物與寒性食物比較時，也是涼性食物的寒性程度稍微低一點，所以一般我們就大別為溫熱、寒涼兩類食物。寒涼性的食物，大多屬於清熱、瀉火、解毒，例如綠豆，在北方館裡面，當你吃熱性的食物如蔥油餅、餡餅，你會來一碗綠豆粥，那你就會得到陰陽平衡，身體會覺得很舒服。而熱性的食物，一般可以去寒、助陽、強壯，例如鹿茸，鹿的角泡酒是屬於非常補；另外大蒜，也是相當不錯的熱性食物，筆者已研究其約三十年，大蒜可以說是我們東方的威而鋼，不僅在增強性功能方面非常有用，且在癌症預防與心血管疾病方面的研究相當多，是一相當好的保健食品；但由於其亦具有增強免疫系統的功能，因此若患有自體免疫疾病的患者，如紅斑性狼瘡，則不可食用。

另在本草書也就是中醫的典籍方面，稱的大溫就相當於熱，微寒就相當於涼。有些本草書說，有些食物不是溫熱也不是寒涼，介於它們之間的就稱為平性；但是有些中醫食療典籍則不認為如此，它們認為其實食物都有一些偏溫或偏涼，平性不能獨成一性。所以一般食物都會四性或四氣來概括食物的屬性。我們就舉幾個例子，像菊花或茭白筍其實是屬於偏寒性的食物；青椒是屬於偏熱性的食物；桃子跟鰱魚是屬於溫性的食物；而茄子、絲瓜、小米、綠豆是屬於涼性的食物。所以為什麼在北方館裡面小米粥或綠豆粥涼性的食物會受歡迎，因為它們可以將蔥油餅或餡餅等熱性食物進行陰陽平衡，讓大家吃得很愉快而較不會有上火的情形。至於平性的食物，如扁豆、蠶豆或是鵪鶉等。

(二)五味

而五味是哪五種味道呢？就是酸、苦、甘、辛、鹹。在中醫的五味是沒有甜這個字，但是它是被包括在「甘」裡面，「甘」有包括甜味與鮮味，在食品化學會提到sweetness和umami，就是甜味與鮮味。譬如吃柴魚或香菇，它們均有特殊鮮的味道，不算甜，那就是被包括在中醫的甘味裡面。

五味入五臟，即酸入肝、苦入心（所以如果心火旺的話，吃苦味的東西會有緩解情緒的效果）、甘入脾、辛入肺、鹹入腎。因為酸入肝，所以日本人很喜歡吃梅子或梅酒這類的東西，那都屬於酸味，那為什麼喜歡吃這個東西呢？中醫裡面講的肝、心、脾、肺、腎五臟，並不是完全相對於西醫的liver、heart、spleen、lung、kidney；而是中醫的肝臟系統、中醫的心臟系統、中醫的脾臟系統、中醫的肺臟系統與中醫的腎臟系統。例如中醫的肝臟系統除了包括西醫肝臟的代謝能力以外，也包括情緒方面的功能，所以「酸入肝」的意義是，如果你心情差的時候，吃一些酸味的東西可以改善心情不好的情況。在中醫的經典方中有一方劑稱為「酸棗仁湯」，也是一很重要的食療方，就是以酸棗仁為主體，它是酸味的食材，因此可以改善憂鬱的情緒，這是「酸入肝」很好的例子。

所以當你的中醫五臟系統有問題時，就可以運用吃這些不同味道的食材，來處理您不舒服的症狀。此時請大家先把已經學過西方醫學的所謂的liver、heart、spleen、lung、kidney的概念，先放一旁，放空一下，先接受一下中醫的基礎理論，那你就很容易的去接受千年來很寶貴的中醫藥理論，並可以馬上運用到日常生活裡面，來維護您的身體健康，在預防醫學上扮演著非常重要的角色，對於提升人類的生活品質更是重要。

簡單的說，中醫的肝臟系統是「肝藏血、主疏泄、主筋、開竅於目、其華在爪」；也就是說中醫的肝臟系統與我們的代謝系統及情緒系統是有關係的，還與我們的筋有關；而開竅於目，也就是說中醫的肝臟系

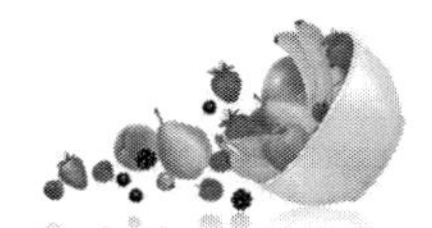

統的出口是眼睛，因此從眼睛即可看出我們中醫的肝臟系統到底是好不好，其實西醫也是從眼睛可以看出你肝臟健康的狀態；然後其華在爪的意義，則是如果你中醫的肝臟系統是好的話，那你的指甲就會表現出很亮麗的現象，反之那些凹凸不平或者是有一些皺褶，那你可能要稍微小心一下你中醫肝臟系統的健康狀況。

中醫的心臟系統指的是「心藏神、主血脈」，也就是與精神、心臟輸送血液很有關係；「開竅於舌」，所以如果你心火旺的話，你舌頭上面看出來的顏色是深紅色的；而「其華在面」，所以為什麼有些中醫師一看到你就知道你的問題在哪裡，那就是所謂的「望」，所以他從你的面相，就可以看出來你是很亮麗的，不是印堂發黑的，即是中醫的心臟系統是好的。

中醫的脾臟系統是指「脾統血、主運化、肌肉、四肢」，因此與我們的消化吸收相當有關係；而西醫的脾臟系統一般指的與免疫方面有關係，所以中西醫的基礎理論與觀念有很多部分是不太一樣的，因此我們必須好好將中西醫進行比較才能真正將中西合璧，得到中西醫各家的長處；那中醫脾臟系統「開竅於口、其華在唇」，所以如果你是「脾土未開」，就是食慾不振，吃不下去，你的嘴唇表現出來的顏色是比較偏白色，表示營養不良，可能有貧血的情況；因此如果你的中醫脾臟系統是好的，你的嘴唇應該是很漂亮的，根本就不需要擦口紅了。

中醫的肺臟系統為「司肅降、主氣、皮毛，開竅於鼻」。所以它是對我們人體氣的循環順暢與否非常有關係；而「主氣、皮毛」則是因為其與我們的皮膚、毛髮均有很大的關係；「開竅於鼻」指的是中醫肺臟系統的開口在鼻子。

中醫的腎臟系統是「腎藏精、主骨、主水，開竅於耳、二陰、其華在髮」。所以中醫的腎臟系統是與我們的精力、生殖系統和泌尿系統有關。所以平常聽人說「腎虧」，指的是他的精力、生殖系統和泌尿系統均不太好；因為其為「主骨、主水」，所以跟我們的泌尿系統有關，也與我們的骨頭也是有關係；那「開竅於耳、二陰」，指的是中醫腎臟系統開口於耳朵，二陰即是泌尿道與肛門；至於「其華在髮」，則是表示如果你中醫的腎臟系統是好的，你的頭髮會看起來是很烏黑亮麗。我們的古書有提到人過四十歲之後，常會視茫茫而髮蒼蒼而齒牙動搖，的確是有其道理存在的，所以四十歲之後會有很多生理老化的問題；不過現在由於我們的營養與醫藥的進步，因此我們的衰老的年紀都已經往後延了，這就是延緩衰老。

在中醫重要典籍《黃帝內經》就有提到不同的藥物（食物）各有收、散、緩、急、潤、燥、軟、堅等不同的功效，隨症選用，調其偏勝，而使之平復。亦即這幾種不同的味道的食物對我們的身體有不同的保健預防或治療不適的效果，

例如「酸味」的東西像烏梅、山楂、李子或番茄，就具有收斂與固澀的作用。由於具有收斂的效果，所以它可以治療自汗（一般如果是屬於白天流汗，就稱為自汗，如果是晚上流汗稱為盜汗）；那治療虛汗、泄瀉（不是細菌性感染的腹瀉）或者是遺精，也可以吃一點酸味的東西，來緩解不舒服的症狀。

至於「苦味」食物的功能，例如當我們在夏天時覺得好熱、煩躁又便秘，此時你可以考慮吃一些苦味的食物就可以達到宣泄、燥濕的效果。台灣是一個高溫多濕的環境，當你吃一些苦瓜排骨湯是相當不錯的食療方，可以讓你覺得較舒坦。其他像茶也有苦味，喝茶會覺得苦澀，但是在夏天覺得很煩躁的時候，喝一點茶就覺得好舒服。

那「甘味」的食物是可以和中緩急，中就是指中醫的中焦（即腸胃道的部分），和中即對中焦有補益的效果；而緩急呢？急就是拘急疼痛，因此甘味還可以緩解抽筋的現象。所以它可以治療一些虛症，因為它可以補益，且對於不是很嚴重的抽筋，可以吃蜂蜜、飴糖，或者是甘草、大棗、香菇、猴頭菇、玉米、黃豆、花生、哈密瓜等甘味食物，即可以有緩解抽筋的效果。

而「辛味」的食物可以行血、行氣、發散，所以可以治療一些治療表證、氣血阻滯。所以如果是在當兵打野外回來時，為了要防止一些表證、風寒的出現，那你就可以喝一些生薑紅糖水，或者也可以吃一些薄荷、辣椒、胡椒或芹菜之類的食物，來達到預防風寒的效果。

至於「鹹味」可以具有散結、軟堅的效果，所以如果你有一些硬結或瘰癧，像缺碘性甲狀性腫大，就是一種瘰癧的現象，那就建議吃海帶、海蜇、海藻、莧菜、海參或干貝等食物，即可以達到散結軟堅的效果，也可以具有解除便秘的效果。所以很有趣的是我們的老祖先，其實他們也不曉得什麼是甲狀腺腫大，但發現他們吃海帶之後，甲狀腺腫大的情形就消失了，為什麼呢？因為海帶含有碘，那所以缺碘性甲狀性腫大的問題就解決了。這就是我們祖先人類經驗的累積，得到中醫食療的寶貴經驗。因此現在很多的歐美國家，甚至日本、韓國對這方面真的都非常有興趣，都從我們中醫食療的這些寶貴的典籍裡面在挖寶，例如銀杏葉，我們也不曉得銀杏葉那麼有用，德國人就到大陸收購很多銀杏葉去進行萃取，然後去製造出高價的藥品，現在舉世聞名。

中醫著名典籍《黃帝內經》中亦提及「五味入口，藏於腸胃。味有所藏，以養五氣。氣和而生，津液相成，神乃自生」。亦即如果你真的吃得很適當的話，你就會覺得精神很自在。接著我們就要談談如何好好的運用我們剛才所學的「性、味」，照顧我們身體的健康，例如烏梅，你一吃到它你先感覺它到底是屬於酸苦甘辛鹹的哪一味，它是屬於酸味，在臨床上面它就有收的效果，所以它具有止瀉的效果，能澀能收。那茄子呢？吃下去你會覺得味甘，而性是屬於涼的，所以它就有止血消腫的作用，清熱除濕的效果，因此茄子是台灣夏天相當不錯的食療材料。至於黃耆和黨參它們味是甘的，性是微溫的，所以我們常說黃耆和黨參，都是補氣，其實如果狹隘的講，氣跟西醫講的免疫，提升免疫是很有關係的。所以有一個不錯的食療方，與各位分享，如果有感冒或者是剛好碰到流行性感冒或要平時預防感冒的時候，那我們可以用黃耆、枸杞與大棗，煮湯代茶飲，即當作茶來喝，如此可以提升免疫力，所以別人感冒你就不會感冒。但需注意的是不要喝到口乾舌燥的程度，如果當你覺得口乾舌燥的時候，就代表你喝的量已經超過了你的需求，就必須減少你喝的量，如此能吃出健康。另外韭菜也不錯，屬於味辛性溫，具有溫中行氣的效果，可以散血解毒的功效，因此韭菜對我們肝臟的解毒代謝也是相當有幫助；海參呢？大家都知道它不便宜，它是零膽固醇的食物，味道是屬於甘鹹的，性是屬於溫的，所以它具有補腎精、可以縮尿可以消痰涎、消積滯，因此有便秘現象的人可以潤燥通便，對有便秘的人或者是老年人都是相當好的食材，它也可以滋陰降水，所以它有利水的作用。以上面所講的簡單例子，讓你知道如果你吃一樣東西之後，先去感覺它的味道，然後去瞭解它的屬性，就會對你的身體有很大的幫助！因為我們常常有一些問題，就是不舒服，然後你去看醫生但常常醫生檢查不出病因，可是你就是不舒服但醫生又說沒病，那你要怎麼辦？其實很多狀況你是可以靠食物的補充或是平常你吃食物的選擇，來將這些不舒服的情況消除掉的。

總之「四性五味」是非常重要而且實際的概念與應用，對於你的養生相當有助益，綜合而言，也是以陰陽理論為核心。那當我們瞭解食物的性味之後，就可以大概知道其用途在哪裡？接著就是要看你自己的體質與狀況了，到底你自己應該怎麼吃比較好呢？你有什麼症狀不舒服呢？這就是所謂的「辨證施膳」！

第三節　應用中醫食療之基礎理論進行「辨證施膳」

在中醫師常用辨證論治，看疾病要怎樣去治療；而在食療上就是「辨證施膳」，即判斷有什麼樣的不舒服或症狀，就給予不同的飲食來治療。那「證」是什麼呢？一般常用「八綱辨證」的方式，「八綱」就是「陰陽、表裡、寒熱、虛實」，那就要看你的情況是屬於陰還是陽，屬於表還是裡，屬於寒還是熱，屬於虛還是實。在《黃帝內經》就有提到「虛者補之、實者瀉之、寒者熱之、熱者寒之」，這就是陰陽平衡的道理。所以陰陽理論的應用就要看你的情況是陰還是陽？看你的「病位」是表證還是裡證？一般裡證會比較嚴重一點。而「病性」是屬於寒還是熱的？這跟你要吃寒性食物還是熱性食物剛好是相反。另外看你的「病勢」是屬於虛還是實的，處理的食療也是不一樣。在此簡單給各位判斷一下自己狀況，當你覺得好熱，或喜歡吃冷的或冰的食物，口乾舌燥的，然後脈跳動很快，則是屬於熱證。如果你很容易怕冷，喜歡吃熱的東西，例如老年人，你給他冰開水，他會說不行，給我熱的或溫的，因為年紀大的體質就是比較虛，喉嚨一般不太會感覺乾，所以老年人的水喝得少，所以就造成他們的皮膚比較乾燥，且很容易便秘，脈象又很慢，這在中醫就屬於「寒證」。所以當你有寒證的時候，你是要吃熱性還是寒性的食物？當然是熱性的，這樣才能陰陽平衡。

我們再探一下虛實，如果當你邪氣很旺的時候，汗不出，那很辛苦的，會覺得很不舒服，所以胸上會感覺苦悶，情緒很不穩，一般都是比較急燥的人，是屬於「實證」，其討厭被指壓按摩，為什麼呢？因為實證的人很容易便秘，一般不太容易覺得餓，通常會比較容易肚脹，如果你去按壓他的身體，他反而會覺得不舒服，此等人通常是脈比較強，這是屬於實證。相反的，「虛證」就是正氣缺乏，所以很容易流汗，虛汗指的是白天流汗，所以有些房室不節的人，白天就很容易流汗，因為身體很虛，會有胸下苦悶感，但情緒比較穩定，因為他也沒力氣跟人家吵架，然後喜歡被指壓或按摩，所以台灣虛的人還蠻多的，因為到處有按摩的地方，也很容易下痢或嘔吐，脈是比較弱的，身體很容易疲勞，所以上述的情形就是身體比較虛。

在中醫臨床方面，他們去觀察一個人屬於「實」的時候，又有分為「實熱或實寒」，剛好是兩個很大極端不同的方向。「實熱」的時候，大便比較臭，小便比較紅，舌質比較紅，然後舌苔比較黃，然後脈比較旺

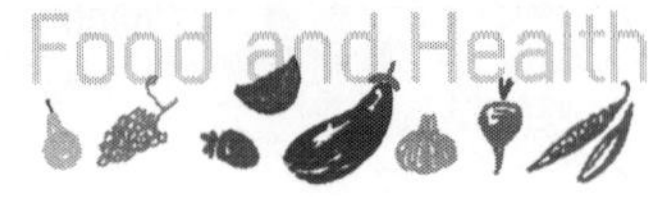

盛，有些人比較嚴重時甚至到發燒、狂言、意識不清、口渴。

而「實寒」呢？大便下痢沒什麼氣味，小便很清長，舌質是白色的，舌苔也是白厚，脈是比較弱的，四肢冰冷。所以一樣是實，但身體生理現象卻是相反的，當然他們吃的東西是不一樣的！如果你是「實熱」的人，就要吃清涼的飲食，比如說西瓜，它味甘性寒；而蓮藕是味甘性涼。所以有些女孩子身體比較偏寒，雖然有熱證存在，但是她又不想吃西瓜那麼寒，就可以選擇吃蓮藕，其屬性是沒有那麼寒，但也可以解除她的熱證。那如果是「實寒」的人呢？就要給溫熱的飲食，比如說乾薑，就是味辛性熱；羊肉是味甘性溫的，就是比較補，所以羊肉就比較容易讓男生有比較強壯的感覺。所以如果「實寒」，就可以選擇溫熱的飲食來做調節，這樣就可以達到陰陽平衡。我們隨時在吃食物，如果能調到陰陽平衡的話，身體就是非常健康。

我們隨時在找那個平衡點，假設身體是「虛」的話呢？在中醫上面，他們診斷就很強調看是「陰虛或陽虛」，因為這也是極端不一樣的。若是「陰虛」，你可以想成晚上的時間很少，那大概都是不睡覺的，都是當作白天在用，那會怎麼樣？你可能會五心煩熱，五心煩熱是面、胸口、手心、腳心、口乾舌燥，而且晚上會流汗，叫做夜間盜汗，舌質是紅的；可是相反的，若是「陽虛」的話，表示白天都在睡覺都很懶，那就是會有疲勞、懶言、少氣、出汗，如果你是日間流汗的話，就是屬於陽虛，且舌邊有齒痕。

所以實際上你要怎麼樣去吃呢？如果你是陰虛火旺族，睡眠不是很充足，這樣的情況之下，絕對不要再去吃羊肉、牛肉，或是炸的食物不要吃那麼多，應該多吃些山藥、蓮子、蜂蜜、綠豆、百合、牛奶、薏仁這些屬於甘涼清補；那如果你是屬於陽虛不足的話，因為屬於寒證，你就要用甘溫補，所以要選擇羊肉、牛肉、雞、鱔魚、海參、荔枝、紅糖、胡蘿蔔等食物。所以有些人晚上睡不著，可是喝了桂圓茶，他就睡得著了，那他是屬於陽虛還是陰虛？應是屬於陽虛。而陽虛是什麼意思呢？你可以想像成有太陽的時間太少，也就是白天很少，夜晚較多。像這樣子的身體都較會怕冷，而陽虛怕冷的人可以多吃羊肉，可以溫中補虛。另外如果你的腹部因寒而痛，可以飲用生薑紅糖水來溫中散寒，如果有當兵的經驗就知道，打野外時假使淋雨身體全濕透了，一回部隊，第一件事情，一定叫你連集合場集合，拿鋼杯喝生薑紅糖水，為什麼？就是要讓你這時候以生薑紅糖水溫中散寒，才不會得到風寒，才不會感冒。所以為什麼有些人說當兵的時候不會感冒，而一回家休假就感冒，這不是沒有道理的，這是因為在軍中的時候有人照顧，可是當回家的時候，如果你覺得很放鬆，隨便吃就很容易感冒。

還有一個例子，是筆者的親身體驗。我很喜歡喝啤酒，啤酒真的相當不錯，德國啤酒節，大家喝得瘋狂快樂。尤其是在非常炎熱的夏天，做完運動，第一件事情就是喝啤酒，你會覺得通體舒暢。但是如果喝太多會怎樣呢？不曉得讀者有沒有這樣的經驗，那就是胃會悶悶的，有不舒服的情況，其實還沒到胃痛，但已經有胃寒的跡象，所以這時候你只要喝生薑紅糖水，即有陰陽平衡的效果，胃痛不舒服的感覺馬上可以緩解。另外我還進行另一個實驗，我就吃大蒜精油膠囊，大家都知道蒜是屬於熱性的，當然你要在吃飽後吃，絕對不能空腹吃，吃下去差不多十分鐘左右，胃寒不舒服的感覺也可以緩解了。你就知道食療的厲害了，如果人家說食物沒有療效，你相信嗎？你可以在平常日常生活中體會食療的道理與效果。

但如果已經是陰虛火旺的人，再去吃桂圓茶的話，不僅讓你睡不著，而且你還會容易舌頭或嘴巴破，這就是一種上火的表現。尤其考試期間或者壓力大的時候最容易產生，其實那就是陰虛火旺的表現。

所以你所吃的食物性味應該跟你疾病的屬性是相呼應的，也就是說，有寒證的時候，你就要選擇溫熱性的食物，忌食生冷、瓜果等寒涼性的食物，像西瓜就被稱為是女孩子天生的白虎湯，因為有些是屬於比較寒性體質的人，當她吃西瓜的時候會較容易產生白帶，所以西瓜才被稱為是

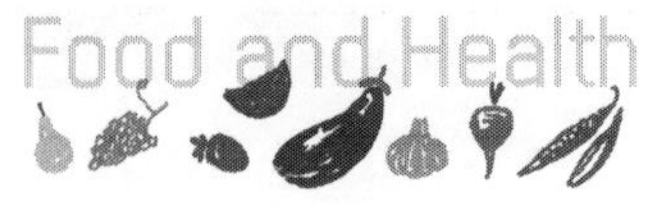

女性的天生白虎湯；那熱證的時候就不要再吃炸雞之類的東西，或者是辛辣薑蔥蒜、菸、酒之類的東西，宜食寒涼性的食物，以達到陰陽平衡。

第四節　中醫食療方之分享

最後分享幾道養生的食療方給讀者，自己可以親自動手一下，或請媽媽、爸爸協助來做幾道常用的藥膳或者保健食療方。

一、蓮藕炒豆芽

蓮藕是味甘性平，豆芽是味甘性平，所以此一食療方就具有補脾胃，滲水濕，就是可以利水，消肥胖，所以對很多人應該都是覺得滿不錯的食療方，尤其對時有低熱，即平常就是體溫稍微高一點，有慢性發炎的現象，或者下肢腫脹，有一些水腫的人是很適合的藥膳。

二、雙耳羹

這是一道非常好吃的食療方，很像在吃燕窩一樣，就是把白木耳與黑木耳一起煮，剛好白與黑是陰陽平衡，味甘性平，白木耳具有補氣健脾，黑木耳就具有養陰生津之效，此兩者配合就是氣血雙補！再加上冰糖屬於味甘性平，所以就可以調和脾胃，這是一道相當好吃且保健的食療方。好吃的秘訣是黑木耳用量可以少一點，白木耳可以多一點。

三、西瓜番茄汁

具有消暑止渴的效果，西瓜是味甘性寒，番茄是味甘性涼，所以可以治療夏季的感冒，夏天感冒是很難受的，夏季感冒暑熱偏痛者尤宜。

四、素炒苦瓜

此道食療方也相當不錯，苦瓜味苦性寒，具有清暑熱、平肝火、解煩熱的功效，所以在夏天是相當好的食療方。

五、山藥蜜餅

是一道很好吃的食療方，尤其是要孝敬爸媽或阿公阿媽的話，此為老少咸宜的食療方。山藥味甘性平，蜂蜜也是味甘性平，所以此食療方具有健脾益氣的效果，可以補虛養陰，對於陰虛火旺的人相當不錯的，對於一些疲虛乏力、氣軟體衰的老年人的症狀也是相當不錯。

所謂的「師父領入門，修行在個人」，希望大家可以善用筆者所講的理論與食療方，然後把健康快樂帶回家！

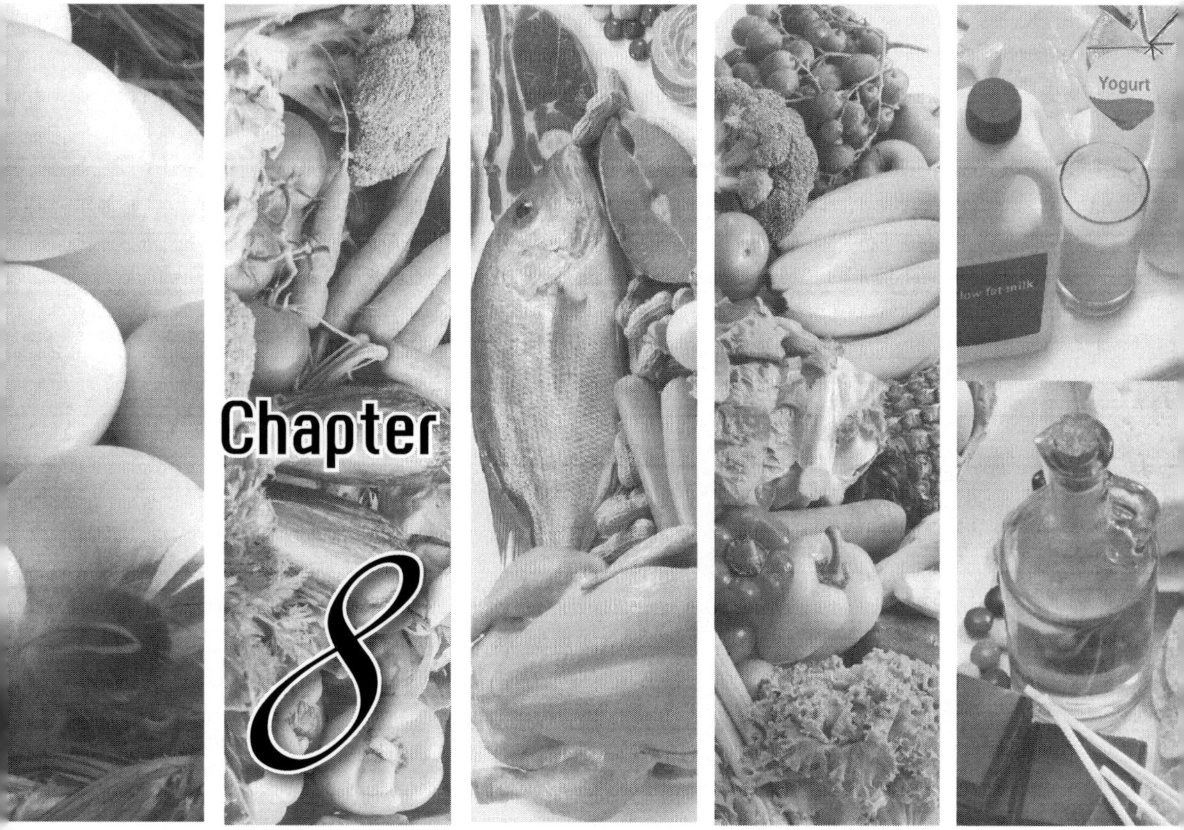

Chapter 8

健康食品與保健素材

羅翊禎

學歷：英國愛丁堡大學臨床生化研究所博士

現職：臺灣大學食品科技研究所助理教授

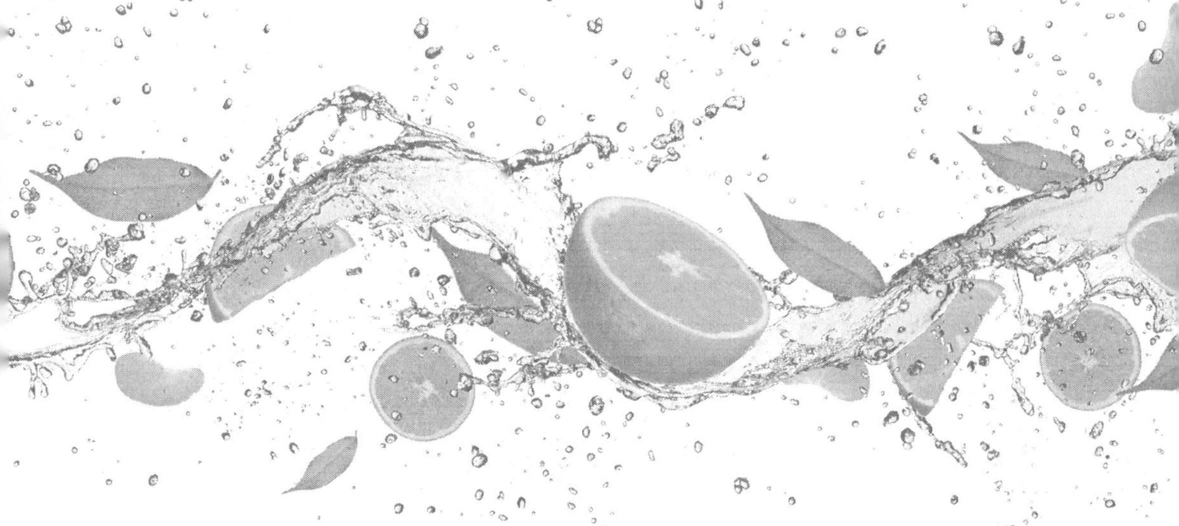

前言

近年來因全球生活環境、飲食型態及社會人口結構的改變，慢性疾病的發生也逐年的增加，因而使得預防醫學的概念逐漸受到重視。而期待以改善飲食來維持身體健康的想法受到世界各國家消費者的重視，對於保健食品或健康食品的需求也逐年增加，保健食品產業也因此而蓬勃發展。但是消費者對於琳瑯滿目的保健食品的瞭解卻十分有限，也對於保健食品的定義，以及台灣的健康食品與保健食品的差異仍有許多不瞭解之處，因此以下將針對於保健食品或健康食品的定義與分類、起源、現況及未來趨勢等介紹說明。

第一節　保健食品的定義與分類

由於世界各國對於保健食品的定義不盡相同，因此在陳述保健或健康相關食品時所使用的法律名稱也有所差異（**表8-1**）。到底什麼是保健食品呢？日本健康營養食品協會（JHFA）對於健康食品的定義為「一特定食品必須具有維持健康的功效，可以幫助消費者達到積極保健的目的，才可稱謂健康食品」。日本的食品產業中心將健康食品定義為「健康食品絕非醫藥品，健康食品是消費者在想要變得健康的前提下，主動積極攝取的特定食品」。因此保健食品可被定義為：含有特定成分，並具調節生理機能或可發揮保健功效之食品。保健食品的範圍則包括有：機能性食品（Functional Food）、健康食品（Health Food）、特殊營養品（Special Dietary Food）、膳食補充品（Dietary Supplement）及營養醫學食品（Nutraceutical Food）等。

一般常被提及的健康食品是保健食品／保健機能性食品的其中一部

表8-1　各國在陳述保健或健康相關食品時所使用法律名稱

國家或組織	保健食品管理法規對保健食品的定義
日本	(1) 特定保健用食品　(2) 營養機能性食品
美國	膳食補充品
中國	保健食品
台灣	健康食品
歐盟	膳食補充品及機能性食品

分；而所謂的特殊營養品包含：嬰幼兒奶粉、特定疾病病人使用之特殊配方、手術後病人使用之特殊配方等；機能性食品指的是所有具有保健功效的食品，以食物形式供應給消費者，例如：含乳酸菌飲料、兒茶素類產品、燕麥類產品等；而膳食補充品和食品補充品有時被歸類成同一類別，最常見的膳食補充品如綜合維他命；至於營養醫學食品指的是，食品之特殊有效成分，例如：靈芝中所含有的靈芝多醣成分、大蒜中所含的蒜素、蒜精等，而這些特殊有效成分常常在食品中只占一小部分，但是可經由萃取濃縮製成錠劑，這類產品的特性常介於食品與藥品之間，所以特別歸類成營養醫學食品。

 第二節　保健食品的起源

一、保健食品發展起源

健康食品的概念可追溯於日本自1947年制定的「食品衛生法」中的「健康強調標示」以及1952年所制定的「營養改善法」裡將病患用食品、懷孕及產後哺乳奶粉、嬰兒奶粉及銀髮族用食品等歸納於「特別用途食品」。然後伴隨著日本高齡化人口以及高血壓與糖尿病等慢性疾病發生率逐年增加的趨勢，日本文部省（相當於我國之教育部）於1984年提倡

「機能性食品」之概念，希望能藉由飲食達到增進健康、維持健康的目的。然而，機能性食品的定義較廣泛，包括所有具有保健功效的產品，以食物形式供應給消費者的食品即可稱之為機能性食品。因此，日本於1991年由厚生勞動省修改原有的「營養改善法施行細則」之部分條文，正式把「機能性食品」正名為「特定保健用食品」（Foods for Specified Health Uses, FOSHU）（吳博聖，2006）。而「特定保健用食品」之定義係指能提供特殊營養素或具有特定的保健功效，而非以治療、矯正人類疾病為目的之食品（蘇遠志，2000）。隨著保健機能食品制度的建立，日本厚生勞動省於2001年4月另頒定「食品之保健宣稱」（Foods with Health Claims, FHC）規定，將具有生理功能的「營養機能食品」（Foods with Nutrient Function Claims, FNFC）也一併納入保健機能食品的管理範圍。因此，日本保健機能食品主要分為兩類：(1)特定保健用食品；(2)營養機能性食品。而美國在1994年通過「膳食補充品的健康資訊及教育法案」（Dietary Supplement Health and Education Act, DSHEA）修改「聯邦食品藥物及化妝品法案」中有關膳食補充品之規定，明確地將膳食補充品與食品間之差異加以區分。中國則於1996年頒布並實施「保健食品管理辦法」（江文章，1997；江文章，2002；許朝凱，2007）。

二、我國健康食品管理法的施行

有鑑於台灣人對於保健食品的看法常有藥補不如食補，有病治病沒病強身，並把保健食品當成具有治療效用的藥品的錯誤觀念，再加上透過電視廣告，媒體或直銷等方式的宣傳，使消費者相信部分產品具有某些神奇的功效，也因此這類誇大不實廣告造成的消費糾紛時有耳聞，造成政府在導正保健食品的概念以及對於保健食品的管理上面臨很多困擾。於是我國「健康食品管理法」於1999年2月3日公布，同年8月3日正式施行。我國「健康食品管理法」的施行目的為加強健康食品之管理與監督，維護國民健康，並保障消費者之權益，讓消費者在服用或飲用時可以有個依據，讓民眾可以透過瞭解健康食品法規，並選擇真正的健康食品。自此，在台灣「健康食品」不再是與「保健食品」、「機能性食品」等類似的普通名詞而已，「健康食品」已變成法律用語。凡欲冠上或宣稱「健康食品」的食品，均須依「健康食品管理法」的規定，事先向行政院衛生福利部辦理查驗登記，取得許可證後，才可稱為健康食品。

三、健康食品管理法定義之健康食品

雖然我國已建立了「健康食品管理法」，但是對消費者而言，到底台灣的健康食品與保健食品有哪些差異？對於琳瑯滿目的保健食品或健康食品該如何選擇呢？根據「健康食品管理法」第二條之規定：「本法所稱健康食品，指具有保健功效，並標示或廣告其具該功效之食品。本法所稱之保健功效，係指增進民眾健康、減少疾病危害風險，且具有實質科學證據之功效，非屬治療、矯正人類疾病之醫療效能，並經中央主管機關公告者」，而目前行政院衛生福利部核可之健康食品的保健宣稱共計有十三項，分別為：(1)改善胃腸功能；(2)改善骨質疏鬆；(3)牙齒保健；(4)免疫調節；(5)護肝功能（針對化學性肝損傷）；(6)抗疲勞；(7)延緩衰老；(8)促進鐵吸收；(9)輔助調節血壓；(10)不易形成體脂肪；(11)輔助調整過敏體質；(12)調節血糖功能；(13)調節血脂。同時，針對各項已公告之保健功效，建立了安全性及功能性評估方法，藉此規範業者，以確保民眾在選擇健康食品時之權益（健康食品安全性及功能評估方法可參閱行政院衛生福利部食品藥物管理署網址：http://www.mohw.gov.tw）。因此，健康食品特殊功效（僅以前述衛生福利部已公告之功效項目為限）之宣稱，須先依據「健康食品管理法」相關規定，提出相符且足夠之科學證據，並經行政院衛生福利部審核通過授予健康食品認證後，始得為之，且該食品之保健效能宣稱不得超過許可範圍。也因此健康食品與保健食品最大的差異為：健康食品是必須以科學證據為基礎，並經由政府嚴格審查後所核可宣稱特定功效的食品；而一般廣泛所稱之保健食品，僅能作為營養補充，不得涉及特定功效或醫療效能之宣稱。

四、健康食品的認證

健康食品的管理主要是透過查驗登記以保障經由合法程序取得健康食品標章的廠商業者。而對於未經取得健康食品許可者，但是在標示或廣告中宣稱為健康食品或具特定的保健功效食品的業者則予以懲處。如此透過保障合法與嚴懲非法的行政管控，使民眾能夠安心選擇對自己有保健功能的產品，也為合法廠商業者爭取其權利。

目前我國之「健康食品管理法」中對於健康食品的認證是採雙軌查驗登記制度。其中第一軌的查驗登記制度為個案審查制度，即健康食品之開發除須有產品原料成分規格含量、一般營養成分分析報告、保健功效成分鑑定報告及其檢驗方法、產品安全性評估資料、產品之保健功效評估的科學性實驗驗證資料（例如該類產品之人體臨床試驗或是動物實驗結果），再經由衛生福利部健康食品審議會進行審查，審核通過後再授予「衛署健食字號」（衛署健食字第A00000號）以及健康食品標章（**圖8-1(a)**）。申請流程一般需花費六個月，顯示健康食品的認證系統是嚴謹的。因此目前核准的健康食品並不多，主要原因為需要耗費金錢與時間先進行功效實驗，導致成本提高，所以造成許多廠商進行認證的意願降低，況且每項宣稱之產品功效都必須精確詳述其實驗過程與結果，例如：降低血脂、增加腸道益菌數、改善免疫力等，這是目前台灣健康食品第一軌認證的規範。

衛生福利部於2006年公告開放健康食品規格標準查驗登記（也就是第二軌的查驗登記），凡產品成分符合衛生福利部公告之健康食品規格標準，並由學理確立產品保健功效者，無需進行保健功效評估試驗。目前已

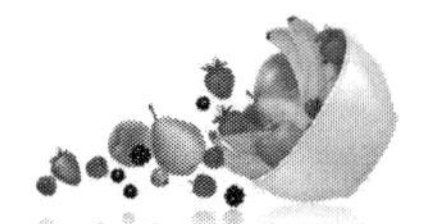

公告的健康食品規格標準為魚油及紅麴兩項，凡獲得通過者，可宣稱之保健功效範圍均相同。例如：魚油類產品可標示：「本產品可能有助於降低血中三酸甘油酯；其功效乃由學理得知，非由實驗確認」；紅麴類產品可標示：「本產品可能有助於降低血中總膽固醇；其功效由學理得知，非由實驗確認」。規格標準審查型一般需耗時六十個工作天，通過審查的產品會給予「衛署健食規字號」（衛署健食規字第000000號）以及健康食品標章（**圖8-1(b)**）。由於經由此一方式申請的產品不需進行保健功效評估的科學性實驗，因此第二軌的申請方式與時間遠比第一軌簡便與快速，此舉可吸引更多的廠商投資於健康食品的認證，而使更多合法的產品成為健康食品，並提供民眾對健康食品有更多元化的選擇。雖然目前僅開放受理魚油和紅麴兩種健康食品規格標準的第二軌（規格標準）申請，行政院衛生福利部食品藥物管理局現正積極研擬評估建立燕麥、綠藻、芝麻及綠茶等四項成分規格標準，並依據評估可行性之結果，擬定該等成分之規格標準草案，以擴大健康食品規格標準項目。截至2014年7月止，衛生福利部所核可之健康食品類別總件數為299件，其中以第一軌方式申請認證之健康食品共有252件；產品種類則以調節血脂、胃腸道功能、調節免疫、牙齒

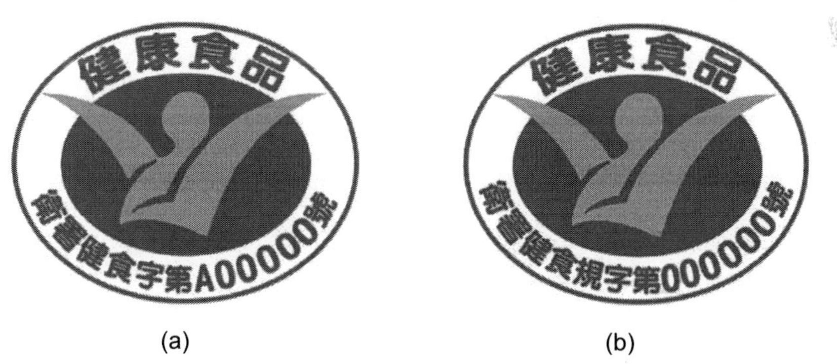

圖(a)為健康食品經由行政院衛生署第一軌認證後授予之「衛署健食字號」認證標章；
圖(b)則經由第二軌認證後授予之「衛署健食規字號」認證標章。

圖8-1　健康食品標章

保健功能占多數；以第二軌方式申請認證之健康食品共有47件，詳細核可清單可逕至衛生福利部食品藥物管理署網頁查詢http://consumer.fda.gov.tw/Food/InfoHealthFood.aspx?nodeID=162。

第三節　保健食品發展現況及未來趨勢

近年來我國保健食品的產值逐漸上升。根據2006年ITIS計畫調查結果，我國保健食品市場總值已達新台幣625億元，約占國內食品產業的10.4%，且其產值逐年成長。然而根據多媒體整合市場（IMS）調查顯示，2008年台灣保健食品銷售額為664億元，2009年攀升達759億元，2010年保健食品整體市場規模，已達到840億元；2012年，更達1,004億元。估計未來三年，保健食品市場年成長率仍可達10%以上（江晃榮，2010）。2008年全球保健食品產值達1,719億美元，且年成長率約為6～7%，2013年全球保健食品產值更達1,767億美元；其中以美國的保健市場規模最大，歐洲次之，第三則為日本。而根據調查顯示，消費者對於保健食品的認知與消費是隨著經濟的開發程度而提升（陳淑芳，2010）。

食品工業發展研究所根據Mintel's Global New Products Database所做的資料整理指出，全球機能性食品的前十大保健功效標示中，以腸胃道、心血管及免疫之保健最受到消費者的重視（陳淑芳，2010）。然而根據行政院衛生福利部所核定的健康食品種類分析亦發現具有調節血脂、腸胃、免疫調節及護肝等健康食品，最受到台灣消費族群的青睞。同時，經由統計數據發現，台灣不同年齡層對保健食品的需求不盡相同。一般而言，不論任何年齡層之成年人消費者皆認同免疫調節類產品之重要性。35～55歲間之消費族群較重視具延緩老化功效之保健食品；55歲以上之消費族群則較為重視調節血脂及改善骨質疏鬆症等之保健或健康食品。年齡界於20～35歲的女性消費族群則對於美容及減重類的保健食品有偏好。若以保健食品的供應型態來分析：以飲品方式提供給消費者的乳酸菌發酵產品或飲料市場在台灣食品產業最為盛行；其他發酵食品、真菌類和其代謝產物等產品，也有明顯增加的趨勢。近年來受到替代醫學（Alternative medicine）的興起，以中草藥或草本植物作為保健機能性素材的研究及產品的開發也逐漸受到重視。

至於保健食品未來發展之趨勢為何？依據世界衛生組織（World Health Organization, WHO）統計，預期全球體重過重人口將於2015年增加至15億人口，而2020年全球患有糖尿病的人口數將達2.3億人。從許多研究中已經知道肥胖的發生常與糖尿病、心血管疾病、代謝症候群、發炎反應或甚至癌症的發生息息相關。因此在全球保健食品之發展趨勢上，如何針對具特殊需求對象量身訂做的保健食品受到許多的關注。例如：營養強化的兒童保健食品，強調低脂肪、低卡路里、低糖及低鈉含量，以減少兒童肥胖的發生機率。另外為針對中、老年人特殊需求之保健食品，最常見的為預防骨質疏鬆和心血管疾病之產品。低升糖指數（Low-glycemic index, Low GI）食品，例如：抗性澱粉（Resistant starch）應用於低GI食品，可讓肥胖或糖尿病患者血糖上升速度變慢；無麩質（Gluten-free）食品則是針對無法消化小麥、黑麥及大麥蛋白的消費者所提供的替代性食品；全穀類（Whole-grains）食品具有幫助消化、減重、心臟保健及癌症預防的多重保健功效，這類食品為未來保健食品發展的重點（羅婉毓，2006）。根據美國2010年保健機能性食品消費市場分析指出（Sloan A. E., 2010）：美國的消費者對於強調低脂肪、低卡路里、低糖及低鈉含量之食品仍為選擇食品的主要考量。對於食品中能同時含有多種功能性成分的產品也深受消費者的喜愛。除了對上述幾類的產品需求外，保健食品的安全問題及食品中化學添加物和人工色素的添加也開始受到消費者的重視。另外，由於保健食品的價格偏高，對於許多中低收入的消費者是一項負擔。以美國為例，根據2010年的統計顯示，全美國約有60%的家庭的年收入低於全國之年平均收入；其中76%的中低收入者認同保健食品的重要性，但50%的中低收入者則表示無法負擔昂貴的保健食品（Sloan A. E., 2010）。因此食品廠商應思考如何在持續發展保健食品的同時，也能減少消費大眾經濟上的負擔。除此之外，隨著生活形態的改變，外食人口的增加，再加上消費者對保健食品的認知及需求攀升，保健食品的市場也逐漸自傳統的賣場、超市等銷售通路擴充至餐飲業的經營；在傳統的菜餚中，運用不同的保健素材，以及較健康的烹調方式，以滿足消費者對保健食品之訴求，進而創造消費者與業者的雙贏。

目前對於保健素材或稱機能性保健素材並無統一的定義。一般而言，舉凡可作為保健食品的材料均可稱為保健素材。因此保健素材包括的範圍非常廣泛，可自食品中的單一有效成分（如魚油中的DHA、EPA）到含有複合成分的天然食材（如發酵乳製品或蔬果類產品）。根據保健素材的機能性成分分類可分為：醣類、蛋白質、脂質、礦物質、維生素等；依其原料來源則可分為七大類：微生物類（如靈芝、紅麴及香菇類）、植物類（如番茄、十字花科蔬菜等）、動物類（如魚油、牛奶、蜂王漿等）、維生素、礦物質、含其他營養素或機能性成分及其他（李素菁，1999）。雖然保健素材在日常生活中隨時隨處可得，但是我國的保健食品產業因國產原料供應不足且價格昂貴，大部分原料必須仰賴進口，而進口的素材常可能因為國家或地區的來源不同而使原料的品質及供應量不穩定。因此，近年來透過學界與產業界不斷的研究各類食品及中草藥之功效成分，並透過政府的相關資源之整合及支持，希望能在未來開發出具有國際競爭性的本土或漢方特色的保健食品或原料。

一、食品的保健機制之研究

由於健康食品或保健產品的種類眾多，且各產品的有效成分及作用機制也不盡相同。以下列舉幾個台灣常見的健康／保健食品或功效性成分，在人體或其他不同的生物個體模式所研究保健相關之機制。

(一)發酵乳製品

人體腸道中的細菌可分為益生菌與有害菌兩類。腸道中的環境會影響不同種類細菌間的生長競爭。當腸道中有較多可供益生菌生長之益生質（如在天然的蔬果中的水溶性纖維素、寡糖類等）時，可促進益生菌的生長。然而腸道的益生菌可合成維生素中的生物素（Biotin）為人體吸收利用，同時含有乳糖酶可分解乳糖，改善乳糖不耐症的現象。另一方面則是益生菌分解益生質後產生之小分子有機酸（如乳酸及醋酸代謝產物），除了有利於礦物質（如鈣、鎂及鐵）在腸道的再吸收外，也可抑制有害菌的生長；同時小分子有機酸會與膽鹽結合並促進膽鹽的代謝排出，因而降低血中的膽固醇。目前市售經衛生福利部核可的健康食品中，發酵乳製品的保健功效宣稱大多為改善腸道功能及免疫調節的機能。

(二)茶飲料

綠茶從古至今一直被視為具健康價值之飲品，根據近年來之相關研究也陸續證實綠茶的確具有調節血脂及預防心血管疾病、抑制相關酵素活性、抗腫瘤等作用。綠茶富含之酚類化合物，兒茶素為其主要抗氧化功能之來源。在體外實驗發現綠茶具捕捉自由基、活性氮原子，與螯合銅、鐵離子之作用；體內實驗則發現綠茶可有效降低體內去氧核醣核酸、蛋白質與脂質之氧化，減少氧化壓力（McKay *et al*., 2002; Kim *et al*., 2003; Skrzydlewsja *et al*., 2002）。在一針對中國人口之研究中顯示，每日飲用綠茶120ml超過一年以上，可有效降低罹患高血壓之風險（Yang *et al*.,2004）；此外，流行病學研究也指出飲用綠茶可有效延緩動脈硬化程度（每日攝取量大於500ml），並降低心血管疾病引起之死亡率（Geleijnse *et al*., 1999; Sasazuki *et al*., 2000）。此機制被認為與綠茶富含之抗氧化物質有關，例如：兒茶素可減少低密度脂蛋白氧化、減少泡沫細胞之形成與血管壁細胞之發炎反應，其中EGCG之作用在所有兒茶素中居冠（Trevisanato & Kim, 2000; Ishikawa *et al.*, 1997）。研究中亦發現茶葉中的咖啡因與茶胺酸，可強化茶中多酚類抑制脂肪堆積的作用（Zheng *et al.*, 2004）；兒茶素也被證實可降低胃及胰臟脂解酶活性，因此可減少長鏈三酸甘油酯之脂解達37%；體外實驗也證實綠茶萃出物可干擾脂質之乳化作用，因此可藉此減低脂肪在體內之吸收與利用（Juhel *et al.*, 2000; Chantre *et al.*, 2002）。在流行病學調查中發現，綠茶的飲用可增進胰島素之敏感性與葡萄糖耐受性（Anderson & Polansky, 2002）；此結果進一步於動物實驗中證實，飲用綠茶之老鼠其空腹血糖、血中胰島素、三酸甘油脂與游離脂肪酸濃度皆較控制組低（Wu *et al.*, 2002）。更有研究發現綠茶中的EGCG，不但可調節血糖，並有助於胰臟受損β細胞之修復，以維持體內正常胰島素之分泌量（McKay *et al*, 2002）。綠茶的其他作用還包括有抗菌、抗病毒、抑制紫外線誘發皮膚癌化，及具有免疫調節與神經保護之作用。

除了上述正向之生理活性，過量攝食綠茶及其萃出物，會造成咖啡因或茶鹼過量攝取，導致生物毒性，而產生反效果。咖啡因攝取過多，可導致交感神經過度興奮、造成失眠症（Lin *et al.*, 2003; McKay *et al.*, 2002）；而茶鹼過量之副作用有：頭痛、緊張、睡眠障礙、嘔吐、胃痛、心律不整。因此，心臟病患者與懷孕或哺乳婦女應節制飲用，每日不超過1～2杯（Varnam *et al.*, 1994）。茶葉中所含的鋁則是另一項需注意的負向因子，過量鋁之攝取與神經疾病、軟骨病之發生有關（López *et al.*, 2000; Flaten, 2002; Massey *et al.*, 1991），故腎功能不佳者也不建議過量飲用。研究也指出茶多酚會影響鐵之吸收，因此，不建議貧血患者過量飲用，或是建議於餐與餐之間飲用，以減少茶多酚與飲食中鐵離子之作用（Tuntawiroon *et al.*, 1991; Hamdaoui *et al.*, 2003）。過量之EGCG會導致肝毒性，或是具促氧化作用導致老鼠胰臟與肝臟細胞之DNA受損（Schmidt *et al.*, 2005; Takabayashi *et al.*, 2004; Yun *et al.*, 2006），還有部分實驗也證實過量之綠茶萃出物會導致老鼠甲狀腺腫大（Sakamoto *et al.*, 2001）；而在人體部分則有在攝取高濃度EGCG之錠劑製品作為體重控制之營養補充品後，少數人產生肝毒性之研究報告（Mazzanti *et al*., 2009），但若是飲用沖泡綠茶之情況，則至今尚未有毒性報告被發表。

(三)巧克力

巧克力到底對人體健康有益與否一直為大眾所好奇。有些研究指出：巧克力中的黃酮類物質，尤其是兒茶素的抗氧化或是抗血栓作用，可促進心血管機能。根據2003年發表於《自然》（*Nature*）期刊中一篇有趣的實驗，探討巧克力的攝食對人體內血漿抗氧化能力的影響：研究者給予受試者食用純黑巧克力或牛奶巧克力，或是在食用純黑巧克力的同時提供牛奶給受試者食用後，觀察受試者血漿的抗氧化能力以及血漿中兒茶素的含量。實驗結果發現：食用純黑巧克力組的受試者，血漿中兒茶素的含量最高，同時這一組受試者的血漿有較佳的抗氧化能力；而攝食牛奶巧克力，或是在食用純黑巧克力的同時也飲用牛奶的受試者，血漿的抗氧化能力以及血漿中兒茶素的含量則無明顯的變化。推測其原因可能是由於牛奶的添加或攝取可能會影響食品中的功效成分的利用率，因而減低其功效（Serafini *et al*., 2003）。

(四)紅酒及白藜蘆醇

近年來紅酒的研究備受矚目，主要是受到法國悖論（French paradox）論述的影響。所謂「法國悖論」指的是法國人的飲食與其他西方國家一樣，都是高熱量、高脂肪的飲食型態，但法國人習慣以紅酒佐餐，而公衛統計發現法國人罹患心血管疾病的機率卻比其他類似飲食習慣的國家來得低，根據此流行病學研究推測或許跟法國人習慣以紅酒佐餐有關，因此科學家投入紅酒成分之研究探討，結果發現白藜蘆醇（Resveratrol）為主要之機能性成分。在以細胞為模式的研究中發現：將白藜蘆醇添加於細胞培養液中，可延緩酵母菌細胞的老化。於高等動物的

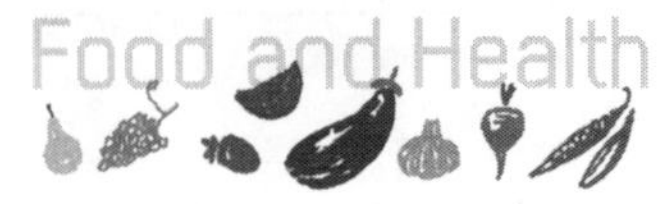

細胞實驗中則發現白藜蘆醇具有抗發炎以及神經保護的功效。然而於動物實驗中發現，餵食老鼠高熱量飲食110週後，會使其相對死亡率較正常老鼠增加且壽命縮短；但若餵食高熱量飲食同時再投與白藜蘆醇，結果發現同樣是高熱量飲食，但添加白藜蘆醇組老鼠的存活率卻較無添加組高；同時也發現白藜蘆醇可以降低攝食高熱量飲食老鼠的胰島素抗性、使血糖上升速度較和緩、胰島素的敏感性增加，可以幫助攝食高熱量飲食老鼠血糖的代謝。此外，白藜蘆醇可以有效抑制高熱量飲食誘發老鼠脂肪肝的現象。由於上述研究使紅酒於飲食中產生的健康正面效果受到關注。但若隨著飲用葡萄酒量的增加，其中的酒精成分也會抵銷白藜蘆醇所產生的正面效果。

(五)蜂王漿

蜂王漿（Royal Jelly）的來源是從工蜂採集之花粉及花蜜經咀嚼後，自咽喉腺分泌出來的特殊物質。一般認為蜂王漿的主要成分為維生素B群及少量的單糖、胺基酸與脂肪酸等營養素。蜂王漿的功效對於蜜蜂的族群與生態扮演著非常重要的角色。蜜蜂的族群中蜂后與工蜂皆屬雌性，然而科學家發現，蜂后和工蜂的幼蟲吃的食物是不一樣的，蜂后吃的是蜂王漿，工蜂吃的是花粉花蜜。同樣是幼蟲，如果被餵食的是蜂王漿就會變蜂后，如果被餵食的是一般的蜂蜜就是工蜂。進一步研究發現蜂王漿對蜂后自幼蟲階段發育的影響是始自於飲食中的蜂王漿會使蜂后卵巢的發育較佳；但如果是吃花粉的工蜂，則會造成卵巢萎縮，反而使附肢特化形成適合採蜜的型態。而若以蜜蜂的壽命來看，蜂后的壽命會比工蜂長，蜂后的壽命大約為三至五年，工蜂的壽命大概只有數月的時間。近年來的研究更指出蜂王漿或蜂蜜會透過影響蜜蜂體內DNA甲基化程度不同，影響基因的表現及調節荷爾蒙分泌，進而影響其身體的發展。蜂王漿在高等動物或細胞的研究中也曾被指出具有降低血壓、血脂、預防動脈硬化、調整內分泌和代謝、延遲衰老、提高自體免疫功能及防癌等功效。雖然研究中蜂王漿具有許多可能的保健功效，但蜂王漿的攝食是否也會造成人類的過敏症狀仍然未知。

二、飲食影響健康

綜合以上對健康食品及保健素材的定義、發展現況以及許多食品的保健機制的研究中，我們不難理解到目前台灣的消費市場中，真正獲得衛生署核可的健康食品的種類與件數十分的有限。因此，消費者在選擇保健食品，應以謹慎且理性態度，而非一味的相信廣告的宣稱，並以選擇獲得衛生署健康食品標章的產品為重要考量之因素，同時必須瞭解食用這類產品是用來增進健康、減少疾病危害風險，而非用以治療、矯正疾病。一旦在服用健康食品後若發生身體不適而就醫或沒有達到宣稱的保健功效，則可藉由「健康食品非預期反應的通報系統」通報至財團法人藥害救濟基金會及行政院衛生福利部食品藥物管理署。透過此通報系統的建立，希望可達到加強民眾、廠商，甚至醫療人員對於服用健康食品引起的不良反應的認識與防範，並可進一步建立台灣本土的「健康食品安全資料庫」（謝定宏，2008）。

然而在推行健康食品的同時，均衡營養的概念不僅對個人的健康扮演重要的角色。在許多營養學的研究上「健康與疾病發展起源說」（The developmental origins of health and disease）的理論也受到證實與重視。此理論的基本概念為母親個體（甚至父親）的飲食情況，營養狀態不僅會影響到胎兒出生的健康狀況，也會影響胎兒長大後（成人）的健康狀態，例如代謝症候群的發生等。因此如何以均衡營養飲食的概念，配合適當的選用健康食品或是天然的保健食材，並透過飲食與體重控制以及規律的運動來維持身體的健康是現代人必須重視的觀念。

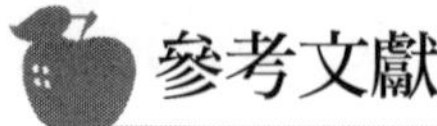

參考文獻

江文章（1997）。〈中國大陸保健食品市場與管理現況〉。《保健食品管理方式之研究》，頁4。

江文章（2002）。〈日本保健食品管理現況〉。《國內外保健食品管理與健康食品修法研討會》，頁19-29。

江晃榮（2010）。〈台灣保健食品市場 2011年可望突破900億元〉。《生技與醫療器材報導月刊》，第136期。

行政院衛生署食品資訊網http://food.doh.gov.tw/foodnew

李素菁（1999）。《兩岸機能性保健食品現況與趨勢》。財團法人食品工業發展研究所。

吳博聖（2006）。〈「日本特定保健用食品」新制實施現況〉。《農業生技產業季刊》，第7期，頁16-20。

許朝凱（2007）。〈國內外保健食品管理制度概況〉。《農業生技產業季刊》，第11期，頁22-27。

陳淑芳（2010）。〈臺灣保健食品產業現況分析與趨勢〉。財團法人食品工業發展研究所。

陳淑芳（2009）。〈臺灣保健食品產業現況分析與趨勢〉。《農業生技產業季刊》，第18期，頁9-13。

陳淑芳（2007）。〈臺灣保健食品產業現況分析與趨勢〉。《農業生技產業季刊》，第11期，頁8-15。

謝定宏（2008）。〈臺灣保健食品管理現況與展望〉。《農業生技產業季刊》，第14期，頁22-29。

羅婉毓（2006）。〈保健食品的十大趨勢〉。取自於行政院衛生福利部食品資訊網，http://webarchive.ncl.edu.tw/archive/disk8/77/98/88/67/69/201001083053/20100129/web/food.doh/foodnew/library/Knowledgea67f.html?idCategory=126&p=5

蘇遠志（2000）。〈國外健康食品市場發展動向〉。《保健食品之功效評估與管理研討會論文集》，頁1-47。

ADA Reports (2004). Position of the American dietetic association: functional foods. *J. Am. Diet Assoc., 104*: 814-826.

Anderson, R. A., & Polansky, M. M. (2002). Tea enhances insulin activity. *J. Agric. Food*

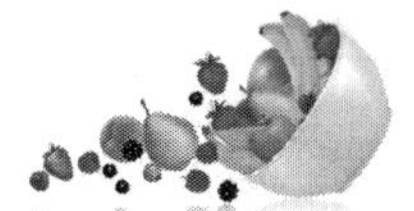

Chem., 50: 7182-7186.

Baur, J. A., Pearson, K. J., Price, N. L., Jamieson, H. A., Lerin, C., Kalra, A., Prabhu, V. V., Allard, J. S., Lopez-Lluch, G., Lewis, K., Pistell, P. J., Poosala, S., Becker, K. G., Boss, O., Gwinn, D., Wang, M., Ramaswamy, S., Fishbein, K. W., Spencer, R. G., Lakatta, E. G., Le Couteur, D., Shaw, R. J., Navas, P., Puigserver, P., Ingram, D. K., de Cabo, R., & Sinclair, D. A. (2006). Resveratrol improves health and survival of mice on a high-calorie diet. *Nature, 444*: 337-342.

Chantre, P., & Lairon, D. (2002). Recent findings of green tea extract AR25 (exolise) and its activity for the treatment of obesity. *Phytomedicine, 9*: 3-8.

Flaten, T. P. (2002). Aluminum in tea: Concentrations, speciation and bioavailability. *Coordin. Chem. Rev., 228*: 385-395.

Geleijnse, J., Launer, L., Hofman, A., Pols, H., & Witteman, J. (1999). Tea flavonoids may protect against atherosclerosis: The Rotterdam Study. *Arch. Intern Med., 159:* 2170-2174.

Hamdaoui, M. H., Chabchoub, S., & Hédhili, A. (2003). Iron bioavailability and weight gains to iron-deficient rats fed a commonly consumed Tunisian meal "bean seeds ragout" with or without beef and with green or black tea decoction. *J. Trace. Elem. Med. Biol., 17*: 159-164.

Ishikawa T., Suzukawa M., Ito T., Yoshida H., Ayaori M., Nishiwaki M., Yonemura A., Hara Y., & Nakamura H. (1997). Effect of tea flavonoid supplementation on the susceptibility of low-density lipoprotein to oxidative modification. *Am. J. Clin. Nutr., 66*: 261-266.

Juhel, C., Armand, M., Pafumi, Y., Rosier, C., Vandermander, J., & Lairon, D. (2000). Green tea extract (AR25) inhibits lipolysis of triglycerides in gastric and duodenal medium in vitro. *J. Nutr. Biochem., 11*: 45-51.

Kim, D., Nguyen, M. D., Dobbin, M. M., Fischer, A., Sananbenesi, F., Rodgers, J. T., Delalle, I., Baur, J. A., Sui, G., Armour, S. M., Puigserver, P., Sinclair, D. A., Tsai, L. H. (2007). SIRT1 deacetylase protects against neurodegeneration in models for Alzheimer's disease and amyotrophic lateral sclerosis. *EMBO J., 26*(13): 3169-3179.

Kim, J. H., Kang, B. H., & Jeong, J. M. (2003). Antioxidant antimutagenic and chemopreventive activities of a phyto-extract mixture derived from various vegetables, fruits and oriental herbs. *Food Sci. Biotechnol., 12*: 631-638.

Kucharski, R., Maleszka, J., Foret, S., & Maleszka, R. (2008). Nutritional control of reproductive status in honeybees via DNA methylation. *Science, 319*: 1827-1830.

Lin, Y. S., Tsai, Y. J., Tsay, J. S., & Lin, J. K. (2003). Factors affecting the levels of tea polyphenols and caffeine in tea leaves. *J. Agric. Food Chem., 51*: 1864-1873.

López, F. F., Cabrera, C., Lorenzo, M. L., & López, M. C. (2000). Aluminum content in foods and beverages consumed in the Spanish diet. *J. Food Sci., 65*: 206-210.

Massey, R. C., & Taylor, D. (1991). *Aluminum in Food and the Environment*. London: Royal Society of Chemistry.

Mazzanti ,G., Menniti-Ippolito, F., Moro, P. A., Cassetti, F., Raschetti, R., Santuccio, C., & Mastrangelo, S. (2009). Hepatotoxicity from green tea: a review of the literature and two unpublished cases. *Eur. J. Clin. Pharmacol., 65*: 331-41.

McKay, D. L., & Blumberg, J. B. (2002). The role of tea in human health: an update. *J. Am. Coll. Nutr., 21*: 1-13.

Sakamoto, Y., Mikuriya, H., Tayama, K., Takahashi, H., Nagasawa, A., Yano, N., Yuzawa, K., Ogata, A. & Aoki, N. (2001). Goitrogenic effects of green tea extract catechins by dietary administration in rats. *Arch Toxicol, 75*(10): 591-596.

Sasazuki, S., Kodama, H., Yoshimasu, K., Liu, Y., Washio, M., Tanaka, K., Tokunaga, S., Kono, S., Arai, H., Doi, Y., Kawano, T., Nakagaki, O., Takada, K., Koyanagi, S., Hiyamuta, K., Nii, T., Shirai, K., Ideishi, M., Arakawa, K., Mohri, M., & Takeshita, A. (2000). Relation between green tea consumption and the severity of coronary atherosclerosis among Japanese men and women. *Ann. Epidemiol., 10*: 401-408.

Schmidt, M., Schmitz, H. J., Baumgart, A., Guedon, D., Netsch, M. I., Kreuter, M. H., Schmidlin, C. B., & Schrenk, D. (2005). Toxicol of green tea extracts and their constituents in rat hepatocytes in primary culture. *Food Chem Toxicol, 43*: 307-314.

Serafini, M., Bugianesi, R., Maiani, G., Valtuena, S., De Santis, S., Crozier, A. (2003). Plasma antioxidants from chocolate. *Nature, 424*: 1013.

Skrzydlewsja E., Augustyniak A., Ostrowska J., Luczaj W., & Tarasiuk E. (2002). Green tea protection against aging induced oxidative stress. *Free Radic Biol Med., 33*: 555.

Sloan, A. E. (2010). 2010 Top 10 functional food trends. *Food Technology, 64*: 22-41.

Takabayashi, F., Harada, N.; Yamada, M., Murohisa, B., & Oguni, I. (2004). Inhibitory effect of green tea catechins in combination with sucralfate on Helicobacter pylori infection in Mongolian gerbils. *J Gastroenterol, 39*: 61-63.

Trevisanato, S., & Kim, Y. (2000). Tea and health. *Nutr. Rev., 58*: 1-10.

Tuntawiroon M., Sritongkul N., Brune M., Rossander-Hultén L., Pleehachinda R., Suwanik R., & Hallberg L. (1991). Dose-dependent inhibitory effect of phenolic compounds in foods on nonheme-iron absorption in men. *Am. J. Clin. Nutr., 53*: 54-557.

Varnam, A. H., & Sutherland, J. P. (1994). *Beverages: Technology, Chemistry and Microbiology*. London: Chapman & Hall.

Wu, C. D., & Wei, G. X. (2002). Tea as a functional food for oral health. *Nutrition, 18*: 443-444.

Zheng, G., Sayama, K., Okubo, T., Juneja, L. R., & Oguni, I. (2004). Anti-obesity effects of three major components of green tea, catechins, caffeine and theanine in mice. *In vivo, 18*: 55-62.

Yang, Y. C., Lu , F.H., Wu, J. S., Wu, C. H., & Chang, C. J. (2004). The protective effect of habitual tea consumption on hypertension. *Arch. Intern Med., 164*: 1534-1540.

Yun, S. Y., Kim, S. P., Song, D. K. (2006). Effects of (-)-epigallocatechin-3-gallate on pancreatic beta-cell damage in streptozotocin-induced diabetic rats. *European Journal of Pharmacology, 541*: 115-121.

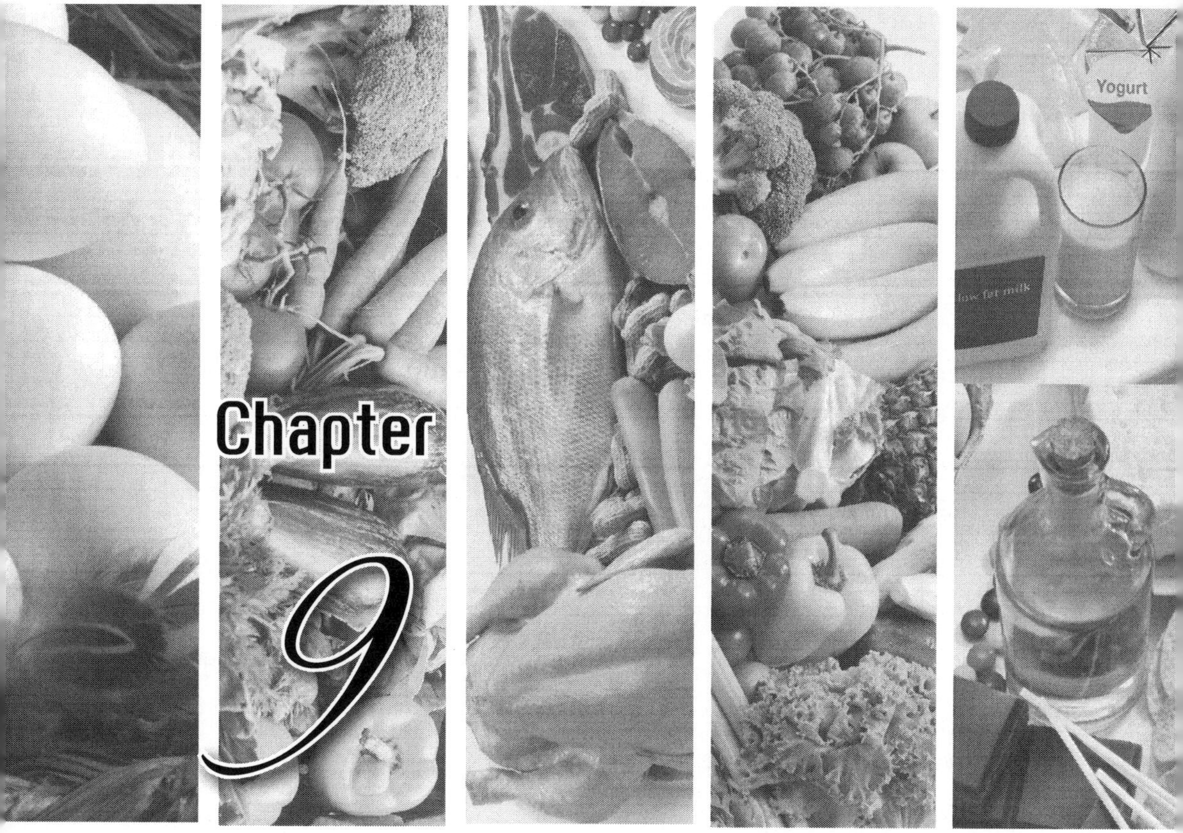

Chapter 9

保健食品與癌症防治

沈立言

學歷：中興大學食品科學研究所博士

（含美國Rutgers University公費留學）

現職：臺灣大學食品科技研究所特聘教授

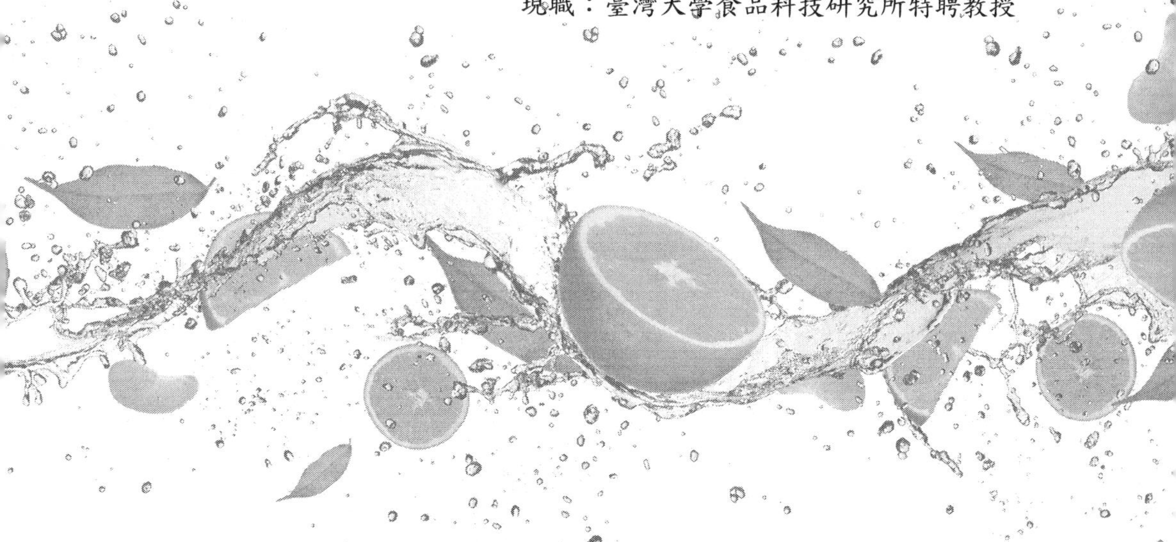

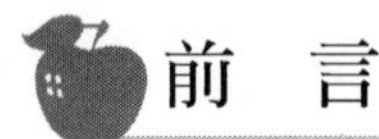

前　言

何謂「保健食品」：只要能夠改善我們身體生理機能的食品都可稱為保健食品；而能夠進一步通過我國衛生福利部健康食品認證者則稱為健康食品。截至民國103年7月，通過國家認證的健康食品一共有299件，可分成第一軌與第二軌兩個族群，經由第一軌制度審查通過者有253項，而經由第二軌制度審查通過者有46項，此等資訊可至衛生福利部的網站查閱。健康食品的產品外包裝上有個小綠人即是健康食品的標章，有些產品一年可以銷售10億新台幣；健康食品最多的品項為優酪乳，到處都可以看到不同廠牌的優酪乳，優酪乳的作用為調節腸胃代謝，身體健康與腸胃有很大的相關性，有些優酪乳也可以調節過敏體質，全台灣大約有80%的人有過敏體質。因此平常如何好好運用這些保健食品是對我們身體的保健與預防疾病有很大助益，而本章的主題在強調保健食品對於癌症防治的功效。

目前我國衛生福利部公告的健康食品的保健功效評估方法有13項，但是癌症防治尚未被列入，主要原因是評估方法還在研擬中。癌症為目前台灣十大死亡原因的第一位，已經大概蟬聯第一位有三十年之久了，在台灣每三到四人死亡就有一人是死於癌症，由此可知為何在台灣是談癌色變了，其癌症的罹患率和死亡率都非常高。然而民以食為天，我們每天都要吃飯來維持生命力，因此如何以食品或保健食品來預防癌症的議題在台灣就更形重要了！

在本章節中分成四大部分來介紹，第一部分：讓讀者瞭解食品和癌症預防的關係是否密切，用一些流行病學的統計來進行討論；第二部分：癌症形成的原因與進展；第三部分：從營養素的角度來介紹，哪一些營養素的攝取對於預防癌症較有效；第四部分：介紹一些預防癌症較有效的常見食品或保健食品。

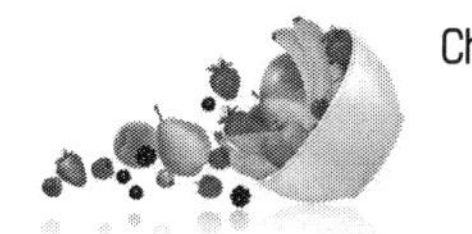

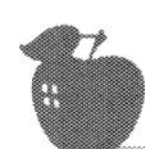 第一節　食品和癌症預防的關係

在2013年台灣十大死因中癌症為第一名，死亡率為29%，只要三到四人死亡就有一人死於癌症，在台灣癌症死亡率的排行榜中肺癌為第一位占25.3%，肝癌為第二位占24.2%，此兩項癌症就占了台灣癌症死因的50%了！而第三位為結腸直腸癌占14.9%，因此在台灣若能重視此三項癌症就能預防50%癌症的死因。其他癌症如乳癌、胃癌、攝護腺癌、口腔癌、子宮頸癌、食道癌、胰臟癌，都是值得我們去注意的台灣十大排行榜的癌症。過去子宮頸癌在台灣的死亡率很高，而現今由於子宮頸癌篩檢（六分鐘護一生）成效極佳，早期發現早期治療是可以大幅降低子宮頸癌的死亡率。

從流行病學數據觀察飲食和癌症的關係，此流行病學調查的族群為一群日本女性移居至夏威夷，由第一代和第二代觀察他們得到胃癌、大腸癌、乳癌的情形（**圖9-1**）。從住在日本的女性進行比較，發現住在夏威夷的第一代和第二代女性，其胃癌的罹患率越來越下降，而大腸癌、乳癌則是越來越多。流行病學家由此等數據進行推論發現此等癌症的罹患率與飲食的攝取習慣有非常大的相關性，因為人種的基因應該不會這麼容易受環境的改變，相同人種由東方移居到西方，由於飲食的改變而導致癌症的發生也變得類似西方人，所以飲食的型態與癌症罹患的種類有非常密切的關係。

另外一份流行病學的研究報告數據是觀察住在不同區域的不同人種，他們肝癌罹患率的情形（**圖9-2**），我們只看華人的部分以排除人種基因不同的問題，華人肝癌罹患率方面，由數據中顯示住在香港、新加坡、上海、台北的華人罹患肝癌的機率遠高出住在洛杉磯、夏威夷的華人，流行病學家認為此等現象亦與飲食型態有直接的關係。為什麼飲食習慣和肝癌有很大的關係呢？原因是住在東南亞地區屬於高溫多濕的地帶，食品容易產生黴菌毒素，例如花生製品容易產生黃麴毒素等，喜歡吃

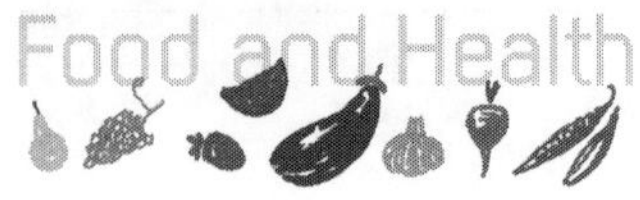

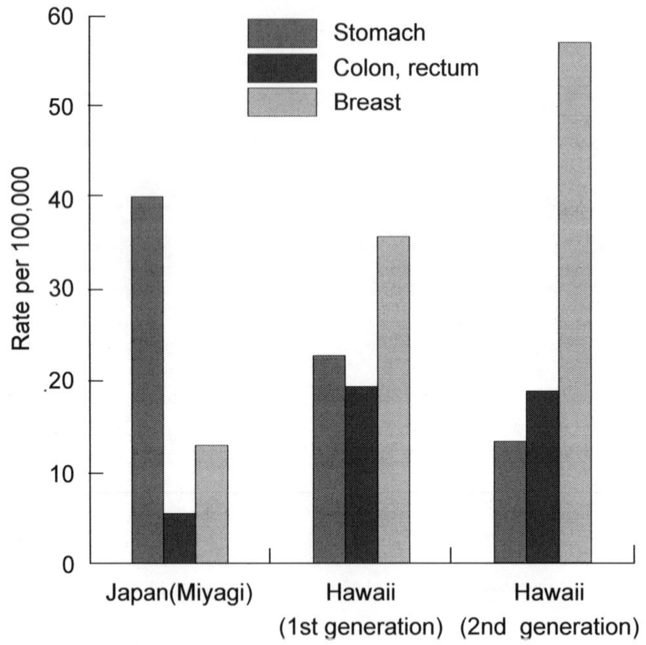

Age-adjusted to the World Standard Population

Kolonel, L. N. (1980). Cancer patterns of four ethnic groups in Hawaii. *J Natl Cancer Inst., 65*(5): 1127-39.

圖9-1　流行病學數據觀察飲食和癌症的關係

花生製品的人要小心，若花生儲存條件不當，常會導致花生表面有一層毛茸茸的白色狀的異物，由於早期老一輩的人吃的東西非常不充足，因此就會將黴菌擦掉繼續食用，但是黴菌毒素還是留在花生食品中，因此造成黃麴毒素中毒現象，所以只要是發霉的食物就不要吃了，否則容易引起肝癌。然而美國則屬於較乾燥的環境，因此黴菌不易生長；另外生活習慣也有差異，西方人習慣先將食物放到自己的餐盤，而華人則喜歡吃合菜，大部分華人也不太注意公筷母匙，因而造成病菌傳染，雖然B、C型肝炎病

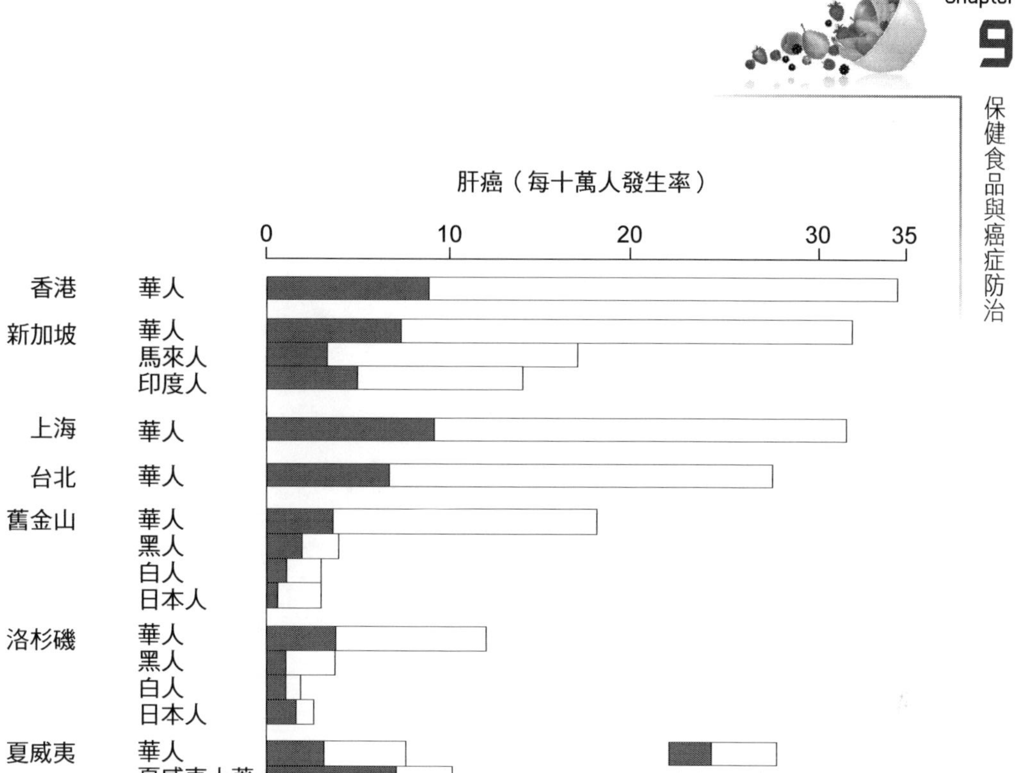

圖9-2　觀察住在不同區域的不同人種，其肝癌罹患率的情形

毒主要靠血液與精液的傳染，但其仍然有機會由唾液傳染，再經由飲食傳染給他人，只是傳染力較低。然而B、C型肝炎病毒均是造成日後產生肝癌的重要病因，由此可知為什麼肝癌在國外就沒這麼嚴重，而在台灣則是為我們的國病。肝炎病毒主要分成A、B、C、D、E五種型態，A、E型肝炎病毒是經由唾液傳染性比較強，而B、C、D型肝炎病毒則是經由血液和精液傳染性比較強，B、C、D型肝炎病毒會形成肝炎、肝硬化，而主要會形成肝癌的為B、C型肝炎病毒，A、E型肝炎病毒則比較不會形成肝癌。

由中研院整理出的流行病學數據（**表9-1**），發現蔬菜水果確實可抑制排在台灣十大癌症死因的第一位的肺癌與第三位的大腸直腸癌，而對於

表9-1　攝取蔬菜、水果與罹患癌症種類的相關性

	蔬菜及水果	蔬菜	莢豆類	全穀類
確實性	大腸直腸癌、口腔癌、咽喉癌、食道癌、肺炎及胃癌	大腸直腸癌、肝癌、攝護腺癌、腎臟癌		
很可能	喉癌、胰臟癌、乳癌、膀胱癌			
可能	子宮頸癌、卵巢癌、子宮內膜癌、甲狀腺癌	肝癌、攝護腺癌、腎臟癌	乳癌、子宮內膜癌、卵巢癌、睪丸癌、腎臟癌、中樞神經癌	胃癌、大腸直腸癌
每日攝取量（WHO）	400公克以上		15～30公克	16～24公克

口腔癌、咽喉癌、食道癌及胃癌的抑制也有其確實性的效果。另外根據其他的流行病學統計結果顯示，蔬菜、水果很可能對喉癌、胰臟癌、乳癌及膀胱癌也有抑制效果，而可能對子宮頸癌、卵巢癌、子宮內膜癌、甲狀腺癌也有一定程度的抑制效果。因此世界衛生組織（WHO）建議每日的蔬果建議量為400克以上，每日五蔬果，每天要吃3份蔬菜（每份煮熟的蔬菜大約為半碗的量），2份水果（1份的量大約為一個拳頭大），就可以達到預防癌症的效果了。因此癌症與飲食的關係真的是相當密切。

台灣民眾每日攝取蔬果的調查報告顯示（**表9-2**），每天攝取3份以上

表9-2　台灣民眾每日蔬果攝取量的調查報告

每天蔬菜攝取量	比率	每天水果攝取量	比率
幾乎不吃	0.6%	幾乎不吃	4%
1道或少於1道	18%	1份或少於1份	70%
1～2道	35%	1～2份	14%
2～3道	17%	2份以上	11.4%
3道以上	30%		

蔬菜者有30%，2～3份的有17%，概算一下約有40%的民眾有食用足夠的蔬菜攝取量，但仍有六成的民眾不及格；在水果方面每天吃2份以上的民眾有11.4%，而1～2份者有14%，概算一下約有20%的民眾攝取足夠的水果量，然而仍有約八成的民眾水果攝取量不足的情形，由此可知為何台灣民眾癌症罹患率與死亡率這麼多！

既然飲食和癌症有這麼密切的關係，那我們究竟應該怎麼吃呢？早期台灣的每日均衡飲食的攝取圖是畫成梅花形（**圖9-3**），而容易讓人誤以為每類的食物都要吃一樣多，當時食物只分成五大類，現在已分成六大類，此乃因將奶類獨立出來。理由是在先前的台灣國民營養調查中發現國人在飲食中較缺乏鈣質與維生素B_2，而營養學家均認為奶類是相當好的食物類別可以提供鈣質與維生素B_2的食物來源，因而將奶類獨立出來為一

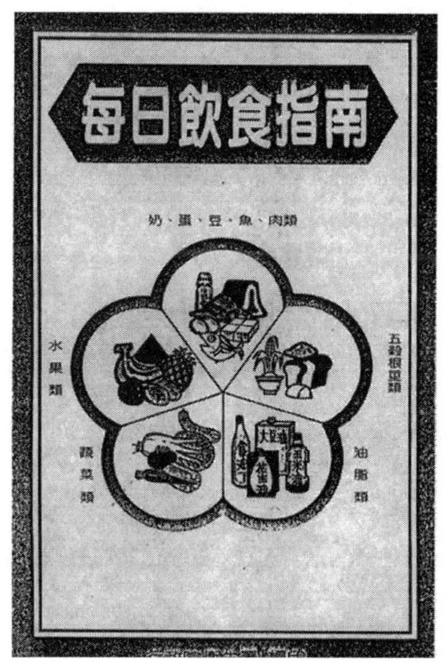

圖9-3　早期台灣的每日均衡飲食的攝取圖

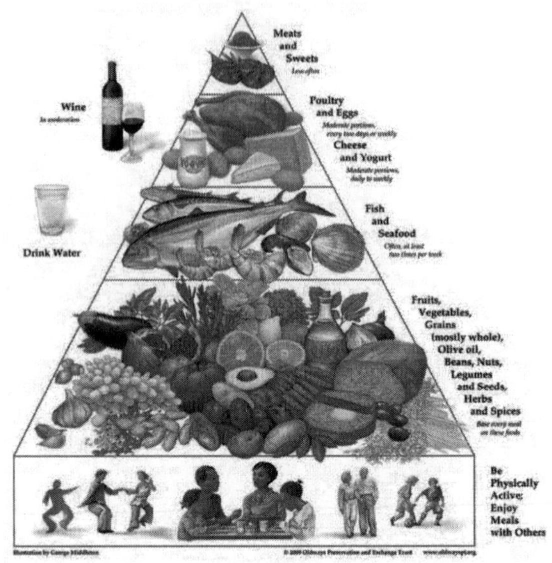

圖9-4　地中海的金字塔飲食圖

類。然而較新的飲食指南（2009年地中海的金字塔飲食圖，如**圖9-4**）是畫成金字塔狀，即說明：魚可以吃得比一般家禽類多一些，有一些蔬菜主食類可以多吃一些，高精緻飲食、高油脂食品可以少吃，有時可以喝一些紅酒，適量的喝水，再配合運動，身體應該就會很健康。

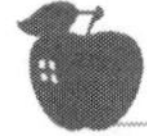第二節　癌症形成的原因與進展

接著介紹癌症的形成原因與進展（**圖9-5**），然後在第三節介紹有哪些營養素真的可以有預防癌症的功能，以及第四節介紹有哪些食物可以預防癌症。

人類為什麼會得到癌症？一般被接受的理論為：與國家的環境相當

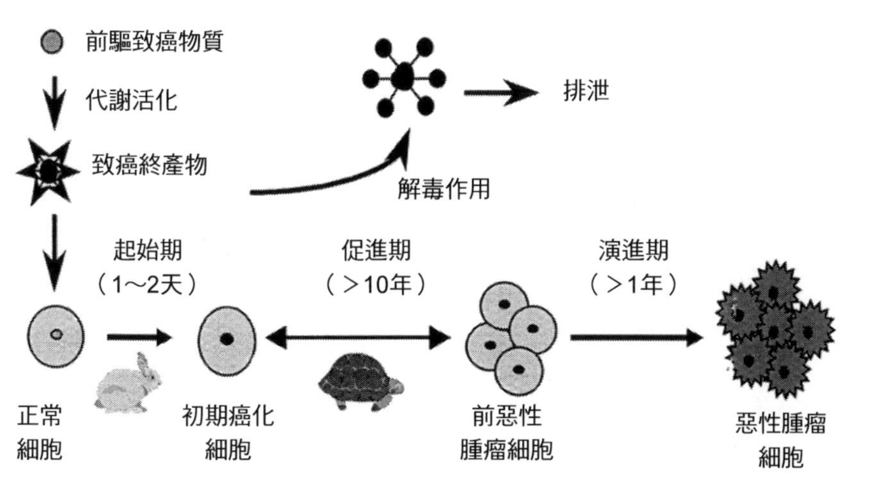

圖9-5　癌症的形成原因與進展

有關係，當一個國家進步了，人民便很容易接觸到很多致癌物質，例如化學物質、放射線、病毒（如H1N1），此等因子均可以使細胞中的DNA產生變化而使細胞產生變型（biotransformation），此階段為癌化的起始期（initiation）。一般來說癌化可分成四個階段：第一階段是起始期，第二階段是促進期（promotion），第三階段是演進期（progression），第四階段就是擴散（metastasis）了。所以當您聽到癌症末期就是癌症已經在病人體內擴散了，而食物或保健食品之抑癌效果最有用處的階段就是在起始期和促進期，也有研究報告顯示食物或保健食品之抑癌效果在演進期也有用，但是效果就比較差了。因此大家就知道要怎麼以食物或保健食品來達到較有效的抑癌效果，因為癌症的罹患與進展時期很長，可能五年到十年，因此若處理得當亦可能會恢復到正常，也可能需與癌細胞共舞，不要求完全去除身上的癌細胞，只要不讓它再發作，與癌細胞和平共存亦屬不錯的選擇。曾經在台灣有位重要的政府官員，罹患肝癌，但現在還活得很好，主要是利用食療的方式來抑制癌症的進展，還是有機會讓癌症患者恢復健康的生活。

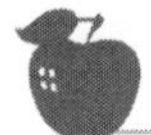

第三節　預防癌症重要的營養素

以下是在預防癌症方面的重要營養素：

一、膳食纖維

其存在蔬菜水果的量相當多，但是一般人的攝取量都不足，當膳食纖維食用量不足時最容易罹患大腸癌與乳癌，此等癌症均與油脂攝取量過高有關，然而膳食纖維可以將過多的油脂帶出體外，並抑制油脂被人體吸收，而達到預防上述癌症的效果。膳食纖維可分為水溶性和非水溶性兩大類，常言道「每日一粒蘋果，就可以不用去看醫生」，蘋果這麼好的原因是其含有很多果膠，而果膠屬於水溶性膳食纖維，對於預防癌症、糖尿病、心血管疾病均有很好的效果。因此蔬菜水果之攝取量夠多，則水溶性膳食纖維也可以攝取到足夠量，同時可以預防很多慢性病（如癌症、糖尿病、心血管疾病等）的發生；而非水溶性膳食纖維則是不溶於水的膳食纖維，一般存在於質地較粗糙的蔬菜中，其亦可以促進排便，預防大腸癌等，但對於糖尿病與心血管疾病之預防保健效果則較水溶性膳食纖維為差。

二、維生素A

其可以抑制多環芳香族的碳氫化合物（polyaromatic hydrocarbons, PAH）和人體細胞中DNA結合而促進癌症的形成。汽機車排放廢氣中含有很多PAH成分，因此如果可以攝取足夠的維生素A就可以抑制PAH所誘導的癌化產生。在美國癌症醫學會之資料顯示，如果維生素A攝取量缺乏，會促進罹患肺、子宮頸、皮膚、膀胱、結腸癌等的危險性。

三、維生素B群

其亦有防癌效果，有研究結果顯示，給予足夠B群的老鼠比較不會產生癌症。其實驗設計為有兩組老鼠，一組是給予足夠B群的老鼠，另一群則是沒有給予B群的老鼠來進行癌症實驗的比較，發現有攝取足夠B群的老鼠可降低癌症罹患率。此外，B群亦可以幫助代謝產生能量，並使頭腦清楚，考試前可以吃B群，可以讓自己頭腦清醒，增加考試的成績表現。

四、維生素C

其不只與皮膚的保養與美白有關，也可以預防一些致癌原所產生的腫瘤。

五、維生素E

經研究顯示其可以預防癌症，因其可以防止基因突變、阻礙體內亞硝酸胺致癌物之形成，而達到預防罹患癌症的效果。另外，其亦可以讓皮膚有彈性與光滑，很多化妝品都含有維生素E，對於皮膚的保養與維持青春相當不錯，許多醫護人員都稱維生素E為青春之泉。一般維生素E的每日建議攝取量為200或400 IU，IU就是國際單位（international units）。

六、硒

其屬於礦物質，有研究顯示對於致癌原所誘導的動物癌化情形，都有很好的抑癌效果。

第四節　預防癌症重要的食物或保健食品

在預防癌症之食物或保健食品方面，舉例如下：

一、綠茶

在日本的流行病學報告顯示，居住位於綠茶生產區的民眾和非綠茶生產區的民眾比較，其胃癌罹患率較低；以喝綠茶頻率統計，經常喝的人其罹患胃癌比率也是顯著降低。動物實驗結果發現，將肉瘤180導入小白鼠中，其中有一組不給予綠茶熱水抽出物，與給予綠茶抽出物組別進行比較，發現給予最高劑量綠茶抽出物組別之腫瘤抑制率高達60%，很明顯看出綠茶在動物實驗中有非常顯著的抑癌效果。然而其中主要抑癌成分為兒茶素，包括EGCG、EGC、ECG、EC等（**圖9-6**），由這些分子結構中可以發現，當苯環上有兩個OH基以上時，此結構就是所謂的多酚，具有抗氧化能力，而其中以EGCG抗氧化力最佳。

二、大蒜

是一個很好的預防癌症的食物，由美國國家癌症中心在1992年美國的期刊Food Technology發表的論文顯示，所有可以預防癌症的可能食品中以大蒜經評估後具有最好的抑癌潛力，從此大蒜在抑癌方面的相關報告就越來越多，在Medline（主要用來搜尋全世界生物醫學論文很好的學術系統）上輸入大蒜相關字眼的關鍵詞，即可找到大概兩千篇以上的學術研究論文。大蒜為什麼這麼受歡迎呢？主要就是它真的對我們的健康很有用，大蒜除了傳統所熟知的一些營養素之外，還有許多含硫活性成分，包含一咬下去會辣的成分大蒜素（allicin）。但若將一顆完整的大蒜放到雞的肚裡去烹煮大蒜雞，這時候的大蒜就不會辣了，不辣的原因是因為加熱

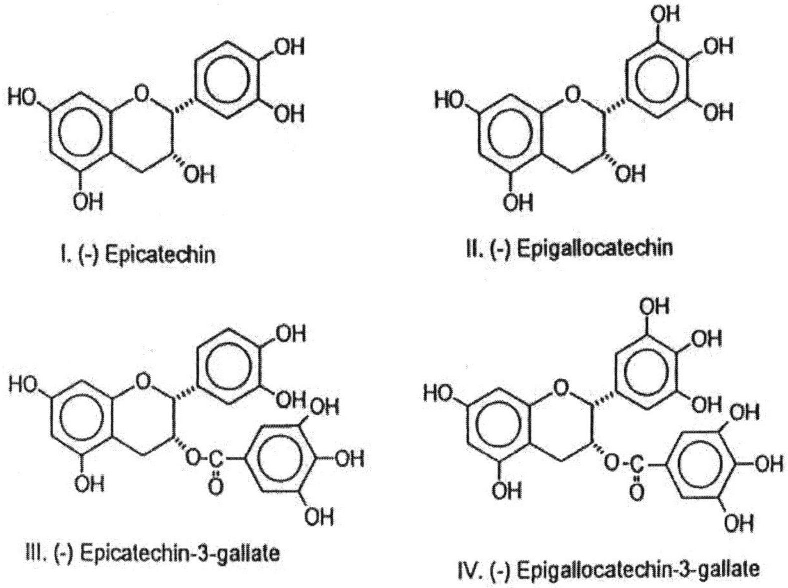

I. (-) Epicatechin
II. (-) Epigallocatechin
III. (-) Epicatechin-3-gallate
IV. (-) Epigallocatechin-3-gallate

圖9-6　綠茶抑癌之活性成分與其分子結構

而導致存於液泡中的酵素被加熱失活，而無法進行酵素催化作用進行生物活性成分的轉換，而無法產生辣味的活性成分。大蒜辣的原因是因為在生大蒜中大蒜素（allicin）的前驅物質alliin是存在於細胞質中，而活化alliin的酵素是存在於液泡中，平時井水不犯河水，但是當新鮮大蒜被人一口咬下去後，酵素就被自液泡中釋放出來，就會和存在於細胞質中的alliin作用形成具辣味的大蒜活性成分大蒜素，此反應非常快，因而產生大蒜獨特的嗆味、辛辣味。經由水蒸氣蒸餾法，可以由大蒜萃取出這些含硫活性成分，就是所謂的大蒜精油（菁華之油），每1,000公克的大蒜僅能萃出2公克左右的大蒜精油，其收率是千分之二，非常珍貴。一般市面上看到的大蒜精油膠囊300毫克大概只含有3毫克的精油，由美國進口會加入大豆沙拉油，雲林農會會加入苦茶油或葵花油當作載體，此行為非欺騙消費者，而是一般人不能直接食用大蒜精油，若直接食用會傷害腸胃道，嚴重者甚至

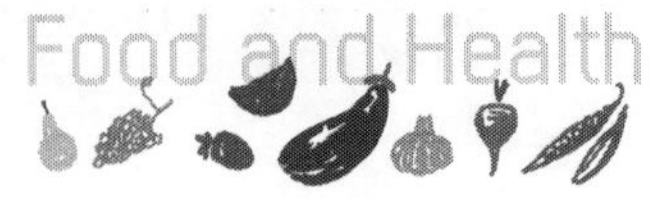

需要送醫。因此將大蒜精油加入其他油類中是為了讓消費者可以食用到大蒜精油的好處又不會傷害身體。

大蒜精油在癌症方面的好處備受重視，從1957年就開始被學者研究，大蒜可以抑制癌細胞的分裂增殖與生長，如大腸癌、肝癌、腎癌、皮膚癌、食道癌、胃炎、膀胱癌、乳腺癌、子宮頸癌等，幾乎對於比較重要與常見的癌症均有預防效果，此等結果是由細胞及動物實驗所研究出來的。其抑癌的作用機制亦被研究得相當清楚，例如促進肝臟的解毒代謝系統及抗氧化能力、抑制癌細胞不正常的分裂增殖、抑制肝臟對於致癌前驅物質的活化、減少肝中微粒體對致癌物質負面的代謝作用、減少亞硝酸胺的形成（亞硝酸胺是一個強致癌物質）、調節癌細胞的表面抗原以利免疫細胞的毒殺作用、減少DNA加成物的形成（DNA加成物可以促使細胞進行癌化），也可增加動物體的自體免疫力，增加白血球與巨噬細胞之活性而達到提升免疫力的效果（因此有自體免疫疾病的人最好少吃大蒜，例如紅斑性狼瘡的病人），及保護身體抵抗離子化輻射等作用，而達到抑癌的效果。

三、乳酸菌

在乳酸飲料中就含有很多乳酸桿菌或簡稱乳酸菌，乳酸菌抑癌效果的產生主要是因為可以抑制體內不好的酵素的反應，或抑制體內腸道中之致癌前驅物質不會被腸內壞菌轉換成致癌物質，因此可以具有抑癌的效果。

四、十字花科蔬菜

例如包心菜和花椰菜，美國癌症學會建議每週至少要吃二至三次，可以減少罹患結腸癌、肺癌、食道癌的危險性。

五、牛蒡、菠菜

日本的研究報告顯示，建議多吃牛蒡、菠菜可以捕捉體內的自由基，可以抑制細胞突變的現象，因此可以達到抑癌的效果。上述蔬菜水果可以預防癌症的原因可能為：

1.提升免疫力進行癌細胞的毒殺作用。
2.誘導癌細胞良性分化，使其不會進行不正常的分裂增生。
3.抑制癌細胞周邊血管的新生，因此阻斷營養供給癌細胞而達到抑癌的效果。
4.促進癌細胞凋亡。
5.抗氧化（抗自由基）作用，使體內細胞較不會被誘導形成癌細胞。
6.抑制癌細胞的訊號傳遞，而達到抑癌的效果。
7.具有植物性雌激素的作用而達到對動物性雌激素的拮抗效果。一般停經婦女會用一些動物性雌激素來治療停經症候群不舒服的感覺，但可能會提高誘發乳癌的罹患率，因此可以改成使用植物性雌激素可以抑制此現象，也可以減少停經後的不舒服感。
8.膳食纖維可以降低罹癌的機率，尤其是大腸癌、乳癌等。

現代食品營養醫學研究的新境界：過去只要吃得飽就好了，現在要吃得好也更要吃出健康。因此現代食品營養醫學開始探討植物活性成分對人體的好處，例如大蒜、韭菜、洋蔥中具有特殊的含硫活性成分，十字花科蔬菜含吲哚（indoles）成分，大豆植物含類黃酮素，番茄柑橘類、胡蘿蔔含酚類化合物，綠茶、葡萄含多酚類物質，豆類、莢豆類含植物皂素等。因為蔬果含有此等活性成分，所以具有抑癌效果，當然還有更多的植化素（phytochemicals）還正在被陸續的發現、研究及探討中。

最後分享遠離癌症的小秘方：

1.少吃脂肪。

2.別忘了多吃含纖維類的食品。

3.每天都吃青菜水果。

4.少喝兩杯。

5.戒菸。

6.小心醃製的食物。

7.運動。

8.維持理想體重。

9.儘量避免照X光。

10.定期健康檢查。

11.放鬆、別讓壓力壓垮你。

12.別讓害怕占上風。

有些人本來都好好的，一聽到醫生宣判得了癌症，就吃不下也睡不著，很快就走完人生的旅程！他是因為自己的害怕而導致免疫力下降，而向癌細胞舉白旗，並不是因為癌細胞讓他死亡，因此人類也可以與癌細胞和平共處，不要讓害怕占上風。

總之，希望大家因為具備上述之食品營養防癌的知識，能擅於選擇適當的食物來達到預防與抑制癌化的效果，提升我們的生活品質，如此就可以活出自我、活得自在！

Chapter 10

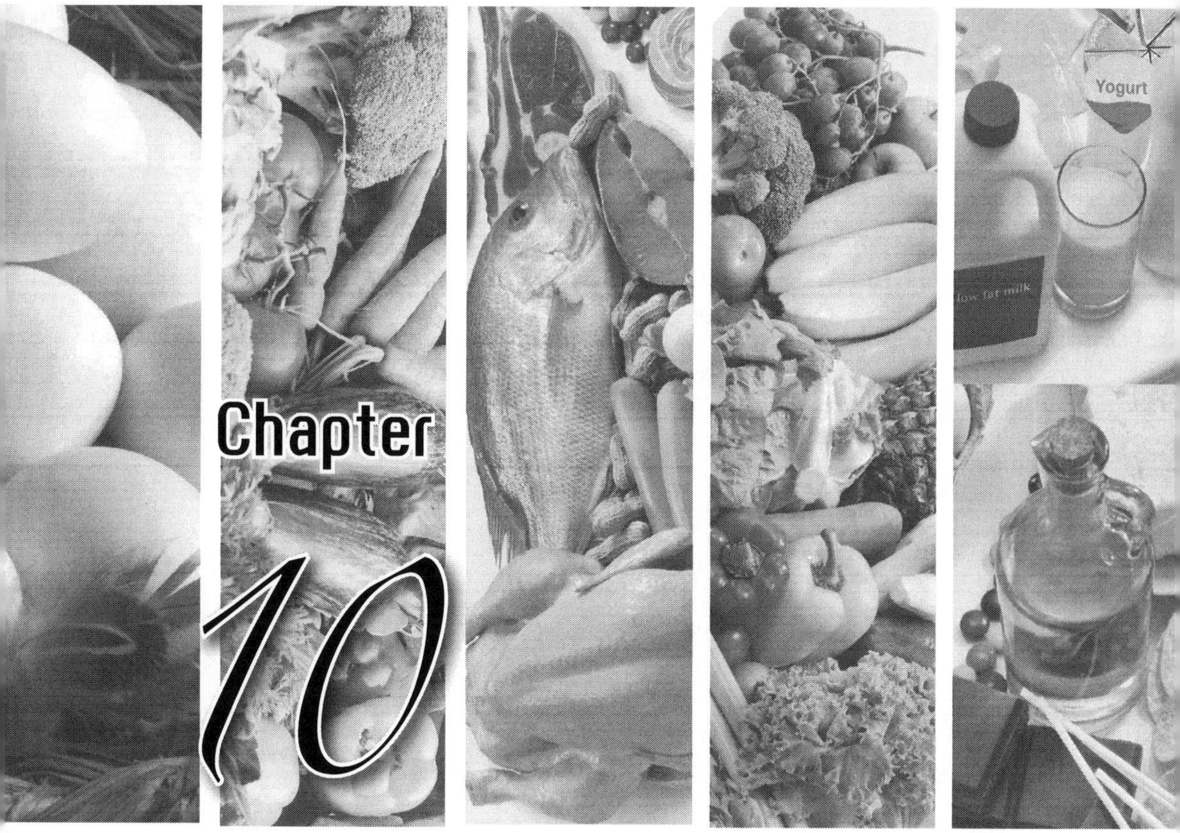

保健食品與代謝症候群

吳亮宜

學歷：臺灣大學食品科技研究所博士

現職：中原大學生物科技學系助理教授

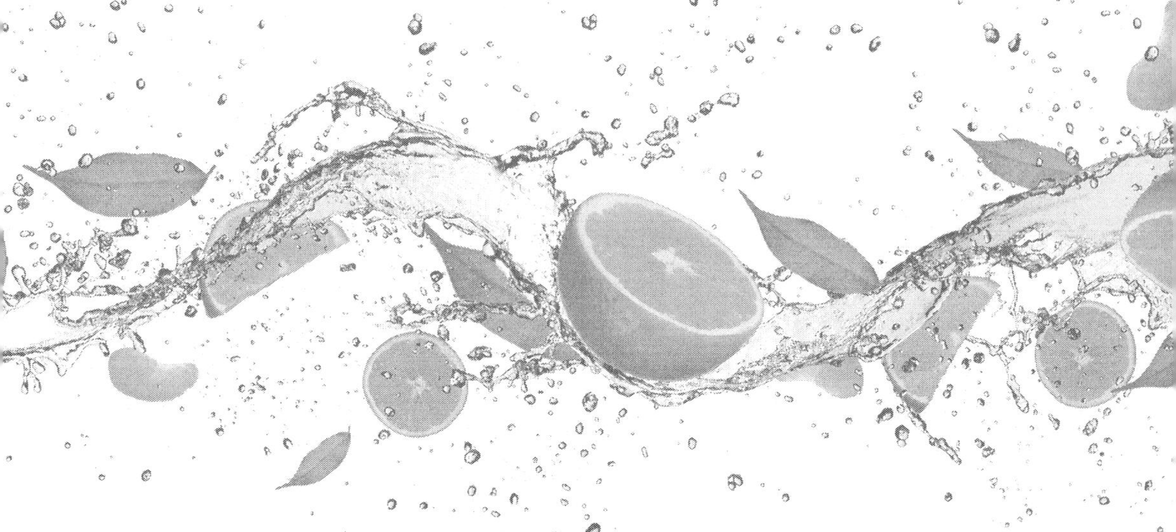

代謝症候群是指數種代謝異常出現於同一人身上的疾病，患有代謝症候群會大大增加罹患心血管疾病與糖尿病的風險，增加社會醫療成本的支出。近年來，國人逐漸重視養生之道，而利用食品來達到預防代謝症候群的效果，將是未來防治代謝症候群的一大策略。

第一節　代謝症候群

代謝症候群的發生早在1923年就被提出，但一直到近二十年來才漸漸受到醫界的重視。代謝症候群在過去有各式各樣不同的名稱，如死亡四重奏、H現象或雷文氏症候群等，直至1998年世界衛生組織已經正式把這些指的是相同一件事情卻有各式不同名稱的疾病定為「metabolic syndrome」，亦即代謝症候群。

一、代謝症候群的定義與診斷標準

代謝症候群的症狀一開始被認為與高血壓、高血糖和痛風有關。後來發現心血管疾病的危險因子，含三酸甘油酯升高、高密度脂蛋白（High-density lipoprotein）減少及出現一些小而密的低密度脂蛋白（small, dense-Low density lipoprotein）亦是代謝症候群的徵狀之一；此外，肥胖的現象也會在這群人的身上出現。在早期，代謝症候群並無確切的定義，不同的組織對代謝症候群的診斷與判定也不相同。為了進行代謝症候群的臨床診斷及研究，世界衛生組織於1998年率先定義在有糖尿病、空腹血糖值偏高、葡萄糖不耐症或胰島素阻抗的情況下，含以下狀態兩個或兩個以上，即判定為有代謝症候群（Cameron *et al.*, 2004）：

1.肥胖（Obesity）：身體質量指數（Body mass index, BMI）＞30；腰臀比男性＞0.9，女性＞0.85。

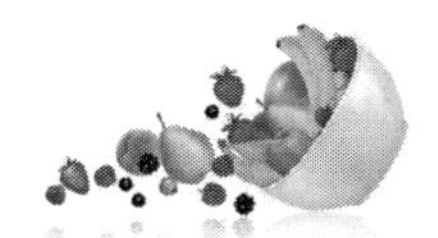

2.血脂異常（Dyslipidemia）：三酸甘油酯≧1.7 mmol/L（150 mg/dL），或高密度脂蛋白膽固醇（HDL-C）男性＜0.9 mmol/L（35 mg/dL），女性＜1.0 mmol/L（40 mg/dL）。
3.高血壓（Hypertension）：血壓＞140/90 mmHg。
4.微量白蛋白尿（Microalbuminuria）：白蛋白之尿液排除率≧20 μg/min。

而在2001年美國膽固醇教育計畫也發布了國家膽固醇教育計畫成人治療顧問群第三次會議（National Cholesterol Education Plan Adult Treatment Panel III, NCEP ATP III），此計畫對代謝症候群的定義為符合以下狀態三項或三項以上者，即判定為代謝症候群（NCEP ATP III, 2005）：

1.腹部肥胖（Central obesity）：腰圍男性＞102公分，女性＞88公分（亞洲版包括台灣採用男性腰圍≧90公分，女性≧80公分）。
2.高三酸甘油酯血症（Hypertriglyceridemia）：TG≧1.7 mmol/L（150 mg/dL）。
3.低高密度脂蛋白膽固醇（Low HDL-C）：男性＜1.0 mmol/L（40 mg/dL），女性＜1.3 mmol/L（50 mg/dL）。
4.高血壓（Hypertension）：血壓＞135/85 mmHg，或已在服用降血壓藥物。
5.高血糖（Hyperglycemia）：空腹血糖值≧6.1 mmol/L（110 mg/dL）（而空腹血糖在2005年由110 mg/dL修改為100 mg/dL）。

國際糖尿病聯合會（International Diabetes Federation, IDF）在2005年也下了不同的定義。IDF主要以腹部肥胖為診斷標準。歐洲國家的男性腰圍不得大於94公分，女性則不可大於80公分。南亞、中國、日本等地則男性腰圍不得大於90公分，女性則不可大於80公分。除了具有腹部肥胖外，再含有以下狀態兩種或兩種以上者，即可判斷為具代謝症候群

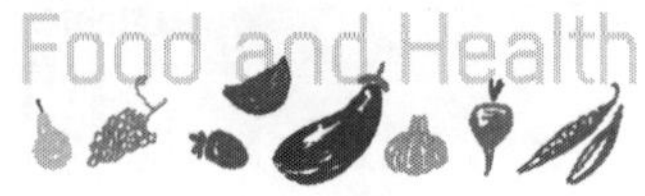

（Alberti *et al.*, 2005）：

1.高三酸甘油酯血症：TG≧1.7 mmol/L（150 mg/dL），或已有服用調整血脂藥物。
2.低高密度脂蛋白膽固醇：男性＜1.0 mmol/L（40 mg/dL），女性＜1.3 mmol/L（50 mg/dL），或已有服用調整血脂藥物。
3.高血壓：血壓＞130/85 mmHg，或已在服用降血壓藥物。
4.高血糖：空腹血糖值≧5.6 mmol/L（100 mg/dL），或已患有第二型糖尿病者。

在台灣，衛生署（現稱衛生福利部）2003年全民健康保險醫療統計年報指出國人代謝症候群引發之後續相關疾病醫療費用合計約497億元，明顯高於癌症之支出。鑑於此，衛生署在93年邀集相關領域之專家學者召開代謝症候群之相關會議訂定代謝症候群中文名稱，並依美國NECP ATP III 2001版為藍本研訂臨床診斷準則，並於2006年對部分指標做了修正，目前台灣的診斷標準如下：

1.腹部肥胖：腰圍男性≧90公分，女性≧80公分。
2.高血壓：血壓＞130/85 mmHg。
3.高血糖：空腹血糖值≧5.6 mmol/L（100 mg/dL）。
4.低高密度脂蛋白膽固醇：男性＜1.0 mmol/L（40 mg/dL），女性＜1.3 mmol/L（50 mg/dL）。
5.高三酸甘油酯血症：TG ≧1.7 mmol/L（150 mg/dL）。

其中血壓、空腹血糖值等二危險因子之判定，包括依醫師處方使用降血壓或降血糖等藥品（中、草藥除外），導致血壓或血糖檢驗值正常者。以上的五項危險因子中，只要包含三項或三項以上者，可判定為有代謝症候群（衛生署國民健康局，2007）。

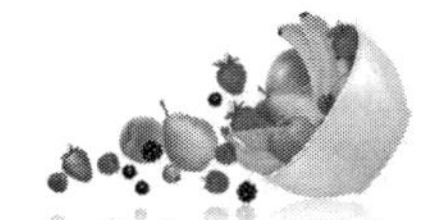

二、代謝症候群之盛行率

代謝症候群的盛行率可能會因不同診斷方法的判定臨界值不同，而有所差異。Isomaa（2003）對WHO和NCEP-ATPIII的判定準則做了比較，發現經校正年齡後，依NCEP-ATPIII準則判定，代謝症候群發生率為23.9%，而WHO為25.1%，兩者判定結果相似。美國國家健康及營養評估調查指出，美國成年人容易罹患代謝症候群，在20歲以上成年人中其代謝症候群的盛行率為34.6%（Ford *et al.*, 2002）。亦有學者指出，美國成年人年紀在20～40歲間超過20%的人罹患此症，且40歲以上的人罹病率更高達40%（Haffiner *et al.*, 2003）。在台灣，Chuang等（2002）以NCEP-ATP III為診斷標準發現2002年台灣金門地區代謝症候群盛行率男性為17.7%；女性為23.8%。同年根據國民健康局的資料顯示台灣地區代謝症候群及組成因子盛行率男性為16.9%；女性則為13.8%，而以年齡層來看代謝症候群的盛行率，隨年齡增加而增加的情形，70～79歲的盛行率升高到32.8%（衛生署國民健康局，2003）。而根據2005～2008年國民營養變遷統計，台灣代謝症候群的盛行率男性為25.7%；女性為20.4%，與2002年之結果相較有大幅增加的現象。

三、代謝症候群的病因機制

造成代謝症候群的發生與肥胖、腹部的脂肪組織、胰島素阻抗、發炎的狀態等有關。以下將分點論述：

(一)胰島素阻抗

食物進入人體後經消化吸收釋出能量，這些能量的儲存及運用皆靠體內極為複雜的新陳代謝系統控制，在此調節系統中，醣類、蛋白質及脂質的代謝彼此息息相關，而胰島素即扮演調節此三者的重要角色之一。如胰島素可刺激胺基酸進入細胞，促進蛋白質合成、促進脂肪合成，防止脂肪分解代謝成熱量及刺激葡萄糖進入細胞作為熱量來源，促進葡萄糖於肝臟及肌肉內儲存為肝醣等。而「胰島素阻抗」這個名詞是指胰島素無法發揮其應有之生物效應。代謝症候群的形成機制目前並未完全釐清，然而一般認為胰島素阻抗是肥胖、高血糖、高血脂及高血壓所有徵狀間的共同連結因子（Natali & Ferrannini, 2004），亦即所有徵狀出現皆因胰島素阻抗而起，故目前科學界的研究多著重在阻抗的發生與血糖的恆定及心血管疾病發展間的關係。換言之，對於代謝症候群的病理起源，目前最獲得共識的是胰島素阻抗。胰島素阻抗時，胰島素刺激的葡萄糖攝取減少，血液中增加的葡萄糖，在胰臟上會增加胰島素的分泌導致高胰島素血症，而高胰島素血症會導致鈉離子再吸收作用增強，和增加交感神經系統的活性，導致高血壓的發生，因此代謝症候群由然而生（Eckel *et al.*, 2005）。造成胰島素阻抗的原因很多，如游離脂肪酸、脂肪激素（adipokines）、發炎因子及氧化壓力等皆曾被報導與胰島素阻抗的發生有關。

(二)肥胖和腹部的脂肪組織

根據美國膽固醇教育計畫指出肥胖的流行性是造成代謝症候群增加的主要原因之一，因為腹部過多的脂肪組織會釋放許多激素或產物，包含有：游離脂肪酸（free fatty acid）、C反應蛋白（C-reactive protein, CRP）、抗血栓溶解因子1（plasminogen activator inhibitor-1, PAI-1）等，而這些激素或產物都會加重引起代謝症候群的發生。其中游離脂肪酸是從脂肪組織中透過脂肪分解酶（lipase）作用所釋放，另外也可透過脂蛋白脂酶（lipoprotein lipase）的作用分解富含三酸甘油酯的脂蛋白而釋出（Eckel, 1989）。在肌肉中過多的游離脂肪酸，會去抑制一些訊息傳遞蛋白（Kim *et al.*, 2002），而導致胰島素阻抗的發生；再者，過多的游離脂肪酸也會生成醯基輔酶A（acyl CoA）或其衍生物ceramide，對於胰島素訊息傳遞蛋白的活化有抑制的作用，亦會促進胰島素阻抗的發生。

(三)脂肪激素及發炎因子

許多的脂肪激素及發炎因子被指出也會影響代謝症候群的發生，如脂締素（adiponectin）、瘦體素（leptin）、腫瘤壞死因子-α（tumour necrosis factor-α）等。有研究指出小鼠中缺乏脂締素會有胰島素阻抗的發生，主要是由於肌肉組織上胰島素訊息傳遞中的部分訊息蛋白活性下降所導致的（Maeda *et al.*, 2002）。又如腫瘤壞死因子-α會讓胰島素訊息傳遞變差，形成胰島素阻抗（Peraldi *et al.*, 1996）。另外，腫瘤壞死因子-α也會減少脂締素和增加發炎因子介白素6（interleukin-6, IL-6）的表達量（Ruan *et al.*, 2002），間接影響血糖和血脂的代謝，進而形成代謝症候群。

(四)氧化壓力

研究指出脂肪累積促使氧化壓力提高，易引起代謝症候群的發生。在高血糖或腹部肥胖的狀況下，容易因NADPH oxidase活化及抗氧化酵素的減少，促使脂肪細胞內活性氧物質生成量上升進而提高血液中的氧化壓力（Furakawa *et al.*, 2004）。研究指出，氧化壓力的上升會降低肌肉及脂肪細胞的葡萄糖攝取能力（Maddux *et al.*, 2001），並會降低胰臟β細胞胰島素分泌量（Matsuoka *et al.*, 1997）。此外，氧化壓力也會傷害血管內皮細胞導致高血壓的產生（Nakazono *et al.*, 1991）及造成脂肪細胞發炎反應（Lin *et al.*, 2005），使發炎因子增加、降低脂締素含量，最後導致代謝異常進而逐漸發展成代謝症候群。

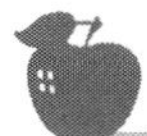

第二節　代謝症候群與相關疾病

代謝症候群的危險性來自於它與第2型糖尿病及心血管疾病發生的危

險因子具高度關聯性，因而目前備受醫學界矚目。研究指出，患有代謝症候群之非糖尿病患者日後罹患第2型糖尿病的機率較正常人增加4倍，罹患心血管疾病的危險性則增加30%（ATP III, 2001）。2005年行政院衛生署對於台灣地區居民做的統計資料顯示，代謝症候群之相關疾病如腦血管疾病、心臟疾病、糖尿病和高血壓等疾病分別占了十大死因的第二、三、四及十位。且無論是標準化死亡率或相關醫療總花費皆高出惡性腫瘤，對個人身體健康之影響不可謂不大（行政院衛生署，2006）。

一、代謝症候群與高血壓

高血壓產生與腹部肥胖、胰島素阻抗、發炎因子、氧化壓力及血管內皮細胞功能異常等有關，其中又以肥胖及胰島素阻抗對高血壓的形成影響較大。在Teramoto等人（2008）的研究中發現在高血壓病患中，男性及女性分別有48%、19%被診斷出代謝症候群，且男性病患中同時具有五項代謝症候群診斷危險因子者又多於女性。在過去已有許多研究證實，腹部肥胖及胰島素阻抗這兩個代謝症候群的危險因素與高血壓的形成有極大的相關性（Ferrannini *et al.*, 1997）

二、代謝症候群與第2型糖尿病

糖尿病的分類中主要分為第1型糖尿病（type 1 diabetes mellitus）與第2型糖尿病（type 2 diabetes mellitus），其中第1型糖尿病由於胰臟β細胞的功能損傷，導致胰島素絕對缺乏又稱胰島素依賴型糖尿病，故需注射胰島素來控制血糖。第2型糖尿病則稱非胰島素依賴型糖尿病，90%以上糖尿病患者屬此型，病人本身胰島素濃度正常或高於正常人，致病原因可能是胰島素阻抗性及胰島素作用能力相對不足所造成，故病人不必注射胰島素治療，而以飲食控制或口服降血糖藥取代。

以WHO的診斷標準所做的調查，發現正常葡萄糖耐受的人之中，約有10%有代謝症候群，而屬於葡萄糖耐受性不良或禁食血糖不良的人中，則有50%有代謝症候群，糖尿病人中更有80%有代謝症候群（Isomaa *et al.*, 2001）。有學者認為代謝症候群是預測糖尿病進展的重要指標。符合代謝症候群危險因子三項或三項以上者，其第2型糖尿病的罹患率是一般人的五倍。

三、代謝症候群與心血管方面之疾病

心血管方面之疾病的生成其中關鍵點在於胰島素阻抗的產生。胰島素阻抗的生成會促使高血糖及高胰島素血症，而研究發現在有高血糖及高胰島素血症的個體上，有很高的比率具有冠狀動脈心臟病（coronary heart disease, CHD）及心血管疾病（Welborn *et al.*, 1979）。過去有研究指出，高血糖為冠狀動脈心臟病的危險因子（Selvin *et al.*, 2005）；而收縮壓上升20mmHg或舒張壓上升10mmHg將提高缺血性心臟病與中風的致死率（Lewington *et al.*, 2002），且血脂異常（低密度脂蛋白膽固醇濃度增加、高密度脂蛋白膽固醇濃度減少）也同樣會增加心血管疾病的危險因子（Sattar *et al.*, 2003）；且Hu等人（2004）的研究指出，符合愈多項代謝症候群之危險因子，其心血管疾病的致死率也愈高。顯示代謝症候群與心血管疾病間具有密切的相關性。

四、代謝症候群與非酒精性脂肪肝

脂肪肝又可分為因飲酒而引起的「酒精性脂肪肝」與因代謝紊亂引起的「非酒精性脂肪肝」。以美國來講，非酒精性脂肪肝病在成人人口的盛行率約為20～30%，在糖尿病病人的盛行率可高達50%，而在肥胖病人的盛行率更可高達70%（Angulo, 2007）。隨國人飲食習慣日益西化，台灣非酒精性脂肪肝病的盛行率將與美國相去不遠。目前有越來越多的研究顯示非酒精性脂肪肝病與「代謝症候群」密切相關。非酒精性脂肪肝患者中60～95%的人同時有體重過重，50～60%的人同時具有高血壓及50～60%的人同時具有血脂肪異常現象。98%的非酒精性脂肪肝病人具有胰島素阻抗性，80%的非酒精性脂肪肝病人，同時也是代謝症候群病人（Hamaughi *et al.*, 2005）。且有學者指出，代謝症候群引起之脂肪肝患者，其後續進展為非酒精性肝炎的危險性較因其單純性脂肪肝患者高，此外其肝臟受損傷的程度與其體內胰島素濃度成正相關（Fan & Peng, 2007）。

五、代謝症候群與肥胖

根據2005年WHO統計，全世界的肥胖人口已達四億人之多！且預估至2015年肥胖人口更將升至七億（WHO, 2005）！肥胖是糖尿病、心血管疾病、癌症等諸多慢性疾病之主要危險因子，預防肥胖的發生可降低這類慢性疾病的罹患率。過去已有研究發現，腹部肥胖者其禁食血漿三酸甘油酯顯著高於下半身肥胖者，且在飯後血糖及胰島素濃度也有顯著較高的情形（Kissebah *et al.*, 1982）；而在Bays等人（2007）的研究中發現，高血壓病患中有高達80～85%的患者有體重過重或肥胖的情形；糖尿病病患中則有82～87%的病人被診斷出體重過重或肥胖；在血脂異常患者中也有75～84%的病患有體重過重或肥胖的現象，而過多的體脂肪亦會增加代謝性疾病（如第2型糖尿病、高血壓等）的發生率。肥胖為診斷代謝症候群的指標之一，顯示代謝症候群與肥胖間具有密切的相關性。研究指出BMI介在18.5～20.9 kg/m^{2}其代謝症候群盛行率為0.9～3.0%；而BMI介在25.0～26.9 kg/m^{2}其代謝症候群盛行率為9.6～22.5%，這些皆顯示BMI越高則代謝症候群盛行率也越高（黃麗卿，2004）。

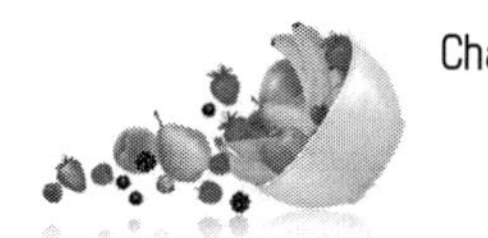

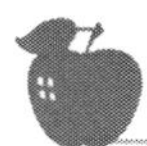

第三節　代謝症候群的治療

治療代謝症候群的目標，主要是為了可以防治第2型糖尿病與心血管疾病的發生。而目前治療代謝症候群的方式有改變生活型態，利用運動及改變飲食習慣來降低罹患代謝症候群的風險。且也可使用藥物來降低代謝症候群的危險因子。

一、生活型態

(一)運動

骨骼肌是身體內高胰島素敏感性的組織，所以與胰島素阻抗的發生有很高的相關性。身體的訓練可以減少骨骼肌脂肪含量及胰島素阻抗。有文獻指出，運動可以增加胰島素訊息傳遞蛋白的活性，使肌肉對葡萄糖的利用提高（Henin *et al.*, 1995）。

代謝症候群患者需改善身體的運動量。且有研究報導，低強度運動可加肌肉對胰島素的敏感性，一天若慢跑或健行一個小時，可以有效減輕腹部脂肪存積的現象（Deen, 2004）。

(二)飲食

代謝症候群的患者對飲食的首要目標是要改變代謝症候群的危險因子，降低罹患心血管疾病與糖尿病的風險。例如：低鹽飲食可以使血壓降低；且低油飲食則可使心血管疾病的發生率降低。且依照高血壓防治飲食對策研究計畫（Dietary Approaches to Stop Hypertension Trial, DASH），病患採用低鹽、低脂、高糖類飲食，即使體重沒有減輕，但卻可以有效的降低血壓。且多食用蔬菜、水果、全穀類也可以降低心血管疾病的發生。另外，食用低升糖指數的食品（Low-glycemic–index foods），例如：

番薯、蘋果、黃豆，則可讓飯後的血糖及胰島素能有效的降低（Jenkins *et al.*, 2002）。且除了低脂、低鹽飲食外，微量營養素的攝取也是需要注意，例如：鈣離子、鐵離子、葉酸等（Deen, 2004）。其他飲食上的建議如**表10-1**。

二、藥物治療

除了利用生活型態來改善代謝症候群的症狀，也可以利用藥物來做輔助。藥物主要是來控制代謝症候群的危險因子。目前主要有以下四大類：

(一)Fibrates類

坊間常使用的Fibrates類藥物有：fenofibrate、gemfibrozil等。Fibrates類常被廣泛當作協助脂肪代謝的藥物。效用為降低血液中的三酸甘油酯、低密度脂蛋白膽固醇，也可增加高密度脂蛋白膽固醇的濃度（Staels *et al.*, 1998）。

(二)Thiazolidinedione類

Thiazolidinedione（TZD）是口服降血糖藥物，常被用來治療糖尿病。其可降低周邊組織對胰島素阻抗的程度，也會抑制肝臟葡萄糖的新生生成。

(三)Statin類

目前最常使用的Statin藥物有：simvastatin、fluvastatin、atorvastatin等（Knopp, 1999）。臨床診斷顯示，Statin類的藥物可以有效的抑制膽固醇。

表10-1　代謝症候群患者生活型態的改變之建議

危險因子	飲食與身體活動改變	改善方法
腹部肥胖	減重	減少熱量攝取
	增加身體活動量	每天進行中強度運動30分鐘
高三酸甘油酯	減重	減少熱量攝取
	增加身體活動量	每天進行中強度運動30分鐘
	增加攝取低升糖指數食物	食用豆類、全穀類、單元不飽和脂肪酸來取代精緻澱粉類
	減少碳水化合物攝取	飲用水、低熱量飲品等來取代含糖飲料
	增加ω-3脂肪酸攝取	多食用魚類，每週至少一次
	限制酒精的攝取	男性一天最多飲用兩份、女性則一份（每份約10克酒精）
低HDL-C	減重	減少熱量攝取
	增加身體活動量	每天運動30分鐘
	增加單元不飽和脂肪酸攝取	多食用魚類、堅果類、鱷梨、橄欖油、菜仔油等
	戒菸	參與戒菸計畫
高血壓	減重	減少熱量攝取
	增加身體活動量	每天進行中強度運動30分鐘
	降低飽和脂肪酸攝取	選擇低脂乳製品，且減少紅肉、奶油、全脂乳品的攝取
	降低鈉離子的攝取	減少鈉離子的攝取，每天最多2.4克或一天攝取鹽巴至多6克
	增加蔬菜水果的攝取	每天攝食五份以上的蔬菜水果
	增加低脂乳製品攝取	每天攝食三份低脂乳製品
	限制酒精的攝取	男性一天最多飲用兩份、女性則一份
高禁食血糖	減重	減少熱量攝取
	增加身體活動量	每天進行中強度運動30分鐘
	降低碳水化合物的攝取；使用單元不飽和脂肪酸去取代碳水化合物	食用穀類、單元不飽和脂肪酸來取代精緻穀類
	增加纖維素的攝取	食用豆類及水果來增加水溶性纖維的攝取，一天至少攝取30克膳食纖維

資料來源：Modified from Deen, 2004.

(四)Angiotensin-Converting Enzyme inhibitors（ACEI）類

目前ACEI類藥物在臨床上被用來改善血壓。人體中的血管張力素II（Angiotensin II）會造成血管收縮，增加發炎因子的產生。ACEI可以抑制Angiotensin II的含量，減少發炎因子，降低形成血栓的機率，改善血壓（Libby, 1995）。

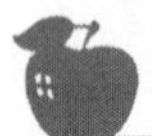

第四節　預防代謝症候群之保健食品

代謝症候群無論對個人或社會都造成了沉重的負擔，因此各國都急欲尋求防治之道。與代謝症候群具高關聯性的兩個老化性疾病——第2型糖尿病和心血管疾病已被證明可用飲食來控制。因此利用健康食品來預防或改善代謝症候群應有其發展的可行性。以下提供一些參考準則（吳亮宜，2007）：

一、可降低二項或以上代謝症候群危險因子的保健食品

這類保健食品是指具多重有效成分、可抑制代謝症候群多項危險因子的單一保健食品。例如紅麴產品，紅麴為紅麴菌（Monascus species）在蒸煮過的米上發酵所形成，是中國的傳統藥材與食物。紅麴的起源始自北宋，中國在千年前即有紅麴應用在釀酒及烹調食物的記載，明代李時珍所著的《本草綱目》中就曾詳細記載紅麴的製造與功效。其將紅麴的主要藥效歸納為「活血化瘀，健脾消食，治產後惡露不淨，瘀滯腹痛，食積飽脹，赤白下痢及跌打損傷」。紅麴目前常被用於增加食品風味及色澤，在一般民間則常被用於改善消化及心血管疾病的用藥（Huang *et al.*, 2006）。

許多研究已證實，無論在動物或人體實驗中，皆可發現紅麴具降低

血清膽固醇的功能（Heber, 1999），而有效成分為其所含的monacolin K。除了膽固醇外，紅麴對於血脂（Wang *et al.*, 2000）、血壓（Hsieh & Tai, 2003）及血糖（Chen & Liu, 2006）也都具有調節的功效。紅麴降低血壓的效果，此結果則與其所含的γ-aminobutyric acid（GABA）成分有關。綜合上述之結果看來，紅麴可能具有改善或預防代謝症候群之潛力，而研究也證實紅麴萃出物可預防高油脂餵飼大鼠肥胖及高血脂的發生，且亦可改善高胰島素血症的現象，具預防代謝症候群的功效（Chen *et al.*, 2008）。

又如茶類產品。近年來，綠茶中所含之兒茶素經一些臨床及動物實驗均證實能有效延緩低密度脂蛋白之氧化遲滯時間，降低血中膽固醇。根據2000年Miura等學者的人體實驗顯示，22位健康男性成人每日攝取600mg之綠茶萃取物（約含480mg之兒茶素）一週，可有效延緩低密度脂蛋白之氧化遲滯時間。兒茶素亦被證實能促進脂肪氧化，減少過多脂肪堆積（Lee *et al.*, 2004）。也有研究指出，以兒茶素餵食雄性大鼠，發現能抑制腸道內α-澱粉酶及蔗糖酶的活性，干擾澱粉和蔗糖的消化，進而降低血糖濃度（Matsumoto *et al.*, 1993）。此外，綠茶亦被證實具降低血壓的效果，此結果則與其所含的兒茶素及GABA成分有關（Yamamoto, 1996）。綜合上面的結果，同樣可推測綠茶可能具改善或預防代謝症候群的效果，而Wu等人（2004）以大鼠進行的研究中，果然證實綠茶的確可以改善代謝症候群的多項危險指標。

二、具改善代謝症候群多項危險因子功效的配方保健食品

代謝症候群的症狀為同時具有多項危險因子，故另一種預防或改善的策略就是選擇已知分別具有可降低至少一種主要代謝症候群危險因子的三至四種食材，並將之組合成複方食品。如最近研究顯示含植物固醇、大豆蛋白和膠狀纖維之飲食配方可有效降低血壓、血清脂質及C反應

蛋白質，其效果如同每天服用20毫克lovastatin降膽固醇藥（Sacks, *et al.*, 2006）。又如紅麴可降低血清中三酸甘油酯、膽固醇、極低密度脂蛋白膽固醇及低密度脂蛋白膽固醇濃度；兒茶素可降血脂及血壓；鰹魚蛋白質中分離出胜肽類物質可降血壓（Fujita & Yoshikawa, 1999）；豆豉萃取物可降血糖、糖化血色素及三酸甘油酯濃度（Fujita *et al.*, 2001）。在蕭捷方（2009）的論文中將上述紅麴、鰹魚、兒茶素及豆豉等四種食材萃出物加以組合，並利用動物實驗評估其對代謝症候群的影響。實驗結果顯示，此複方食材具有能改善代謝症候群血壓上升、血漿胰島素濃度、三酸甘油酯濃度及膽固醇濃度上升及胰島素敏感性下降的功效。

三、尋找增加胰島素敏感性與具抗發炎作用的健康食品

胰島素阻抗被認為是形成代謝症候群的主要機制，因此能增進胰島素敏感之物質將有機會預防或改善代謝症候群。一些ω-3不飽和脂肪酸及食物成分則已經被證實可藉由活化與胰島素敏感性有關之轉錄因子PPAR-γ來改善胰島素的敏感性（Sekiya *et al.*, 2003）。如苦瓜其原產於南美洲與亞洲地區，常被用於改善糖尿病、痲瘋、黃疸、風濕、痛風等疾病。有文獻指出，苦瓜部分成分的結構與動物的胰島素構造類似有關，可以有效的降低糖尿病動物及第2型糖尿病病人的血糖值（Uebanso *et al.*, 2007）。另有學者發現苦瓜的乙酸乙酯萃出物可以活化與胰島素敏感性有關之轉錄因子PPARs。且將萃出物餵食因Streptozotocin誘發糖尿病的大鼠，發現其可以有效的降低血液中血糖及三酸甘油酯的含量，並增加高密度脂蛋白在血液中的濃度，且有增加胰島素分泌的趨勢（Chao *et al.*, 2003）。研究也指出以苦瓜萃出物餵食高油脂飼料誘發之代謝症候群小鼠時，苦瓜可有效具有降低血糖、血脂並具改善胰島素阻抗的功效，具改善代謝症候群之功用（Shih *et al.*, 2009）。

總之，代謝症候群不管在目前或未來對於人類的威脅都不容我們忽

視，尤其是其後續引發的相關疾病對國家醫療資源及個人都會造成負擔及損失，因此如何早期預防及改善遂成為保護國人健康的重要課題。近年來，國人逐漸重視養生之道，如能利用保健食品來達到預防或改善代謝症候群之功效，相信對於台灣的農業、食品業及生技產業都將會一項新的利多，而對社會大眾來說更是一大福祉。

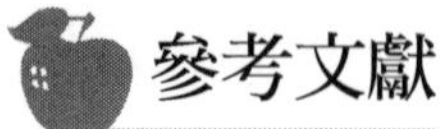

參考文獻

行政院衛生署國民健康局（2007）。成人（20歲以上）代謝症候群之判定標準。

行政院衛生署（2006）。《中華民國94年國人主要死因統計資料》。

吳亮宜（2007）。〈代謝症候群之介紹與相關保健食品之開發〉。《農業生技產業季刊》，11：45-51。

衛生署國民健康局（2003）。《台灣地區高血壓、高血糖、高血脂盛行率報告》。

黃麗卿（2004）。《新世紀文明病——新陳代謝症候群之初探調查》。

蕭捷方（2009）。《不同複方食材對高果糖誘發代謝症候群大鼠之影響》。中原大學化學系碩士學位論文。

Alberti, K. G., Zimmet, P., & Shaw, J. (2005). The metabolic syndrome-a new worldwide definition. *Lancet, 366*: 1059-1062.

Angulo P. (2007). Obesity and nonalcoholic fatty liver disease. *Nutr Rev., 65* (6 Pt 2): S57-63.

Bays, H. E., Chapman, R. H., & Grandy, S. (2007). The relationship of body mass index to diabetes mellitus, hypertension and dyslipidaemia: comparison of data from two national surveys. *Int J Clin Pract, 61*: 737-747.

Cameron, A. J., Shaw, J. E., & Zimmet, P. Z. (2003). The metabolic syndrome: prevalence in worldwide populations. *Endocrinol Metab Clin North Am,* 33: 351-375.

Chao, C. Y., & Huang C. J. (2004). Bitter gourd (Momordica charantia) extract activates peroxisome proliferator-activated receptors and upregulates the expression of the acyl CoA oxidase gene in H4IIEC3 hepatoma cells. *J Biomed Sci, 10*: 782-791.

Chen, C. C., & Liu, I. M. (2006). Release of acetylcholine by Hon-Chi to raise insulin secretion in Wistar rats. *Neurosci Lett, 404*(1-2): 117-121.

Chen W. P., Ho B. Y., Lee C. L., Lee C. H., & Pan T. M. (2008). Red mold rice prevents the development of obesity, dyslipidemia and hyperinsulinemia induced by high-fat diet. I*nt J Obes., 32*(11): 1694-704.

Chuang, S. Y., Chen, C. H., Tsai, S. T., & Chou, P. (2002). Clinical identification of the metabolic syndrome in Kinmen. *Acta Cardiol Sin, 18*: 16-23.

Deen, D. (2004). Metabolic Syndrome: Time for Action. *American Family Physician,*

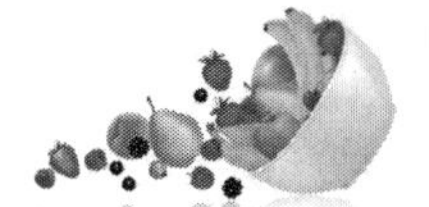

69: 2875-2882.

Eckel, R. H., Grundy, S. M., & Zimmet, P. Z. (2005). The metabolic syndrome. *Lancet, 365*(9468): 1415-1428.

Eckel, R. H. (1989). Lipoprotein lipase: A multifunctional enzyme relevant to common metabolic diseases. *N Engl J Med, 320*: 1060-1068.

Expert Panel on Detection, Evaluation, and Treatment of High Blood Cholesterol in Adults(2001). Executive Summary of The Third Report of The National Cholesterol Education Program (NCEP) Expert Panel on Detection, Evaluation, And Treatment of High Blood Cholesterol In Adults (Adult Treatment Panel III). *JAMA, 285*(19): 2486-2497.

Fan J. G., & Peng Y. D. (2007). Metabolic syndrome and non-alcoholic fatty liver disease: Asian definitions and Asian studies. *Hepatobiliary Pancreat Dis Int., 6*(6): 572-8. Review.

Ferrannini E, Natali A, Bell P. 1997. Insulin resistance and hypersecretion in obesity. European Group for the Study of Insulin Resistance (EGIR). *J Clin Invest 100*: 1166-1173.

Ford, E. S., Giles, W. H., & Dietz, W. H. (2002). Prevalence of the metabolic syndrome among US adults: findings from the third National Health and Nutrition Examination Survey. *JAMA, 287*(3): 356-359.

Fujita, H., Yamagami, T., & Ohshima, K. (2001). Fermented soybean-derived water-soluble touchi extract inhibits alpha-glucosidase and is antiglycemic in rats and humans after single oral treatments. *J Nutr, 131*: 1211-1213.

Fujita, H., & Yoshikawa, M. (1999). LKPNM: a prodrug-type ACE-inhibitory peptide derived from fish protein. *Immunopharmacology, 44*(1-2): 123-127.

Furukawa S., Fujita T., Shimabukuro M., Iwaki M., Yamada Y., Nakajima Y., Nakayama O., Makishima M., Matsuda M., & Shimomura I. (2004). Increased oxidative stress in obesity and its impact on metabolic syndrome. *J Clin Invest, 114*(12): 1752-61.

Furuyama, N., Kondo, H., Takahashi, M., Arita, Y., Komuro, R., Ouchi, N., Kihara, S., Tochino, Y., Okutomi, K., Horie, M., Takeda, S., Aoyama, T., Funahashi, T., & Matsuzawa, Y. (2002). Diet-induced insulin resistance in mice lacking adiponectin/ACRP30. *Nat Med., 8*(7): 731-377.

Haffiner, S., & Taegtmeyer, H. (2003). Epidemic obesity and the metabolic syndrome.

Circulation, 108: 1541-1545.

Hamaguchi M., Kojima T., Takeda N., Nakagawa T., Taniguchi H., Fujii K., Omatsu T., Nakajima T., Sarui H., Shimazaki M., Kato T., Okuda J., & Ida K. (2005). The metabolic syndrome as a predictor of nonalcoholic fatty liver disease. *Ann Intern Med., 143*(10): 722-8.

Heber, D. (1999). Pharmacotherapy in the treatment of obesity. *Clin Cornerstone, 2*(3): 33-42.

Henin, N., Vincet, M. F., Gruber, H. E., & Van den Berghe, G. (1995). Inhibition of fatty acid and cholesterol synthase by stimulation of AMP-activated protein kinase. *FASEB J, 9*: 541-546.

Hsieh, P. S., & Tai, Y. H. (2003). Aqueous extract of Monascus purpureus M9011 prevents and reverses fructose-induced hypertension in rats. *J Agric Food Chem, 51*(14): 3945-3950.

Hu, G., Qiao, Q., Tuomilehto, J., Balkau, B., Borch-Johnsen, K., & Pyorala, K. (2004). Prevalence of the metabolic syndrome and its relation to all-cause and cardiovascular mortality in nondiabetic European men and women. *Arch Intern Med, 164*: 1066-1076.

Huang, H. N., Hua, Y. Y., Bao, G. R., & Xie, L. H. (2006). The Quantification of Monacolin K in some red yeast rice from Fujian province and the comparison of the other product. Chem. *Pharm. Bull, 54*: 687-689.

Isomaa, B., Almgren, P., Tuomi, T., Forsén, B., Lahti, K., Nissén, M., Taskinen, M. R., & Groop, L. (2001). Cardiovascular morbidity and mortality associated with the metabolic syndrome. *Diabetes Care, 24*: 683-689.

Jenkins, D. J., Kendall, C. W., Augustin, L. S., & Vuksan, V. (2002). High-complex carbohydrate or lente carbohydrate foods? *Am J Med, 113*: 30-37.

Kim, Y. B., Shulman, G. I., & Kahn, B. B. (2002). Fatty acid infusion selectively impairs insulin action on Akt1 and protein kinase C lambda/zeta but not on glycogen synthase kinase-3. *J Biol Chem, 277*: 32915-32922.

Kissebah, A. H., Vydelingum, N., & Murray, R. (1982). Relation of body fat distribution to metabolic complications of obesity. *J Clin Endocrinol Metab, 54*: 254-260.

Knopp, R. H. (1999). Drug treatment of lipid disorders. *N Engl J Med, 341*: 498-511.

Lee, H., Bae, J. H., & Lee, S. R. (2004). Protective effect of green tea polyphenol EGCG

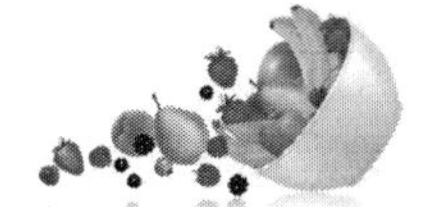

against neuronal damage and brain edema after unilateral cerebral ischemia in gerbils. *J Neurosci Res, 77*(6): 892-900.

Lewington, S., Clarke, R., Qizilbash, N., Peto, R., & Collins, R. (2002). Age-specific relevance of usual blood pressure to vascular mortality: a meta-analysis of individual data for one million adults in 61 prospective studies. *Lancet, 360*: 1903-1913.

Libby, P. (1995). Molecular bases of the acute coronary syndromes. *Circulation, 91*: 2844-2850.

Lin Y., Berg A. H., Iyengar P., Lam T. K., Giacca A., Combs T. P., Rajala M. W., Du X., Rollman B., Li W., Hawkins M., Barzilai N., Rhodes C. J., Fantus I. G., Brownlee M., & Scherer P. E. (2005). The hyperglycemia-induced inflammatory response in adipocytes: the role of reactive oxygen species. *J Biol Chem, 280*(6): 4617-26.

Maeda N., Shimomura I., Kishida K., Nishizawa H., Matsuda M., Nagaretani H., Furuyama N., Kondo H., Takahashi M., Arita Y., Komuro R., Ouchi N., Kihara S., Tochino Y., Okutomi K., Horie M., Takeda S., Aoyama T., Funahashi T., & Matsuzawa Y. (2002). Diet-induced insulin resistance in mice lacking adiponectin/ACRP30. *Nat Med, 8*(7): 731-377.

Maddux, B. A., See, W., Lawrence, J. C. Jr, Goldfine, A. L., Goldfine, I. D., & Evans, J. L. (2001). Protection against oxidative stress-induced insulin resistance in rat L6 muscle cells by mircomolar concentrations of alpha-lipoic acid. *Diabetes, 50*: 404-410.

Matsumoto, N., Ishigaki, F., Ishigaki, A., Iwashima, H., & Hara, Y. (1993). Reduction of blood glucose levels by tea catechin. *Biosci Biotech Biochem, 57*(4): 525-527.

Matsuoka, T., *et al*. (1997). Glycation-dependent, reactive oxygen species-mediated suppression of the insulin gene promoter activity in HIT cells. *J. Clin. Invest., 99*: 144-150.

Miura, Y., Chiba, T., Miura, S., Tomita, I., Umegaki, K., Ikeda, M., & Tomita, T. (2000). Green tea polyphenols (flavan 3-ols) prevent oxidative modification of low density lipoproteins: an ex vivo study in humans. *J Nutr Biochem, 11*(4): 216-222.

Nakazono, K., Watanabe, N., Matsuno, K., Sasaki, J., Sato, T., & Inoue, M. (1991). Does superoxide underlie the pathogenesis of hypertension? *Proc Natl Acad Sci USA, 88*(22): 10045-8.

Natali, A., & Ferrannini, E. (2004). Hypertension, insulin resistance, and the metabolic syndrome. *Endocrinol Metab Clin North Am., 33*: 417-429.

Paul, A. (2007). Obesity and nonalcoholic fatty liver disease. *International Life Sciences Institute*, Jun. S57-S63

Peraldi, P., Hotamisligil, G. S., Buurman, W. A., White, M. F., & Spiegelman, B. M. (1996). Tumor necrosis factor (TNF)-alpha inhibits insulin signaling through stimulation of the p55 TNF receptor and activation of sphingomyelinase. *J Biol Chem., 271*: 13018-13022.

Ruan, H., Hacohen, N., Golub, T. R., Van Parijs, L., & Lodish, H. F. (2002). Tumor necrosis factor-alpha suppresses adipocyte-specific genes and activates expression of preadipocyte genes in 3T3-L1 adipocytes: nuclear factor kappaB activation by TNF-alpha is obligatory. *Diabetes, 51*: 1319-1336.

Sacks, F. M., Lichtenstein, A., Van Horn, L., Harris, W., Kris-Etherton, P. & Winston, M.; American Heart Association Nutrition Committee (2006). Soy protein, isoflavones, and cardiovascular health: an American Heart Association Science Advisory for professionals from the Nutrition Committee.*Circulation, 113*(7): 1034-44.

Sattar, N., Gaw, A., & Scherbakova, O. (2003). Metabolic syndrome with and without C-reactive protein as a predictor of coronary heart disease and diabetes in the West of Scotland Coronary Prevention Study. *Circulation, 108*: 414-419.

Sekiya, M., Yahagi, N., Matsuzaka, T., Najima, Y., Nakakuki, M., Nagai, R., Ishibashi, S., Osuga, J., Yamada, N. & Shimano, H. (2003). Polyunsaturated fatty acids ameliorate hepatic steatosis in obese mice by SREBP-1 suppression. *Hepatology, 38*(6): 1529-39.

Selvin, E., Coresh, J., Golden, S. H., Brancati, F. L., Folsom, A. R., & Steffes, M. W. (2005). Glycemic control and coronary heart disease risk in persons with and without diabetes: the atherosclerosis risk in communities study. *Arch Intern Med, 165*: 1910-1916.

Shih, C. C., Lin, C. H., Lin, W. L., & Wu, J. B. (2009). Momordica charantia extract on insulin resistance and the skeletal muscle GLUT4 protein in fructose-fed rats. *J Ethnopharmacol, 123*: 82-90.

Staels, B., & Auwerx, J. (1998). Regulation of apo A-I gene expression by fibrates. *Atherosclerosis, 137* Suppl: S19-23.

Teramoto, T., Fujita, T., Kawamori, R., Miyazaki, S., Teramukai, S., & Igarashi, M.

(2008). OMEGA study: design, baseline data, metabolic syndrome prevalence in a large-scale observational study of hypertensive patients: The olmesartan mega study to determine the relationship between cardiovascular endpoints and blood pressure goal achievement study. *Hypertens Res, 31*: 2011-2017.

Uebanso, T., Arai, H., Taketani, Y., Fukaya, M., Yamamoto, H., Mizuno, A., Uryu, K., Hada, T., & Takeda, E. (2007). Extracts of Momordica charantia suppress postprandial hyperglycemia in rats. *J Nutr Sci, 53*: 482-488.

Wang, J., Burnett, J. R., Near, S., Young, K., Zinman, B., Hanley, A. J., Connelly, P. W., Harris, S. B., & Hegele, R. A. (2000). Common and rare ABCA1 variants affecting plasma HDL cholesterol. *Arterioscler Thromb Vasc Biol, 20*(8): 1983-1989.

Welborn T. A., & Wearne K. (1979). Coronary heart disease incidence and cardiovascular mortality in Busselton with reference to glucose and insulin concentrations. *Diabetes Care, 2*(2): 154-60.

Wu, L. Y., Juan, C. C., Hwang, L. S., Hsu, Y. P., Ho, P. H., & Ho, L. T. (*2004*). Green tea supplementation ameliorates insulin resistance and increases glucose transporter IV content in a fructose-fed rat model. *Europ. J. Nutr., 43*(2): 116-24.

Yamamoto, M. M. (1996). Physiological modulative functions of tea. *J. Jpn. Soc. Food Sci. Techn. , 43*(6): 653-662.

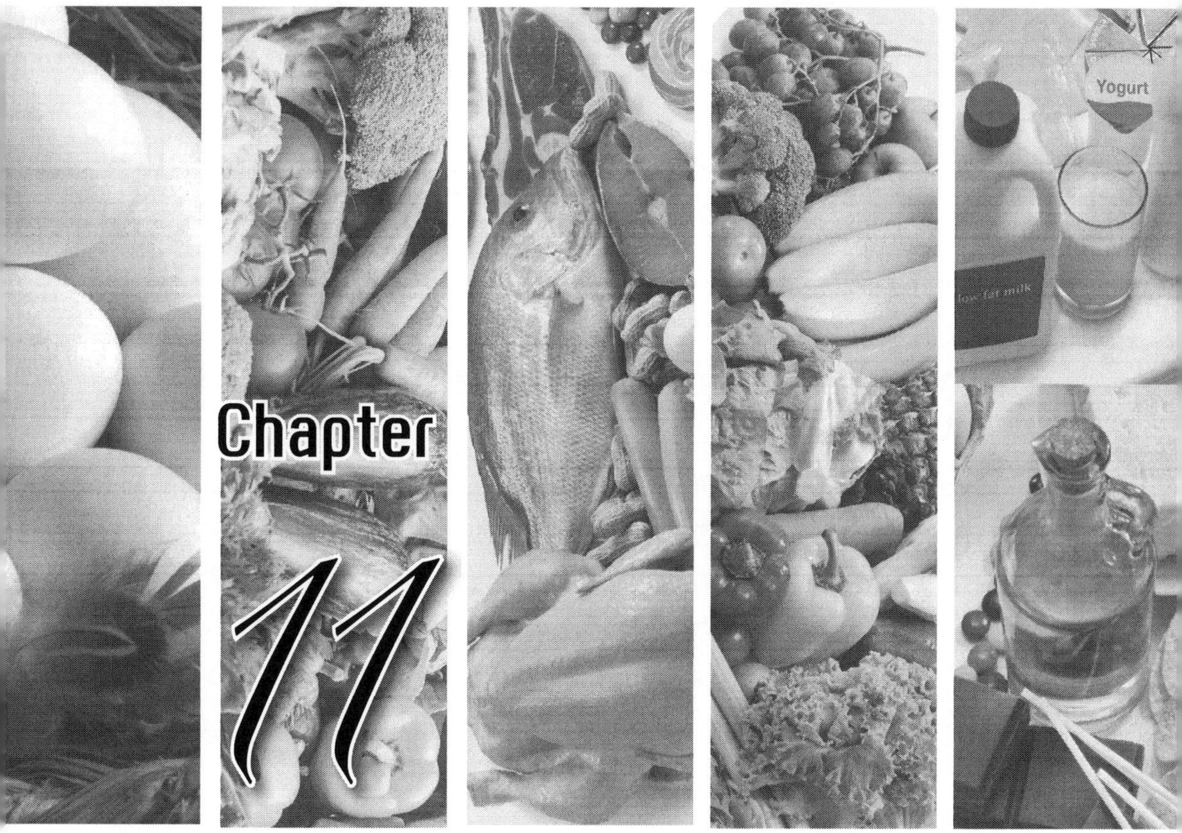

Chapter 11

保健食品與記憶增進

謝淑貞

學歷：陽明大學生化暨分子生物研究所博士

現職：臺灣大學食品科技研究所助理教授

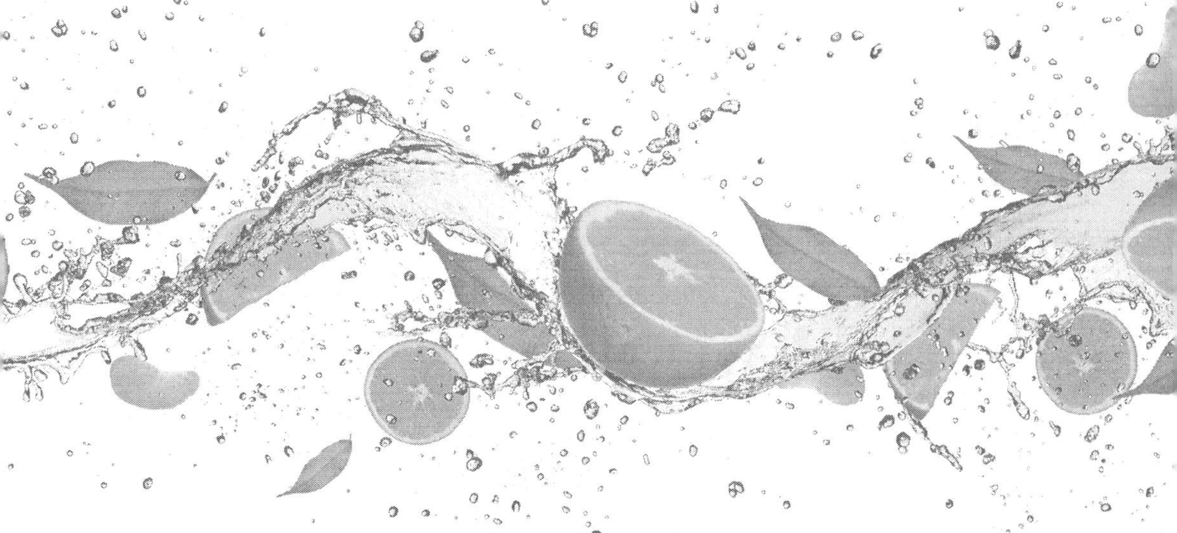

21世紀是一個知識爆漲的時代，對知識掌握的能力也決定了一個人在這樣高競爭的世代中如何脫穎而出。無疑地，好的記憶能力可以讓人在這場競賽中增分不少。但很不巧，自然的法則已給人類的記憶力作了規範，隨著年齡或疾病的影響，人的記憶力會漸漸退化，這樣的現象就發生在你我之間，給人們帶來一些惱人的不便。最常見的實例就是，在急需使用某些身邊常攜帶的東西時赫然發現忘了帶，這些小小的遺忘所造成的不便還小，但在社交場合上忘了一個重要人物的稱謂時就窘大了。偏偏這些退化的情形還可以以更戲劇化的狀況出現，演變到最終就是：「請問你知道王先生家搬到哪裡去嗎？」、「老爸我知道，媽要我帶你回家。」往往在這個時候就已經到了病態的階段了。

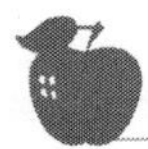 第一節　腦與記憶力的關係

記憶力的增進對就學中的學生而言相對更為重要，要瞭解如何增進記憶力就必得對腦有一些初步的瞭解。人類對腦的結構及其相對應功能的瞭解是在近幾十年才開始的，在解開記憶之謎的一開始，不得不提到1953年亨利（Henry M.）發生的故事。話說亨利為了治癲癇就醫，根據當時的醫療知識，亨利被摘除了海馬迴。當此部分被摘除之後，亨利竟失去了短暫記憶。為了確定此事，在和亨利握手之前，醫生會預藏一個電源器在手裡，每當亨利跟他握手的時候，就會被電一次。結果醫生在這個設計的實驗中發現，當他下次再見到亨利時，亨利還是會跟他握手，因為他完全不記得先前被電到的經驗。透過這個案例，科學家才發現，原來海馬迴掌管人類的短暫記憶。此後，透過更多的個案以及研究，神經科學家漸漸解開大腦不同區域的功能，而這樣的知識仍然持續建構中。

當我們在記憶一個事情的時候，會先去取得這個資訊，之後就會在大腦內短暫儲存，最後透過固化的過程，轉變成一個長期的記憶；當遇到

需要的時候，大腦就會從長期記憶區內將這個資料提取出來。就以電腦作為範例，如果電腦一個禮拜開機一次，十分鐘就關機，即使是配備再好的電腦其功能也無法好好發揮。人腦也是如此，大腦資訊的取得、貯存跟提用都是需要常常反覆使用的。從大腦的電性迴路圖型中可以發現，腦神經細胞向外伸出很多突觸，以便與附近的細胞取得連結進而產生交互作用，這正是我們大腦平常的狀態。研究腦神經科學的研究者就發現，當人們正專心聆聽一件事的時候，其腦神經細胞的突觸就會逐漸向外伸展出去，使得兩個細胞彼此更靠近。反之，當腦袋開始失焦或是要進入夢鄉的時候，突觸就會縮回去。所以從這個例子就可以清楚知道，大腦是真的需要常常使用的！

人的大腦是由一千億個神經元細胞所構成的，其本體可以延伸出很多觸鬚與附近的細胞做連結，這些連結可以高達4×10^{16}個。無法以我們尋常的計數單位表達，說是天文數字一點也不誇張。當我們已經知道大腦的型態與功能的複雜性，也清楚它是需要被鍛鍊的，進一步我們就想要探討是否可以從飲食層面來控制大腦。以目前研究食物與人體交互作用的相關報導中，發現食物對一個人的控制力是遠超過想像的。有個俗諺提到「你吃什麼因就生什麼果」（You are what you eat.）是很有道理的。我們攝入的食物不單僅用來維持健康，還可以進一步影響功能，甚至在不知不覺中，都還影響到心理層面。目前研究已經知道，有些食物成分如短胜肽會影響心理和生理的狀態。雖然知道食物有如此強大的力量，但還是有一大部分仍停留在研究的階段。

舉個實例來說，物理學家大部分達成其研究巔峰，往往是在很年輕的時候，相對於其他像是做生命科學研究的人年紀就可能稍長些。仔細去想這個問題，會發現原因是在於人的大腦是會隨著時間一直老化的。大腦的集中注意能力會隨著老化而逐漸下降。在物理學的領域中，通常要透過很密集的思考過程，當思考到一定階段後，才會得到結論。所以當大腦的功能比較衰退的時候，就沒有辦法完成這一類需要長時間集中注意力的研究。反之，在生命科學的領域，實驗大部分是透過雙手來實際操作，長期需要大腦集中的期間，相對的就比理論物理學家少。已知就飲食的觀點而言，雖然沒有辦法產生天才型的大腦，但是藉由正確的飲食卻是可以幫助大腦在一個很好的狀況下發揮。

第二節　愛吃糖的大腦

大腦會從正常的狀況下逐漸的老化，這其中還可能產生疾病誘發的退化狀態。這也代表著人的記憶力是會隨著老化與疾病的狀態下，漸進式地受到影響。由數據顯示，一個人只要超過三十歲後，大腦每年便會萎縮0.5%，在罹患疾病的過程，它更會以十倍的速率進行萎縮。可以想像，當一個人的大腦萎縮後，它的功能也一定會受到很大的阻撓。為防止大腦的提早老化，我們需要多瞭解大腦一些。第一，我們要知道，一個正常大腦的運作過程是非常耗能的；大腦雖然只重3磅，大約只有1公斤多，體積也很小，可是，它卻用掉全身20～25%的能量，所以所消耗的能量是相當可觀的，而大腦所用來消耗能量的就是糖。就別的組織而言，以肝臟來說，在營養充分的情況下，它所消耗的是葡萄糖；當營養不足時，它所消耗的便是脂肪酸；在營養更不足的狀況下，它消耗的便是胺基酸。但是大腦卻很堅持，不論在能量充足或不足的時候，它都只消耗葡萄糖；直到真的體內再也沒有葡萄糖供應時，才會消耗脂肪酸解離下來的酮體。

因此，人不能不進食，因為常常缺乏充分的葡萄糖供給大腦時，會導致腦細胞壞死，而當腦細胞一壞死之後，腦細胞本來與其他細胞產生的連結也會斷掉，即表示腦海裡必然喪失某部分記憶力或部分功能。所以為了保持大腦有充分的醣類作為能量的來源，就必須對食物的升糖指數（Glycemic Index, GI）有一定程度的瞭解。所謂的升糖指數，就是指食物攝食後葡萄糖在血管中被檢查到的時間快慢。更專業地解釋，升糖指數是一個用來衡量不同碳水化合物食物，對於血液中葡萄糖（血糖）濃度影響的一種相對程度指標系統。就定義而言，GI值的計算，是指在攝取固定含量碳水化合物的食物（通常是50g）後，以時間為橫軸對血糖的測試值當縱軸作圖，而以兩個小時內的血糖反應曲線下面積（Area Under the 2 hour blood glucose response Curve, AUC）積分，除以葡萄糖作為參考標準的AUC積分，再乘以100所得數值，即為GI值。

一般而言，主要是以葡萄糖作為標準，指數越低，表示需要花費更長的時間來增加血中葡萄糖，因葡萄糖的上升速率比較慢，所以葡萄糖的供給過程可以很和緩且維持更長的時間。反之，如果是升糖指數高的食物，表示在攝食後血液裡的葡萄糖量便很快往上提升，可是相對它也很快就會被消耗掉。簡而言之，當攝食低升糖指數的食物，血液中的葡萄糖可以維持比較久，可以供給的時間也比較久。但如果是高升糖指數的食物，表示體內很快就會利用到這些葡萄糖，但血糖也很快就往下降了。對腦的功能而言，保持讓腦有糖吃是很重要的事。因此有些老人家因低血糖昏迷時，若不迅速補充葡萄糖，則很容易造成腦的損傷。

第三節　注意補充大腦運作所需之物質

除了葡萄糖以外，還有一些營養素對維持正常的腦機能也非常重要，例如維生素B_1，其功用是在於協助能量轉換、神經細胞膜功能的維持及神經傳導等，缺乏時會產生腳氣病。食物中又以全穀類及小麥胚芽的B_1含量最豐富，瘦豬肉、肝臟、大豆及其製品、花生、葵花子、豌豆、酵母以及牛奶等也都是維生素B_1的主要食物來源。另外維生素B_6主要是參與胺基酸的代謝反應，可以合成神經傳導物質所需要的血清素跟多巴胺。維生素B_6缺乏時會引起皮脂漏疹、小球型貧血；主要飲食來源是動物食品，植物食品中的全麥、糙米、豆類及堅果類。另外蔬菜中的菠菜、馬鈴薯、青花菜、白花菜，以及水果中的香蕉、酪梨等也含有豐富的維生素B_6。吃三根香蕉，一天所需的維生素B_6就足夠了，所謂的每一日所需求的分量就是營養學家常說的RDA（Recommended Dietary Allowance）。足夠的維生素B_6攝取也可以從肉類取得，例如，一份90克的雞肉或者是魚肉、豬肉或半個烤馬鈴薯就提供四分之一的RDA，就是你每日所需要的四分之一量的維生素B_6。

此外，維生素B_{12}可以形成膽素，它也是一個神經傳導物質，是形成神經鞘所需要的，另外也參與體內甲硫胺酸合成和脂肪酸分解代謝。維生素B_{12}缺乏時會影響葉酸代謝途徑而影響核酸合成與細胞分裂，也會導致惡性貧血。食物中維生素B_{12}主要來源為動物性食品，尤其以肝臟、肉類等含量較豐，乳品類含有少量，植物性食品大多不含維生素B_{12}，唯有藻類食品可供給。維生素B_{12}一天所需要的量大致由兩顆雞蛋或者是100克的牛奶即可補足。

最後一提的是菸鹼酸，菸鹼酸可以協助ATP的合成或者是脂肪酸與膽固醇的合成，膽固醇並非是完全負面的物質，當體內吸收不足的話，身體仍會有很多功能發生障礙。當菸鹼酸缺乏的話，會使得情緒不穩，易怒且記憶力減退甚至失眠。每天攝取量只要有60克的雞胸肉加上240克的蘆筍就足夠。

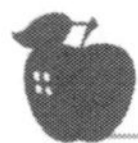第四節　分辨偽科學與真研究

藉由每日的食物配置過程，是可以讓大腦有足夠的能量去做好記憶的保存。目前的科學研究就試圖探討究竟哪些食物對人的記憶力可以有增進的作用。在此要提醒讀者在目前坊間、網路充斥許多健康食品概念或產品的推銷之時，要如何作正確判斷以避免受不正確的訊息所誤導。真正的科學研究是必須以實驗數據為基礎的，首先，樣本數一定會要具有代

表性，亦即可以代表一個族群，越大的樣本數其結果的可信度越高。此外，樣本數的結果必須很忠實的被呈現出來，不能篩選結果，研究呈現的是一個完整的實驗結論。但偽科學所做的事情，通常就是把樣品給三姑六婆嘗，這九個人嘗試了之後，結果三姑有效果，但六婆無效；不過當看到三姑有效，就忽略六婆的病情更嚴重這個結果，在下結論時就認定這食材是有效的，這種所謂的研究結果完全失去客觀性，也無法反映真實的情況。因此，當接受到一個新的訊息時，必須要去判斷這個資料來源是來自於偽科學還是真正的研究數據。

一般而言，做研究的人要去考量到此食物對人體有沒有好處的時候，大都先採用動物實驗。要注意的是，雖然採取的是動物試驗，但是有一些動物實驗所做出來的結果應用到人身上時，就是無法行得通。因此，一般做食品研究實驗時，都會先從動物實驗開始，進而做到人體試驗，最終才可向大眾宣稱此食品對人體是否有實際的效果。

第五節　常用以研究大腦記憶力的動物模式

想要探討食物對大腦記憶力的影響，也同樣會使用老鼠模式，其中常用的是莫氏水迷宮（Morris water maze）。實驗的原理是使用一個大水槽並設計其內有一個明顯的指標，指標下面有個塑膠的平台，然後把老鼠放入水槽，因為老鼠不想在游泳池裡面，所以便會拚命找一個可以站立之處，最終就會找到這個平台。透過訓練老鼠讓牠找到平台之後，再把協助老鼠尋找平台明顯的指標給去掉，並且把槽內的水加上染劑使老鼠無法看到藏在水裡的平台。在這種情形下，老鼠要找到平台就端看其記憶力好壞來決定。因此，利用此模式，我們可以餵食老鼠各式食物，再去觀察牠是否仍記得平台的位置，藉此評估該食品的功效。其後的設計，連平台都去掉，直接觀察老鼠到底是在哪個區域游動的頻率較高，若老鼠的記憶力不錯的話，就可發現牠經常在先前放置平台的區塊游動，經統計在各區域的游動頻率後即可判斷老鼠記憶能力的改變。

另一個常用的方法是被動迴避試驗，原理是利用一個內部一半區域為暗，另一半有燈光照射的箱子。因為老鼠總是喜歡暗處，所以喜歡跑到暗箱的地方。可是如果在暗箱的地方通電，每當老鼠跑到暗箱便會被電到，因此老鼠就被訓練成違反牠的常態，就不敢跑到暗箱的區域。由此原理就可以設計實驗來觀察老鼠餵食了特定食物後，是否影響其記憶能力。基本的實驗設計是藉由癡呆老鼠的模式，亦即誘導老鼠產生自發性的癡呆後再餵食牠們特定的食物，進而觀察老鼠是否因為攝食了特定食物會記得暗的地方有通電的事。

透過這些實驗設計，就可深入去探究攝食某些特定食物後對人體的記憶能力是否有其影響力。在這些可以用來增進記憶力的相關健康食品中，目前唯一通過美國FDA認證確實對阿茲海默症患者有增進其記憶或是將症狀減緩的只有銀杏。但銀杏也只針對有疾病的病人有增強記憶的效果，對於一個正常人來說是沒有顯著差異。

接著我想提一個關於類黃酮（flavonoids）的實驗數據。類黃酮是多酚或酚類化合物中最大的一類，而酚類化合物又屬植物化學成分中最大族群，目前科學界已經鑑定出四千多種不同的類黃酮。英國瑞汀大學（University of Reeding）史賓塞教授的研究團隊做過一個有趣的研究，這個研究是選取四十個年紀大約在十八歲到三十歲之間的成年人，提供他們食用包括藍莓奶昔在內的套餐，分別在上午和下午各做一次認知測試。實驗進行一個月後同樣的受試者，再做相同實驗但是此次不攝取任何含有藍莓的餐點。分析兩次的實驗結果發現，攝取藍莓不影響早上的測試結果，但對於受試者下午的認知能力有顯著增進功效。該團隊更進一步的研究指出，藍莓除了具備抗氧化能力外，其所含的類黃酮可以增加腦部的血液循環速度，因此藉此可以提高大腦的專注力且強化記憶能力。

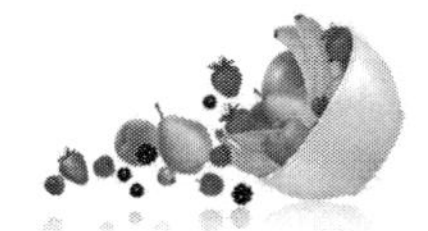
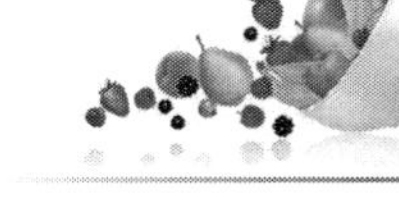

第六節　減緩大腦老化的食物

之前曾提到，老化是影響記憶力一個重大的因素。已知造成老化的因素很多，且老化通常會連帶影響到大腦的衰退。衰老的原因有很多，目前並沒有單一的原因可以解釋，只能說有某些因素可能引起老化或加速老化，包括個人體質、生活習慣、外在環境等等。研究人員從不同的角度出發，對衰老現象的產生提出不同的解釋，結果形成眾多的衰老學說，其中之一即為自由基學說。自由基是人體新陳代謝過程中產生的化合物，由於電子團不成對，所以反應性極高，必須奪取鄰近的電子才能穩定下來。自由基在體內的產生原因也很多，像是物理性的原因，比如說照射到很強的紫外線，亦或者是一些化學的因素，像是攝食到一些有毒性的化學物質，這些物質就在體內引起一連串氧化還原反應，進而產生自由基。

此外還有生物性的因素，例如當細菌入侵體內的時候，身體內的嗜中性球會產生自由基來對抗外來的細菌或者病原。適量的自由基對身體是好的，因為它在免疫系統中有著不可或缺的功能。但是，過量的自由基就很不好了，過量的自由基會在人體內引起連鎖的氧化反應，因而造成體內一些分子如染色體、蛋白質的損壞，進而導致細胞、組織傷害，也促進身體內的發炎反應和老化的進行。老年人的黑斑、皺紋、動脈硬化、白內障、視網膜病變、眼底黃斑退化，甚至如失智症的發生與自由基有密切的關係。其中動脈硬化的進行則是腦血管疾病（如中風）及心血管疾病（如心肌梗塞）最重要的原因。如何避免自由基的傷害，不僅對預防癌症相當重要，也是延緩老化的重要訣竅。

避免自由基的傷害可以延緩老化，在飲食方面，均衡的飲食對維持人體內部抗氧化系統的完整相當重要，抗氧化酵素都是蛋白質構成的，若缺乏充分的蛋白質供應，很難維持其正常功能的運作。食物中如黃豆、胚芽米、綠茶及新鮮的黃綠色蔬菜水果或梅乾、葡萄乾都含有豐富的抗氧化物（如維生素E、C及β胡蘿蔔素），只要充分地攝取就不乏抗氧化物。

除了抗氧化劑可以幫助消除自由基，在日常飲食攝取上還是要留意一些特別的營養成分，像是ω-3不飽和脂肪酸。油脂中所含的脂肪酸依其結構，可分為飽和脂肪酸和不飽和脂肪酸。不飽和脂肪酸按其所含的雙鍵數目，又可分為單元不飽和脂肪酸和多元不飽和脂肪酸。研究顯示增加ω-3多元不飽和脂肪酸攝取量可以降低發炎反應和心血管疾病發生的比率。EPA和DHA是被研究最多的ω-3多元不飽和脂肪酸，在深海魚中的含量豐富，但因近幾十年來海洋汙染問題日趨嚴重，因此在攝取深海魚時也必須考慮重金屬汙染的問題，大型魚如鯊魚、旗魚、鯖魚或者馬頭魚由於身處食物鏈的頂端，這些魚體內其汞的含量都很高。我國衛生署在2009年發布的「水產動物類衛生標準」提到，大型迴游性魚類（如鯨、鯊、鮪、旗魚和油魚）總汞濃度必須小於2 ppm，而其他魚類與貝類、頭足類及甲殼類的汞含量必須在0.5 ppm以下。以國際食品安全規範，每人每日每公斤不能攝取超過0.1毫克的汞，以這樣的規範為基準換算，男性跟女性每天可以接受的魚的分量分別是46.7與40.8克。

此外，除了由深海魚補充外，像糙米、核桃堅果類、豆類、酪梨、橄欖油、綜合穀類也都含豐富的不飽和脂肪酸。就脂肪酸而言，除了ω-3外，有部分脂肪酸在體內所扮演是不好的角色。像ω-6雖是一種多元不飽和脂肪酸，但卻是發炎的前驅物質。亞麻油酸為ω-6脂肪酸，也是必需脂肪酸，在體內經代謝後會轉換成花生四烯酸（Arachidonic acid）。在大腸內皮細胞的細胞膜上存在的花生四烯酸能被轉換成各種不同導致發炎的化學物，因此可在患有潰瘍性結腸炎患者的腸組織中就發現相當高量的發炎物質。就食物中的脂肪酸來源，飽和脂肪酸含量較多的油品包括動物油（牛油、豬油等）、椰子油、棕櫚油、氫化油等，優點是油品穩定性高、耐高溫；缺點是會使血液中的壞膽固醇（low density lipoprotein-cholesterol, LDL-C）增加，引起心血管疾病。多元不飽和脂肪酸含量較多的油品主要是大豆沙拉油、紅花籽油、葵花油等，富含「亞麻油酸」和

「次亞麻油酸」等人體無法自行製造的必需脂肪酸，能調節生理機能、降低血中總膽固醇；但缺點是穩定性低，高溫烹煮時容易形成聚合物，使得油脂黏度增加、顏色變深，同時產生自由基、丙烯醛等引起細胞老化及病變的物質。至於單元不飽和脂肪酸含量較多的橄欖油、苦茶油、芥花油、油麻菜籽油等，在高溫加熱後所產生的自由基比多元不飽和脂肪酸少，穩定度也比多元不飽和脂肪酸來得高，能降低血液中壞的膽固醇、保留好的膽固醇（high density lipoprotein-cholesterol, HDL-C），預防心血管疾病。

日常生活飲食時，對於飽和脂肪酸、單元不飽和脂肪酸或多元不飽和脂肪酸的比例應該是1:1:1。但罹患中風及心血管疾病的高危險群，脂肪酸的比例就要調整為1:2:1；另一方面，就是要限制飲食中膽固醇的攝取，有部分食物它的膽固醇含量非常高，像是豬腦、雞肝和豬肝等內臟食品，還有所有蛋類的蛋黃以及小卷、魷魚絲等，盡可能避免過量攝食。

避免快速老化的另一個方式是控制體重，近年來的研究使我們對體內的脂肪組織有新的認識，脂肪組織除了能量貯藏的功能外還能夠分泌許多激素，當人體累積過多的脂肪時，這些脂肪組織就會開始分泌發炎因子，使身體處於發炎的狀態，因此持續的肥胖其實會造成身體的慢性發炎，若不去控制這種慢性發炎的症狀，則身體狀況會與自由基過量的情形相仿，小至染色體大至細胞、組織都容易受損，連帶地也影響到腦部的功能。

除了脂肪組織跟腦的功能扯上關係以外，腸道也和腦的功能有不可分的關聯，專門研究腹部神經系統的美國哥倫比亞大學教授麥克．傑森（Michael Gershon）就把人類的腸道神經系統稱為第二大腦或腹腦。腹腦不單只是操控著腸道的消化作用，更重要的是間接地控制腸道放出各種腸道荷爾蒙，影響全身大小器官，當然也包含大腦。腸道在身體內的長度很長且分布的區域也非常廣，在這麼廣的區域內它可以幫助體內完成很多工作，而其中腸道菌相就扮演重要的角色。所謂「腸道菌相」指的是腸道內的細菌組成與數量，這些腸道細菌在腸道內除了幫助消化部分物質，消化後的代謝產物也能影響身體功能。百兆的腸道菌，有好菌，有壞菌，也有許多不好不壞或忽好忽壞的騎牆菌。好菌一般指乳酸桿菌、雙歧桿菌等乳酸菌群，它們會發酵乳糖、葡萄糖，生成乳酸及醋酸，使腸道保持微酸性，用來抑制壞菌生長，而且會分泌多種維生素。根據研究顯示，當老化或生病時，雙歧桿菌的數目會急劇下降，因此這些好菌可以當作腸道健康的指標。壞菌是指產氣莢膜桿菌、困難腸梭菌、病原性大腸菌、傷寒菌等，它們會在腸道中製造出一系列的毒素與致癌物質。

一個人從出生到老年的時候，可以發現整個腸道菌相的變化，好菌的數目在出生時很多，隨著老化的發生，好菌的菌數就會一直往下降；相對地，壞菌就一直上升，因此可以發現，當腸道老化的時候，其腸道菌相就會失衡，進而會引發一些疾病的產生。因此腸道失衡的時候，對記憶力是有影響的，也就是說它會間接造成老人失智症或其他老化的症狀。

對腸道好的飲食就是增加腸道益菌、減少腐敗菌增殖的飲食。而益生菌（Probiotics）是能夠直接改變腸道菌相平衡，是維持腸道健康的重要關鍵。乳酸菌是一種目前市面上很容易買到的益生菌，最好於餐後服用，因用餐後胃部的酸度較低，能夠提高乳酸菌的存活率，比較能到達腸道。除此之外，也可選購具有健康食品認證的產品，像是通過免疫調節功效或胃腸功能改善等認證的酸乳酪。此外，可以多攝取一些幫助益菌生長的食物，也就是所謂的益生質（Prebiotics），例如蔬菜水果內的膳食纖維。膳食纖維有助於調整腸道細菌生態，抑制害菌孳生。研究指出攝食膳食纖維，將會使腸內的乳酸菌大量繁殖，益菌增加，害菌減少，自然有益於人體健康，故膳食纖維可以算是益生質的一種。膳食纖維有刺激腸黏液分泌的作用，黏液在大腸之中，也可以提供一種緩衝作用，可保護腸壁細胞避免有害物質的侵蝕，保護細胞。將所謂的益生菌與益生質兩種東西加在一起經常食用，對身體的健康效果更好。因此正確的補充益生菌可以保持腸道健康，也可藉此透過調控腹腦而達到維持大腦在良好狀態的功能。

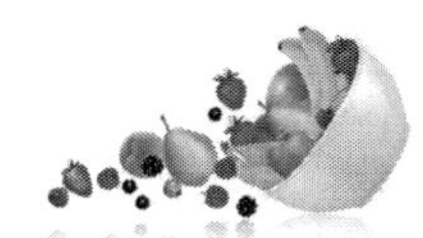

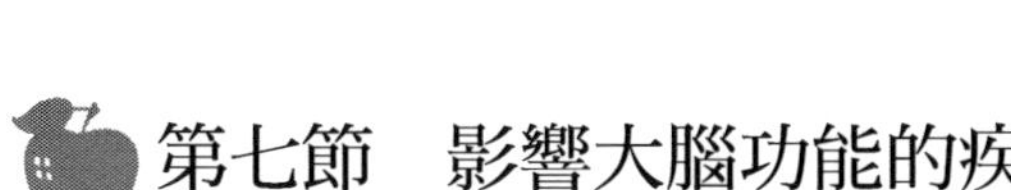

第七節　影響大腦功能的疾病

一、阿茲海默症

先前提到的，跟老化相較，疾病對大腦功能的影響更大且更快。常常聽到的老人癡呆症，就是一種大腦因疾病損傷的結果，但老人癡呆症這個敘述並不正確，因為所謂的失智症不一定只發生在老年人，也就是說每個年齡層都有機會得到失智症，只要大腦的功能開始變得不好的時候，便有罹患失智症的機率。就目前而言，失智症大多來自於阿茲海默症（Alzheimer's Disease）。阿茲海默症是一種神經退化的疾病，全球的罹患人口也逐年攀升。得到這種疾症的病人，早期的症狀就是會健忘，對周遭事物失去興趣，但必須跟老化導致的記憶力衰退做一個區別；阿茲海默症的健忘是對一整段事情的忘記，將一個事件完全的從腦海中除掉，但若是一般老人的健忘則是對一個事件的某部分不太確定而暫時想不起來，但阿茲海默症的病人是對整塊事件的遺忘，且日後也無法再想起，當到了中期的時候，病人的一般理解力就會下降，有的病例會產生被迫害妄想症。到了晚期的時候，病人便會喪失大部分的智能，其肌肉協調能力也會下降。若是比較正常人跟阿茲海默症病人大腦解剖圖來可發現，阿茲海默症病人的大腦有很明顯的萎縮，進而會導致大腦功能出現異常的症狀。值得注意的是，阿茲海默症如果早期發現的話是可以早期控制的，目前也有許多團體可提供必要的協助，很容易可以在網路上找到相關資訊。

對於阿茲海默症的致病原因，其中之一就是所謂的鋁致病說，是由法國科學家所做的公衛調查。研究發現，某區域的飲水中鋁的濃度較高時，此區該居民罹患阿茲海默症的比例就相對提高，且解剖也發現此區域得到阿茲海默症病人的大腦損傷部分也有鋁的累積。但後來也有一群科學家做同樣的實驗，但卻聲稱先前的實驗結果是因為解剖刀的鋁在切割的時候帶進腦組織，不過這部分的結果仍不是很確定。雖不是很確定的研究報告，但因為公衛調查的報告，確實發現鋁的含量跟得病率之間是成正相關，所以仍需對鋁的影響力保持一定的警覺。過去就有人懷疑像是使用電鍋，因電鍋的內鍋大都是鋁製成的，是否會因此增加罹患阿茲海默症的機率。但是事實上是不需過度恐慌，因為只要使用鋁鍋時避免與一些酸性的物質共處，就可以預防過量的鋁溶出。透過一個小小的實驗就可更清楚的瞭解。當把含氟的自來水加上一個酸性的物質，進而煮沸約十分鐘就可以溶出200ppm的鋁，但如果這個自來水並沒有加氟的話溶出的量就只有0.2ppm，因此這個部分的影響並沒有如想像中的可怕。

另外一方面，根據《民生報》1991年11月3日第15版生活新聞上的報導，農委會當年出版的《鄉間小路》指出，實際使用鋁鍋及鋁箔進行實驗，結果發現從鋁製器皿中釋出的鋁含量極為低微，每100克食物的鋁含量增加不到1毫克。所以使用鋁鍋時，鋁鍋內所釋出的鋁含量是在安全的範圍內，但前提是要正當的使用。在此也發現，其實食物中所含的鋁量遠比電鍋的釋出量來的高很多。舉例來說，香港的食物環境衛生署食物安全中心在2009年5月就做出的一份食品鋁含量報告，結果顯示像是海蜇皮，每公斤的食物裡鋁含量就高達1,200毫克。此外，像一些油炸食物或者是烘焙食物，在每公斤的食物裡也有2,600毫克。大體而言，體重60公斤的成年人平均每週從食物攝入鋁的含量，估計為每公斤體重0.60毫克。因此為了避免攝入過量的鋁，在生活中可以選擇飲用有標示鋁含量廠商所出產的瓶裝水，並且儘量減少攝取會使用泡打粉的烘焙食物，因為泡打粉內的含鋁量是相當高的；此外，避免在高溫且酸性的環境下使用鋁製品，同時也要注意市售的部分制酸劑是否含有鋁。

二、帕金森氏症

此外，在失智症中另一常見的是帕金森氏症，大約每一百位六十歲以上的美國人中便有三位罹病。已知大腦內有一套負責協調精細動作的系統稱之為基底核，這套系統連結到小腦，掌管人類精細動作，帕金森氏症患者就是這套系統退化，病人手腳會不協調但其四肢的力氣是不受影響的。目前研究顯示帕金森氏症是一種由於產生化學多巴胺的腦細胞損失所導致的漸進式神經失調，這些細胞的損失會導致無法控制的震動與平滑肌運動的損失。先前提到的與神經傳導有關的維生素會負責製造血清素跟多巴胺的；血清素與情緒調節有關，血清素分泌量不足或作用不夠都會導致憂鬱症。值得一提的是，血清素主要是由腸道所分泌，它作用在腸道，促進腸道蠕動，也作用在大腦，調節情緒、睡眠、食慾且與學習記憶也有關係。多巴胺在神經傳導過程中扮演重要的關鍵，所以缺乏它會導致動作遲緩並且出現靜止性震顫的現象。不過因蛋白質的食物會抑制多巴胺的功效，帕金森氏症的病人必須以低蛋白的飲食來作為平時飲食的參考。

三、中風

另外中風也是引發失智症的原因之一，中風的機制已經研究得相當清楚，簡單地講，就是所謂不好的膽固醇跟油脂在血管內被氧化，血管內的巨噬細胞便試圖把這些氧化物質吞掉，吞掉之後卻消化不良，於是細胞便會形成所謂的泡沫細胞。當這些泡沫化的巨噬細胞堆疊在細胞壁上，會使得血管壁變得很脆弱，當血流速度過快，也就是血壓很高時，會衝破血管壁而使得血液往外流出，所到之處所引起的滯留會導致該區域功能受損。因此當這個情形發生在大腦，大腦部分區塊的功能就會喪失。有一位美國神經科學家吉兒，中風的時候才三十幾歲，她便以一個神經科學家的角度寫一本書，書中娓娓道出自己發生中風的每一個步驟，詳細告訴讀者，當大腦中哪一區域被血塊蓋過，就會喪失感官上的某一特定功能，用這樣的角度來敘述自己在中風時的每一個階段。這位作者就是靠著自己身為神經科學家的專業知識在中風的過程中作正確的處理，後來靠著毅力和復健好了起來，所以這本書書名就取作《奇蹟》。

四、糖尿病

除了阿茲海默症、帕金森氏症、中風可以引發失智，此外，還有一個不可忽視的就是由代謝症候群所引發的糖尿病。肥胖與糖尿病都是代謝症候群的核心成因。先前曾提及肥胖是標準的發炎疾病，肥胖也會造成糖尿病。代謝症候群有三高，亦即血壓高、血脂高、血糖高，三高的患者便有高度的危險性罹患胰島素阻抗型的糖尿病。糖尿病跟失智症的關聯是在於當體內無法維持正常的血糖，腦部的血液的循環會受損，進而導致腦細胞功能的缺損進而影響個體的記憶能力。已知糖尿病可分為第1型、第2型。第1型是由於基因缺陷導致先天缺乏胰島素；第2型是細胞對胰島素的敏感度降低，使得分泌的胰島素無法發揮其功能；而最新的研究概念指出，第3型糖尿病即阿茲海默症，意指糖尿病和失智之間有密切的關聯性。

第八節　飲食與失智相關疾病的預防

那麼我們是否可藉由飲食來預防這些對腦功能有負面影響的疾病呢？答案是肯定的。有一個很有名的議題稱為「法國矛盾」，研究者發現法國人在飲食上很頻繁的吃鵝肝、牛排以及奶油濃湯等，但是該國國民罹患中風或心血管疾病的比例卻比其他有同樣飲食內容的國家低許多。後來發現其中的關鍵是法國人酷愛紅酒。研究指出，因為紅酒裡有所謂的白藜蘆醇（resveratrol），由老鼠動物實驗中顯示白藜蘆醇確實會使得血管內阻塞硬化的狀況緩減。紅葡萄皮中富含白藜蘆醇，花生、百合、松樹和許多植物也都含有大量的白藜蘆醇。白藜蘆醇是植物抗毒素，也就是天然的

植物性抗生素。當植物受到環境壓力、真菌和細菌感染時，就會產生抗毒素來對抗外界的侵襲，白藜蘆醇就是其中之一。經研究證實，白藜蘆醇對人體除了是心血管的保護劑外，也有消滅自由基、抗氧化效果，有助於穩定情緒、改善憂鬱症等。

此外，也有研究指出，在地中海附近的一些國家像希臘、西班牙、義大利南部等，其人民罹患心血管疾病的機率特別低，後來就發現這與當地飲食文化有密切關係。他們的飲食中主要以植物性來源的食物為主、每天以新鮮水果為點心、橄欖油為主要脂質來源、適當攝取乳製品（以起司與酸乳酪為主）、魚與禽肉則稍微食用且量比一般其他國家要來得少一些、每週食用4顆以下的蛋、少攝取紅肉、適量飲用紅酒。該飲食的脂肪占所有熱量的25～35%，當中飽和脂肪酸含量低於8%。地中海飲食是現代營養學家所推崇的一種飲食方式，研究也發現該飲食的特性與長壽之間有著強烈的關聯性存在，例如攝取較多的蔬菜與橄欖油、少吃肉、適量飲紅酒等皆與延遲老化跟疾病的發生有密切關係。因為蔬菜、穀類、水果以及蔬菜油含有豐富的不飽和脂肪酸（包含單一和多元不飽和脂肪酸），這也是植物油跟堅果類主要的脂肪來源。一項最新的研究就顯示，長期攝取富含不飽和脂肪酸的飲食，發展帕金森氏症的機會較低，約降低了30%以上。因此，以健康飲食的概念作為基準，慎選食物搭配模式，是可以提升健康效益的。

最後提到的就是所謂的熱量限制飲食法，意即讓飲食中的熱量攝取很不足。在此不得不提到酵母菌內長壽基因sir2的發現，實驗過程是透過照射紫外線讓酵母菌產生突變，結果發現這些被誘發突變的酵母菌中有一些就會特別長壽；已知酵母菌有一定的分裂次數，可分裂次數愈多代表愈長壽，如果某些酵母菌的分裂次數明顯比其他酵母菌長，就可以推斷此酵母菌是比較長壽的酵母菌。後來更進一步發現是由於長壽酵母菌內的sir2基因表現量特別多，因此可以延長其生命週期。後續的研究發現，長壽基因sir2在飲食熱量受限的老鼠中其表現量上升。所以，科學家就開始好奇人類是否也有同樣的情形，因此進一步進行猴子的動物實驗（**圖11-1**），選擇兩組猴子並且供給一樣的營養成分，但其中一批猴子的飲食是限制了30%的熱量攝取，不過該有的營養物質都提供；而這個研究做了二十年，在過程中就發現一件現象，當限制猴子的熱量攝取時，居然會延緩其老化的速率並增加其壽命。在這個猴子的實驗結果中科學家發現，當猴子處於熱量限制之下，其體內的長壽基因sir2表現量增加。因為目前沒有辦法做人體試驗，所以只好參考人體的經驗。我們可以發現歷經戰亂時代的老人家，曾經有一段時間其飲食是受到了很大的限制，簡單的說就是吃不飽。但是這些老人家往往活到很高的歲數，甚至九十幾歲，且精神狀況都很好，暗示當人體在限制飲食後，可能真的表現出長壽基因，因而可以抑制老化。

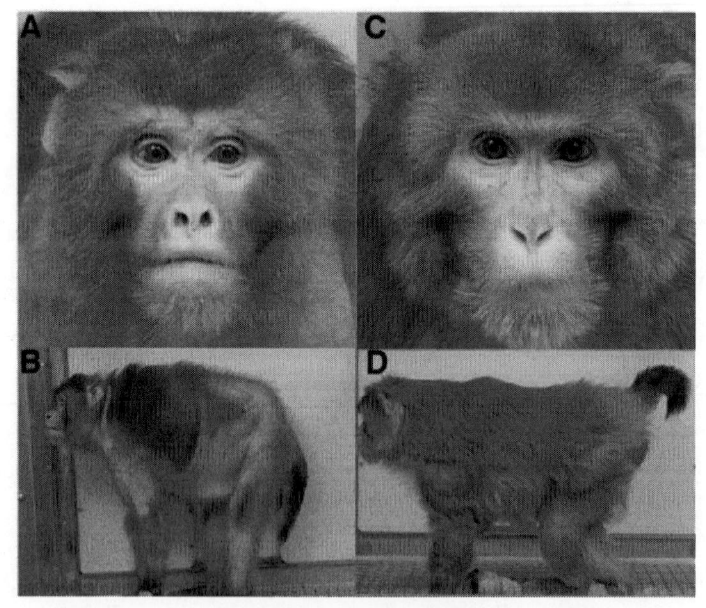

AB正常組；CD熱量限制組

圖11-1　熱量限制猴比正常飲食猴老化得慢

資料來源：《科學期刊》（*Science*）（2009），325：201-204。

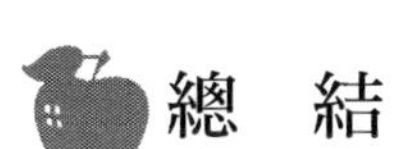

總　結

總結而言，日常飲食要攝取合適的熱量，肥胖是一個疾病狀態，會造成慢性發炎，而這慢性發炎會導致身體包括大腦在內的很多器官出現老化。再者，就是充分攝取ω-3脂肪酸，這些脂肪酸除了可以由深海魚類補充外，其他像堅果、酪梨等也是很好的來源，相對地也要減少總脂肪酸與ω-6脂肪酸。多攝取富含抗氧化劑的食品，可藉由富含抗氧化成分的食物使身體有足夠的抗氧化能力。此外，要攝取低升糖指數的碳水化合物，並且可藉由補充益生菌與益生質來維持一個良好的腸道菌相，同時適當食用富含類黃酮的食物如藍莓，進而促進腦部的血液循環。最後就是適度的規律運動，也包括要多做腦力運動，鍛鍊腦力；身體本身就內建強大的修復再生能力，只要用心、積極，相信要維持在腦力充沛的狀態是絕對可能的。

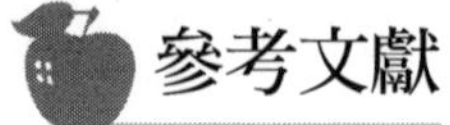

參考文獻

The University of Sydney網站，http://www.glycemicindex.com

〈正確保養避免記憶力喪失〉。健健康康網全球華人的健康網站，http://www.jjkkusa.com

〈地中海型是聰明的食物〉。健健康康網全球華人的健康網站，http://www.jjkkusa.com

〈地中海型食物可預防老人癡呆症〉。健健康康網全球華人的健康網站，http://www.jjkkusa.com

〈多元不飽和脂肪酸與人體健康專題報導〉。食品工業發展研究所，http://www.firdi.org.tw/2/foodmagz/food_magz_200710-1.pdf

〈多吃藍莓避免阿茲海默症〉。健健康康網全球華人的健康網站，http://www.jjkkusa.com

〈多攝取類黃酮延緩認知功能退化〉。健健康康網全球華人的健康網站，http://www.jjkkusa.com

〈帕金森氏症的緣由〉。國家網路醫院免費醫療諮詢網，http://www.kingnet.com.tw/

〈延年益壽的飲食——地中海飲食〉。健康新知部落格，http://tyig-health.blogspot.com/2009/06/blog-post_26.html

〈食物與飲養——營養素的功能與食物來源〉。食品資訊網，http://food.doh.gov.tw

〈常吃紅葡萄保護腦細胞〉。健健康康網全球華人的健康網站，http://www.jjkkusa.com

〈都是鈣離子惹的禍——阿茲罕默症（Alzheimer’s Disease）的新發現〉。PTT綜合生命科學院，http://biotech-ptt.blogspot.com/2008/01/blog-post_18.html

〈單元不飽和脂肪和多元不飽和脂肪對帕金森氏症的保護效果〉。國際厚生健康園區，http://www.24drs.com/Special_Report/parkinson/news_article

〈對抗疾病與老化的新發現——自由基與抗氧化物質〉。http://www2.mmh.org.tw/nutrition/chao/064antioxid.htm

蔡英傑（2010）。《腸命百歲》。時報出版。

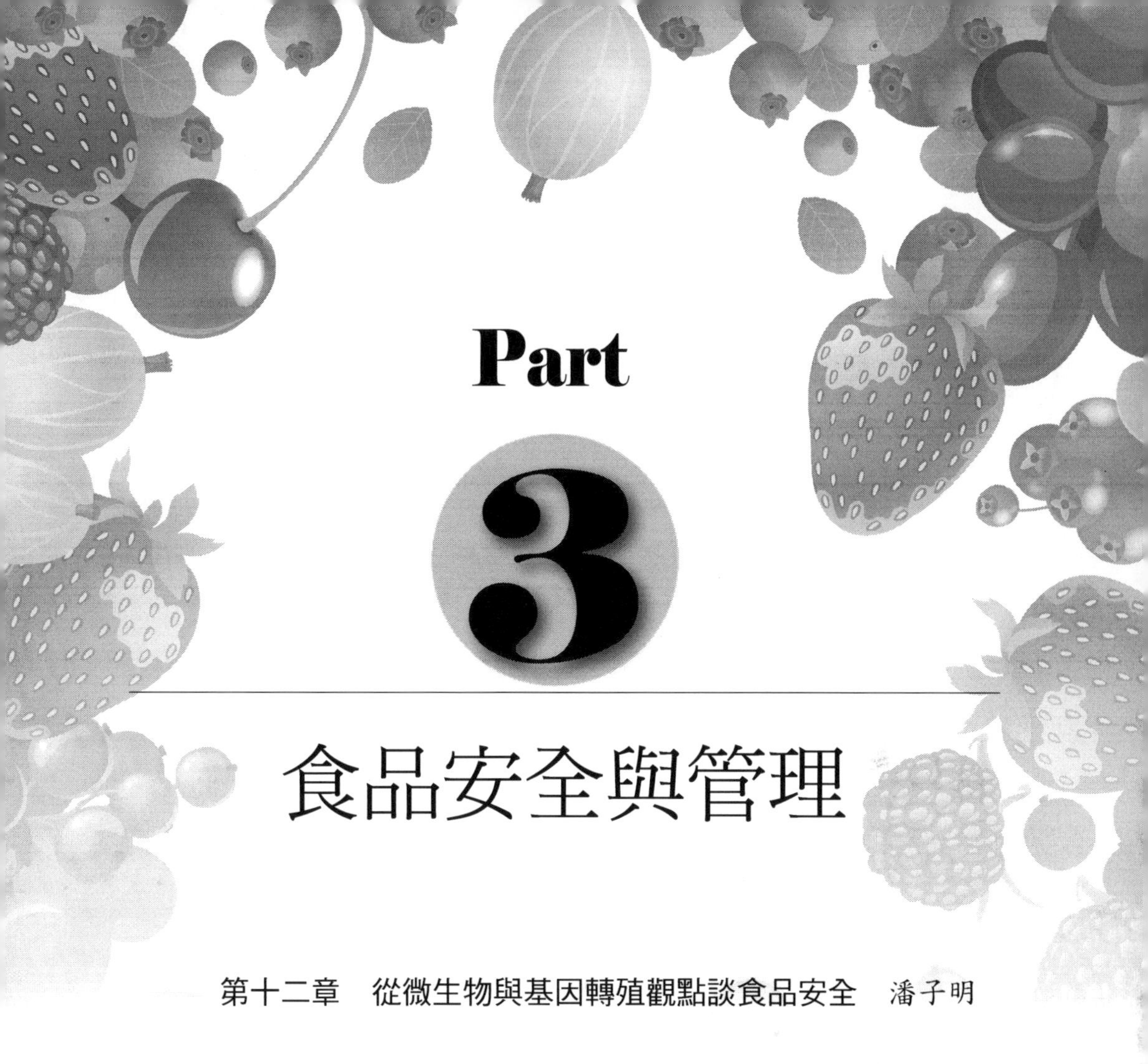

Part 3

食品安全與管理

第十二章　從微生物與基因轉殖觀點談食品安全　潘子明

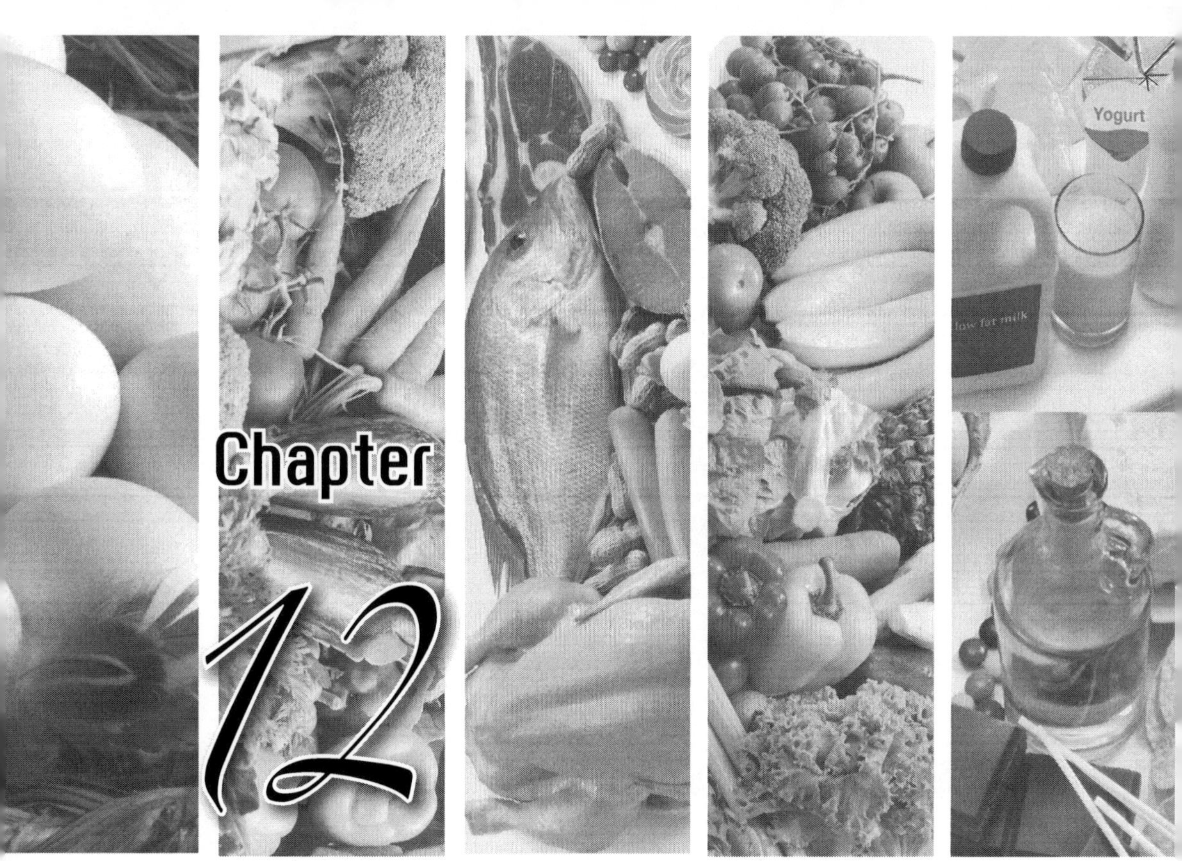

Chapter 12

從微生物與基因轉殖觀點談食品安全

潘子明

學歷：臺灣大學農業化學研究所博士

現職：臺灣大學生化科技學系特聘教授

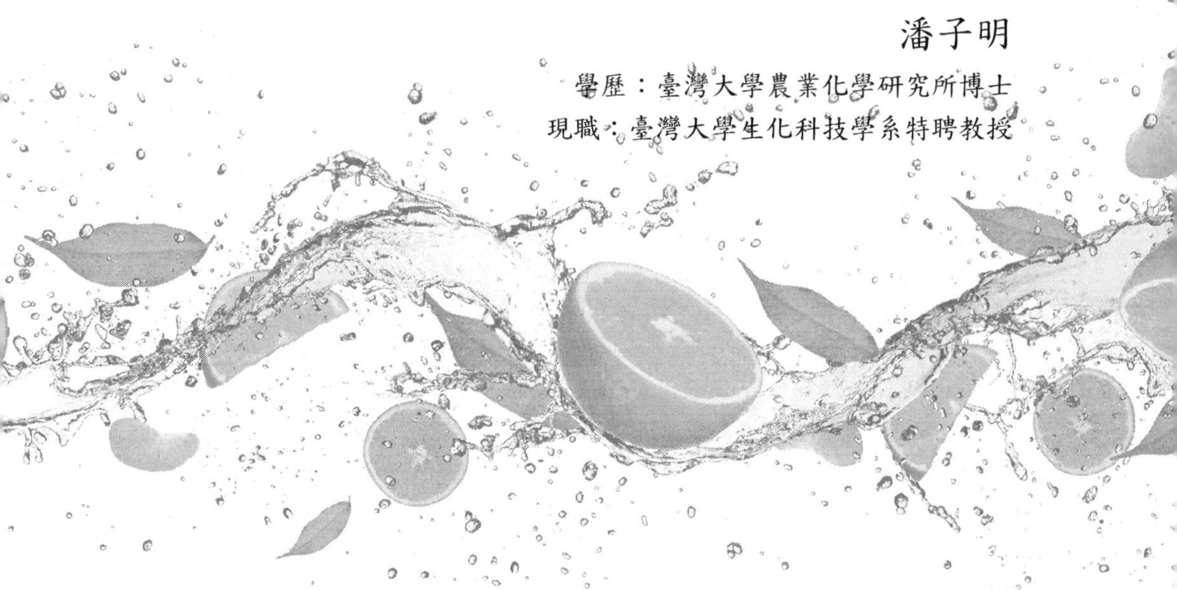

根據行政院科技顧問會議的資料，我國生技產業的範疇，包括製藥、新興生技及醫療器材，以及其他如食品等。其中生技產業食品有基因改造食品與生物飼料添加劑均屬之。在微生物與基因轉殖觀點談食品安全這一章中，將介紹微生物好的應用，以發酵食品為例介紹紅麴之應用，微生物所引起之食品中毒亦是本章重點。最後再介紹目前使用相當頻繁之基因改造食品，說明其由來、優點與管制情形。

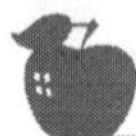

第一節　微生物與健康

一、年齡與保健功效需求

微生物與健康關係密切，很早以前做酒、做醋，許多發酵食品都是使用微生物發酵生產的。有益菌如綠藻、乳酸菌與紅麴之發酵產物，都是屬於食品生技保健食品，其均為微生物中之有益菌。首先我們看看微生物與生技保健食品。

由我國消費者對保健食品期待功能前十項（**表12-1**）得知國內的消費者對保健食品期待的功效，不同年齡層要求的也不一樣，20～29歲與30～39歲的年輕族群，他們最重視的是免疫、健胃整腸、護肝、養顏美容、減重，到第六個才是調節血脂；40～49歲以後，免疫還是一樣占第一位，但護肝就在第二位了。50～64歲、65～74歲，都是調節血脂最受重視，所以這一張表是非常好的資料，如果你要發展一種保健食品，就應該看對象年齡，再決定往哪個方向去發展，才會受到大家的重視。

二、保健食品與健康食品

在台灣有兩個名詞常會產生混淆，即「保健食品」與「健康食

表12-1　我國消費者對保健食品期待功能前十項（依年齡別）

	20～29歲	30～39歲	40～49歲	50～64歲	65～74歲
1	調節免疫力（36.6%）	調節免疫力（38.8%）	調節免疫力（38.2%）	調節血脂／膽固醇（35.8%）	調節血脂／膽固醇（44.7%）
2	健胃整腸（34.4%）	調節血脂／膽固醇（27.5%）	護肝（31.8%）	改善骨質疏鬆（31.7%）	改善骨質疏鬆（42.1%）
3	護肝（31.9%）	健胃整腸（26.9%）	調節血脂／膽固醇（31.2%）	延緩衰老（29.3%）	延緩衰老（24.9%）
4	養顏美容（29.4%）	改善骨質疏鬆 延緩衰老（25.6%）	改善骨質疏鬆（30.6%）	調節免疫力（26.0%）	預防老年癡呆（21.9%）
5	減重（23.8%）	護肝（25.0%）	延緩衰老（26.8%）	健胃整腸（22.0%）	調節血壓（20.8%）
6	調節血脂／膽固醇（23.1%）	預防腫瘤（24.4%）	健胃整腸（22.3%）	調節血壓 護肝（20.3%）	健胃整腸（20.0%）
7	抗疲勞（20.0%）	抗疲勞（20.0%）	預防腫瘤（21.0%）	預防老年癡呆（18.7%）	調節免疫力（19.2%）
8	改善骨質疏鬆（19.4%）	養顏美容（19.4%）	減重（18.5%）	預防腫瘤 抗氧化（17.1%）	護肝（17.5%）
9	預防腫瘤（17.5%）	改善婦女問題（17.5%）	養顏美容（17.8%）	促進排便（14.6%）	調節血糖（17.4%）
10	延緩衰老（16.9%）	抗壓解憂（16.3%）	改善婦女問題 抗疲勞（15.3%）	改善婦女問題 調節血糖（13.8%）	改善視力（17.2%）

資料來源：王素梅、黃秋香、李河水，2003a、2003b。

品」，保健食品是指食品中可以讓我的身體更好，仍未通過健康食品認證的，而通過健康食品認證有個小綠人的標誌者，才能叫做健康食品，健康食品是保健食品中通過健康食品認證的。

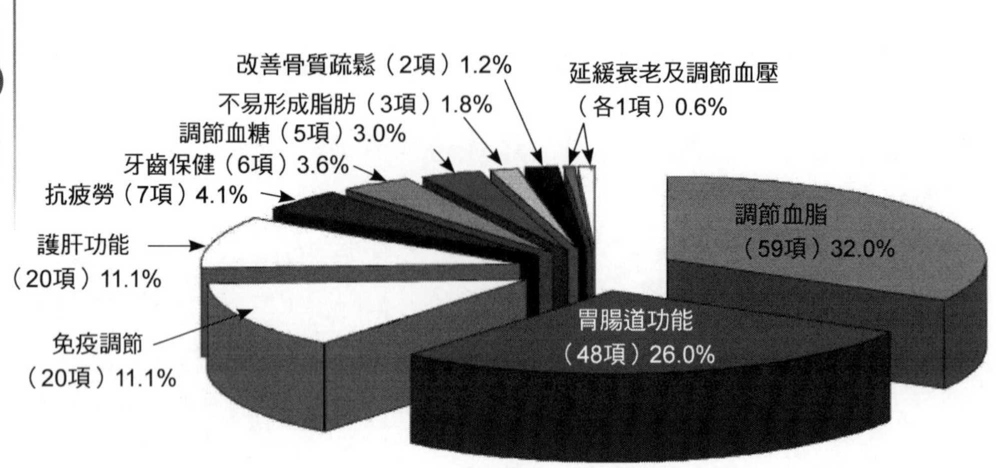

圖12-1　台灣地區衛生福利部通過的184件健康食品之功效分類

在台灣地區衛生福利部通過的184件健康食品（**圖12-1**）中調解血脂最多占到三分之一，胃腸道功能改善大概占到四分之一，免疫調整大約十分之一，護肝也一樣，其他的就比較少了。

衛生福利部健康食品之功效共有13項，在這13項中，通過認證之產品中調節血脂、健胃整腸、免疫調節、加上護肝幾乎占到80～90%，而在這四個大項還是有些許的變化，早期調節血脂比例比較高，後來變成胃腸道功能改善的比較高，現在血脂調節又趕過來，調節血脂及胃腸道功能改善，這兩個比較重要彼此有所消長。

三、紅麴之生產

紅麴是一種黴菌，其在中國為使用千年以上之菌株。紅麴到底是什麼樣子呢？在培養皿上面看到是毛毛的，如**圖12-2(a)**，其為一種黴菌，生長在試管中則如**圖12-2(b)**，在顯微鏡下則可觀察其菌絲，如**圖12-2(c)**。

紅麴米是如何生產的？首先是洗米，接著是蒸米，古時候的灶是

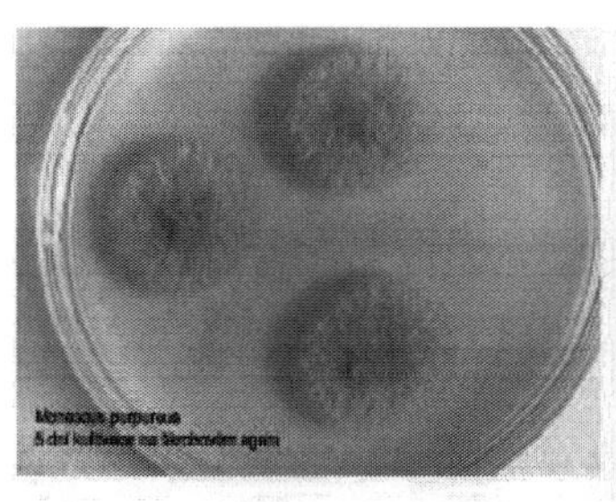
(a)培養於培養皿中之紅麴菌

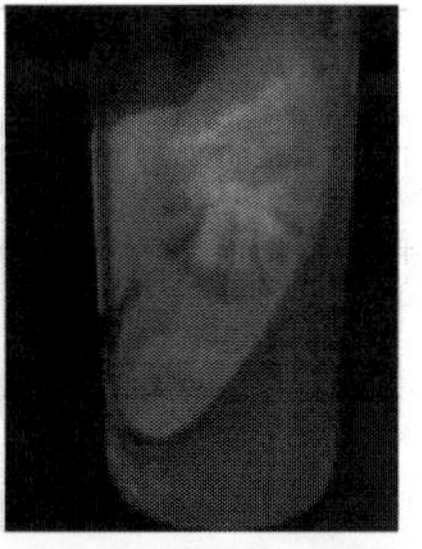
(b)培養於試管中之紅麴菌

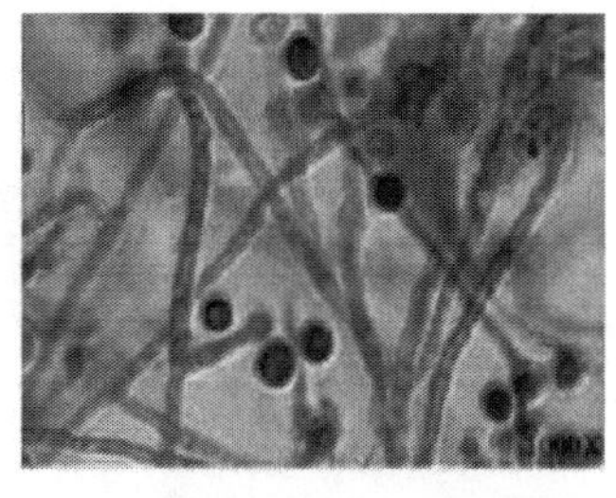
(c)顯微鏡下之紅麴菌

圖12-2　生長於培養皿、試管中及顯微鏡下觀察之紅麴

資料來源：潘子明，2010。

用木頭來燒的，蒸完米以後就把這些米放在草蓆上，使其冷卻再進行接種，接種好以後再用盤子把它裝起來，這是一種古時候的方法（**圖12-3**）。在台灣地區，使用竹子做成很大的篩盤，先放入這些已經先接種紅麴菌的米在裡面讓它生長在適當溫度與溼度下，長完之後就是漂亮的紅麴。以前紅麴都是以大米為原料而不用糯米，因為其黏性太高，所以很難降溫，紅麴菌都死掉了。應該要在來米，因為糯米是最黏的，蓬萊米其次，在來米最不黏，所以應該要使用在來米。

現在台灣地區的生技公司改用山藥當作原料，結果發現生成之有效成分更多，保健功效更好。山藥比米貴很多，山藥還有好幾種，有白色的和紫色的，目前係使用白色的山藥生產，所得產品以米為原料稱為紅麴米，現在改用山藥為原料則稱為紅麴山藥，其保健功效更好。

四、傳統紅麴之應用

以前紅麴係當作色素用，目前仍在使用。製造香腸一般係加硝（就是亞硝酸鈉），因其會致癌，但不加硝可能會有肉毒桿菌污染。香腸加硝有幾個目的：會有臘肉的味道，同時避免肉毒桿菌，也可以有漂亮的紅

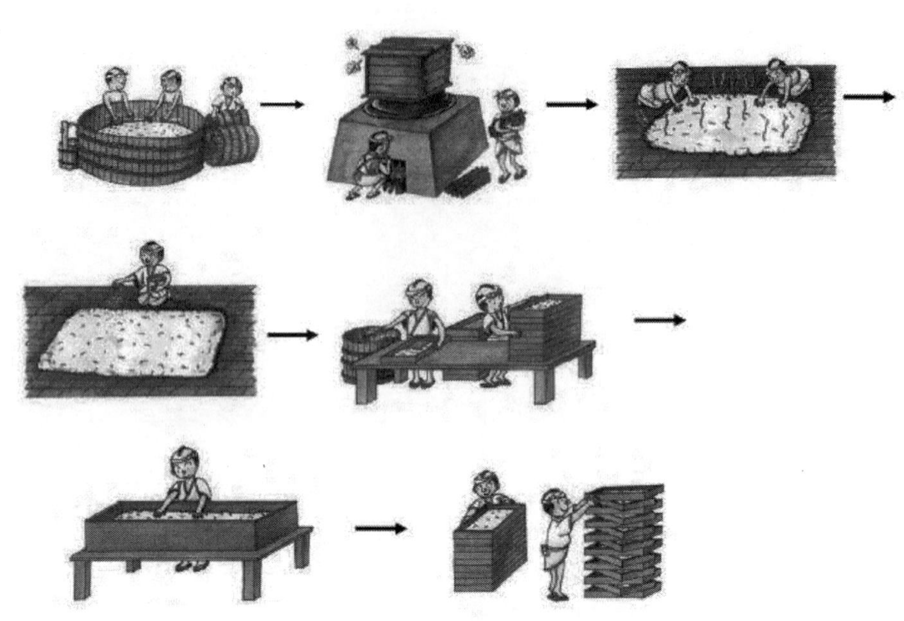

圖12-3　紅麴之製造過程

色，但缺點是可能致癌。現在改添加紅麴，效果很好，三個月後色素穩定度可以達到90%以上，保存非常好，可以取代原來使用的硝。

紅麴之食用並無特別忌諱，唯一的限制就是懷孕的婦女不要吃，因為紅麴具有活血的功能，可能容易造成流產。另外肝功能不全的，紅麴裡面有一個叫做橘黴素（citrinin）的成分可能會傷肝，所以肝功能差的也儘量不要食用。

紅麴在傳統食品上應用如**圖12-4**所示，種類相當多，如熟肉製品、肉圓、香腸、乳製品、飲料、酒類、紅麴麵包、紅麴吐司、紅麴冰棒、紅麴醬油，好多都是紅麴相關的製品。

五、臺灣大學有關紅麴之研究

紅麴相關研究在臺灣大學進行了十年，發表了約45篇論文，其詳細

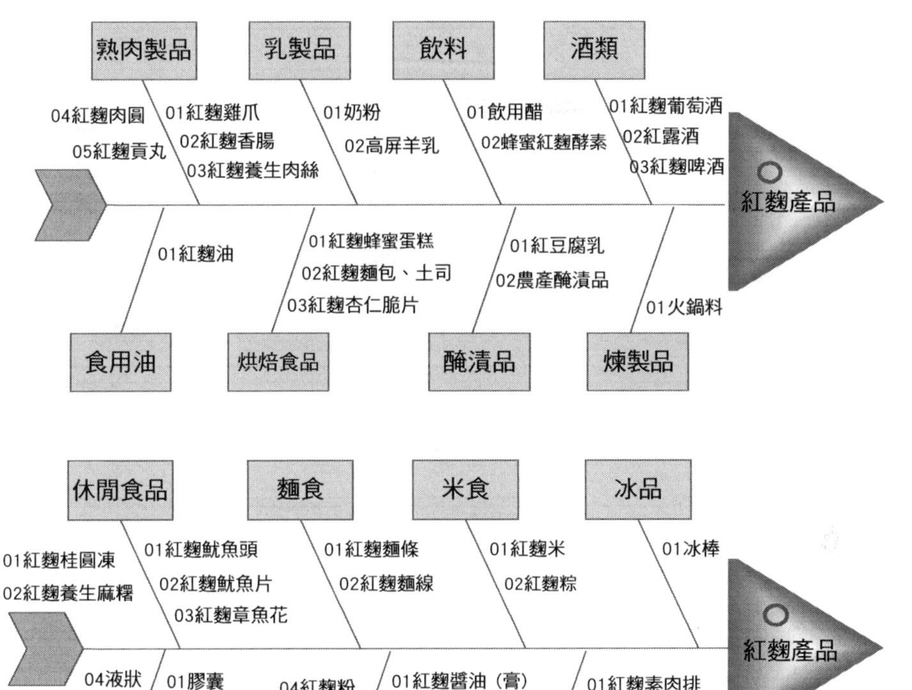

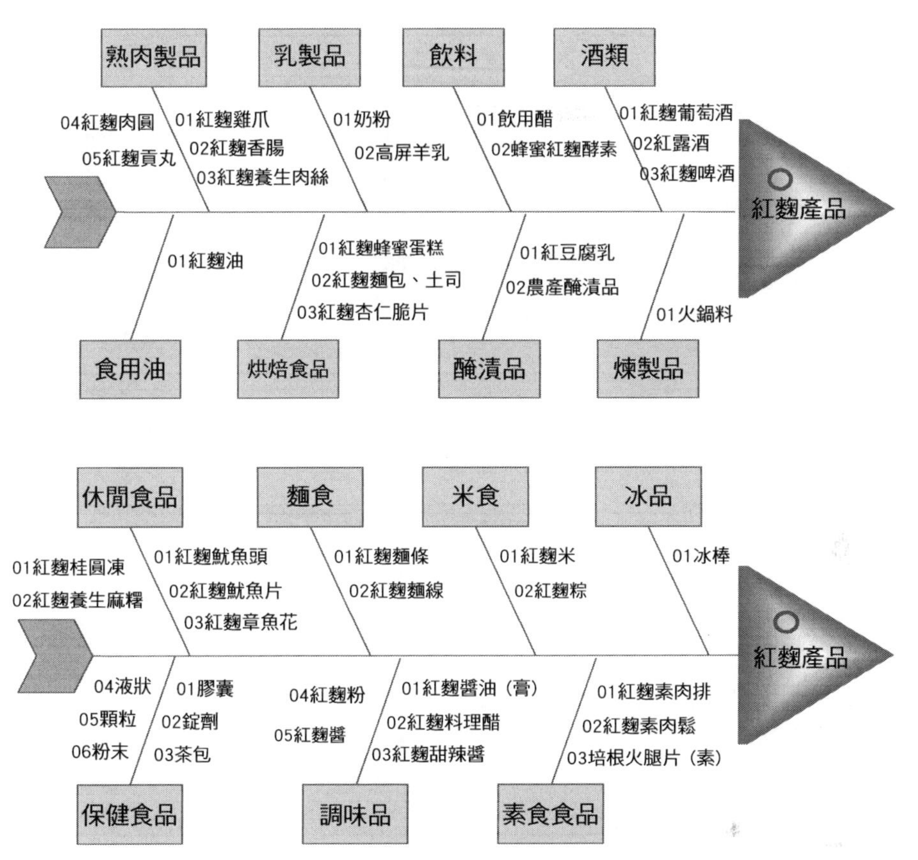

圖12-4　紅麴在傳統食品上之應用

內容如**圖12-5**所示，主要內容在預防醫學之應用。

紅麴最近應用於保健食品非常熱門，紅麴可以做哪些保健食品呢？剛剛講到，可以降膽固醇，可以降血壓和血糖，可以抗阿茲海默症，可以消除疲勞，可以抗憂鬱，保健功效不勝枚舉。

在臺大的研究報告中有紅麴菌株鑑定、代謝產物的分析、變異株的分離，最重要部分即是預防醫學的研究，另外我們也將紅麴奈米化，探討其吸收是不是比較好一點，另外也利用蛋白質體學，此一種比較新的方法，看紅麴對於一些化學物質，在不同條件下，其代謝物會有不一樣的影響。

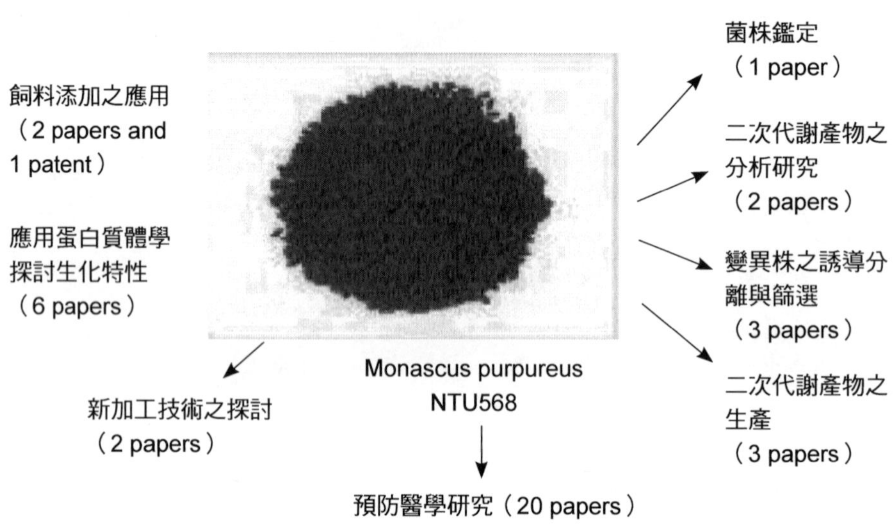

圖12-5　臺灣大學所進行之紅麴相關研究

另外，也把紅麴加到雞隻的飼料中，其生成的蛋膽固醇下降14%，變成低膽固醇蛋，這個也已經獲得美國專利。

台灣民眾一年要吃掉1,250億元的藥，最重要的是高血壓，一年要192億元，血糖72億元，血脂就是膽固醇56億元，這就是三高，其用藥則高達323億元。我們研究結果發現紅麴對三高的預防都有效，這在預防醫學上很少有一種保健食品能同時具有多種功效的。

六、紅麴改善阿茲海默症鼠學習記憶之功效（Lee et al., 2007）

今天介紹對大家比較不常聽到的紅麴應用於改善阿茲海默症老鼠學習記憶能力之研究。本來擬應用基因轉殖的阿茲海默症老鼠進行試驗，經詢問一隻阿茲海默症基因轉殖老鼠要4萬元，買一對要8萬元，怕繁殖不成，所以我們要買兩對16萬元，當準備好費用與供應商聯絡，才知道要先訂貨十八個月才能交貨，博士班學生一般需四年畢業，十八個月已是一年半，時間太久，經再查閱文獻發現除了用基因轉殖老鼠，可以用以下所述方法誘發阿茲海默症：使用一個小馬達，將類澱粉樣蛋白（Aβ）不斷輸注於海馬迴組織，每個小時可以流出0.26 μL（μ是10^{-6}），這樣一個設備總共裝有236 μL類澱粉樣蛋白，可以輸注二十八天。利用這個方法讓老鼠得到阿茲海默症，變成阿茲海默症鼠，再來做實驗。

將老鼠用定位儀將其固定，將皮剪開，再將皮下之膜剪開，再以定位儀定位，找到海馬迴位置後，再穿入腦中，這樣就可以到海馬迴組織了，再將上述小馬達整個包埋進去，隨時可以輸注Aβ類澱粉樣蛋白，讓老鼠得到阿茲海默症。當手術完成兩邊塗一點可被吸收之生物膠，不用縫線即可傷口固定縫合，結果兩個星期後，即可看到毛就蓋過去了，那個博士班學生不是動物系的，也不是獸醫系的，32隻老鼠，全部存活，很不容易。

進行之行為試驗包括水迷宮實驗、被動迴避試驗等，測試吃紅麴的老鼠學習記憶能力是否有所改善。將老鼠誘導變成阿茲海默症後，再讓其吃紅麴，一組吃，另一組不吃，進行第一個被動迴避試驗：這是一個亮室和暗室，讓老鼠進去亮室，老鼠有趨暗的特性，很快就進入暗室，在暗室底部裝置電擊線，老鼠會觸電，觸電以後牠就會跑出來。第二次再將老鼠放進亮室，如果是阿茲海默症老鼠，其記憶力不好，牠還是笨笨地進去暗室，其在亮室停留時間比較短。如果吃了紅麴以後，牠的記憶力比較好了，牠知道進入暗室會被電擊，在亮室停留比較長的時間，所以我們從停留在亮室時間有無增長，來判斷老鼠的記憶有無改善，這就叫做被動迴避試驗。實驗結果發現，吃紅麴的老鼠，於亮室的停留時間顯著長於輸注類澱粉樣蛋白組。

第二個試驗為水迷宮試驗，水迷宮試驗將水池分成四個象限，然後把老鼠丟進去，如果是吃紅麴的，牠記得哪個地方有休息平台，很快就游到那邊去了，就從老鼠開始游泳到老鼠找到平台的時間，來看看記憶有無恢復。將老鼠放入游泳池馬上就找到休息平台，代表記憶力恢復了，如果找了好久都找不到，代表牠記憶力沒有恢復。

七、紅麴不易形成體脂肪功效（Chen et al., 2008）

肥胖在美國非常嚴重，在世界各國也可能一樣嚴重。將前脂肪細胞培養一段時間再將紅麴酒精萃取液加進去，將細胞染色，如果細胞堆積了很多脂肪，蘇丹紅會將油滴染色，結果會顯現紅色，以紅麴酒精萃取液處理，紅色的減少很多，顯示紅麴可以減少油滴堆積。

如果多種產品對不易形成體脂肪都有效，全部都進行動物實驗成本太高，一般都先用細胞實驗做篩選，有效再做動物試驗。以紅麴餵飼動物後，除了測量體重變化外，亦可將其脂肪刮下來秤重，另將老鼠的脂肪細胞用放大鏡或顯微鏡去數其細胞數目及量細胞體積，則可知道脂肪細胞是數目變多或體積變大。

試驗前控制組與高熱量組，原來的體重差不多，但是後來體重明現增加了，控制組才493克，但是高油脂組變成504克，確定誘發肥胖鼠已經誘導成功，然後再去讓牠吃紅麴，看看是否使體重增加量減少，結果低劑量組與高劑量組的體重增加量個別減少了21%與30%。由量測細胞數目及細胞體積，得知吃紅麴的效果，無法使細胞數目下降，但確實可以使細胞體積下降，所以這是靠體積不增大，來達到減肥的目的。

八、紅麴調節血壓功效（Wu et al., 2009）

紅麴降血壓的效果，血壓之測量係使用套尾法，讓老鼠吃了紅麴再來量牠的血壓，結果攝食紅麴米組收縮壓減少8毫米汞柱，攝食紅麴山藥組則降低20毫米汞柱，紅麴山藥的效果比紅麴米的效果好很多。也觀察血管切片，老鼠犧牲之後取其血管來染色，觀察其排列，如果排列整齊，表示血管彈性很好，調節血壓效果好。但是如果其細胞排列很亂，就代表其彈性不好，血壓調節能力很差，結果攝食紅麴山藥組排列比控制組、攝食未發酵山藥組及攝食紅麴米組來得整齊，顯示紅麴山藥調節血壓效果最好（圖12-6）。

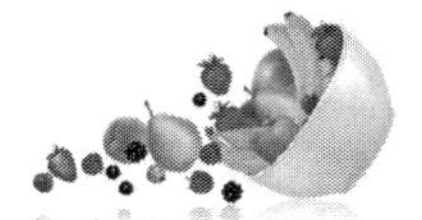

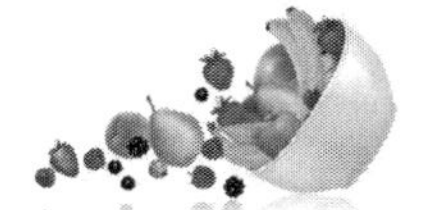

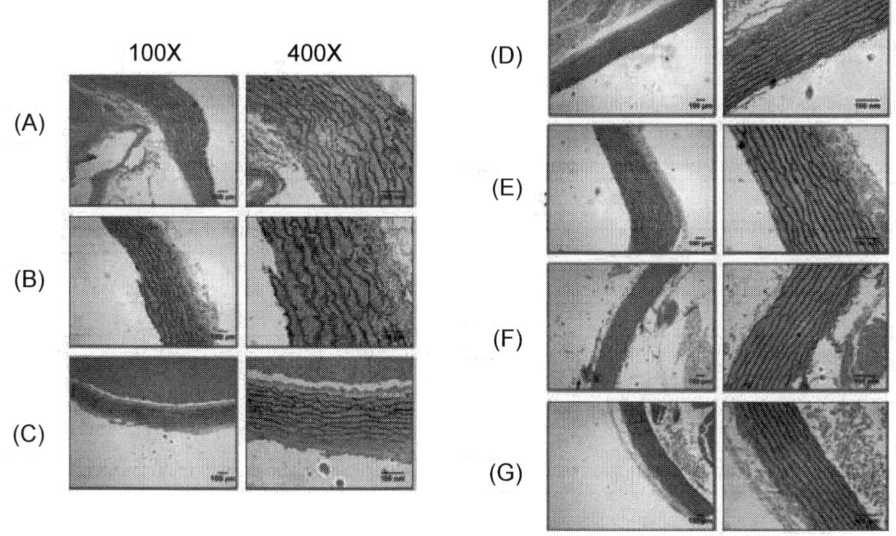

(A)控制組　(B)未發酵山藥組　(C)GABA（已知具有降血壓功效）對照組（當作正對照組）
(D)紅麴米組　(E)、(F)及(G)組各為0.5倍、1倍及5倍紅麴山藥組

圖12-6　實驗動物弓動脈切片Verhoff 's stain鏡檢結果（放大100與400倍）

九、乳酸菌及其他具保健功效微生物

台灣地區可以買得到的乳酸菌非常多，好多人好羨慕台灣乳酸菌的產品好多，其產值約為每年新台幣57億元。如果你胃腸不太好，可以喝一點優酪乳或是養樂多，很明顯的你可以看排出來糞便的顏色會由黑變黃，黑的裡面就是有一種產氣莢膜梭菌，喝了這些產品真的有明顯改善的作用，乳酸飲料在台灣是非常重要的，它所提到的功效好多。

除了紅麴與乳酸菌以外，藻類——綠藻也是很重要，其功效有對高膽固醇血症或高血脂症有效。另外，冬蟲夏草1公斤值10萬元；靈芝和香菇，都是菌類具保健功效者。

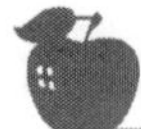

第二節　微生物與食品中毒

一、食品中毒之定義

所謂的「食品中毒」是指兩個人或兩個人以上的人攝取相同的食品而發生相似的症狀；自可疑的食餘檢體及患者糞便、嘔吐物、血液等人體檢體，或其他有關環境檢體中分離出相同類型（如血清型、嗜菌體型）的致病原因菌，則稱為一件食品中毒（outbreak）。如因攝食肉毒桿菌毒素（botulinum toxin）或急性化學性中毒時，雖只有一人，也可視為一件食品中毒案件。

最近在台灣發生肉毒桿菌的食物中毒案件原因食品是什麼？就是豆乾，因為其為真空包裝，由於肉毒桿菌是一種厭氧菌，而為使食物保存久一點，會把食品包裝中的空氣抽掉，叫做真空包裝，由於真空包裝氧濃度低，適合肉毒桿菌生長，因而容易發生肉毒桿菌中毒。

以前國外常發生在家中自製果醬，因殺菌不完全而發生肉毒桿菌中毒。在台灣以前發生肉毒桿菌都是發生在罐頭食品。2010年發生肉毒桿菌案件特別多，正式發布的就有五件，死了兩個人。

在美國，每年有六百到八千多萬人發生食品中毒案件因而有臨床症狀，有九千人因而死亡，損失約美金50億元，所以微生物引起的食品中毒是不可忽略的。

二、細菌性食品中毒

一般食品中毒的種類可分為四類，即細菌性食品中毒、天然毒素食品中毒、化學性食品中毒與過敏性食品中毒。此四類中台灣發生頻率最高者為細菌性食品中毒。

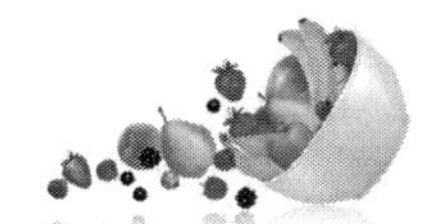

在台灣細菌性食品中毒中最重要的三類為：腸炎弧菌、金黃色葡萄球菌與仙人掌桿菌。腸炎弧菌是台灣地區最重要的食物中毒細菌，存在海鮮食品中，台灣是海島型的，跟日本一樣，都是以腸炎弧菌為最重要的食品中毒原因菌。

金黃色葡萄球菌，常常是因為化膿傷口，在膿裡面就會有金黃色葡萄球菌。另外，仙人掌桿菌，經常出現在米飯和珍珠奶茶，也常常會污染到仙人掌桿菌。

病原性大腸桿菌在美國也是很重要的，常經由牛的糞便污染，因為要把內臟拿掉，就要把腸子剪掉，腸子剪掉的時候就很容易將糞便沾到肉。這些肉如果拿來當作牛排煎，比較沒問題，因為其已經經過高溫滅菌，但若將其製成絞肉、漢堡肉，因為已經沾到大腸桿菌O157：H7的肉，在漢堡肉煎的時候，外面溫度夠高，菌會被殺死，但裡面溫度沒那麼高，菌沒有被殺死掉，如果是整塊的牛排，裡面沒有菌，外面有菌的地方，已經被高溫殺死，但是絞肉菌已經混進去了，所以當溫度不夠高來殺滅的時候，很有可能就發生食品中毒。

從民國70年到93年的二十四年間，食品中毒案件共3,077件，中毒人數73,741人，死亡者51人。平均每年發生128件食品中毒案件，每件平均涉及24位患者，每年因食品中毒致死的人數為2.2人（**表12-2**）。

其中原因不明的食品中毒案件大概有1,300件，原因查明的大概1,700多件，大概有一半是未查到原因，在查明的案件中，細菌性中毒占了1,500件，腸炎弧菌就占了1,000件，非常高。所以知腸炎弧菌、金黃色葡萄球菌和仙人掌桿菌是台灣地區最常見最重要的食品中毒案件元凶。

台灣地區食品中毒主要發生季節是在夏季，此外，春、秋兩季亦多。在日本，每年從7月至10月所發生之食品中毒案件約占全年的46.6%，在台灣一般多自4～5月份開始，6～9月份進入高峰，10～11月份趨於下降，12～3月份偶有發生。從4月至10月約占全年的75.1%，其為適於細菌生長繁殖的溫度較高、濕度較大的夏秋季節。

表12-2　台灣地區食品中毒統計表

年別	件數	患者人數	死亡人數	每件平均人數	中毒機率／10萬人
70-79	679	17,007	40	25.0	9.1
80-89	1,443	38,938	7	27.2	18.2
90	178	2,955	2	16.6	13.2
91	262	5,566	1	21.2	24.8
92	251	5,283	0	21.0	23.4
93	274	3,992	2	14.6	17.7
合計	3,077	73,741	51	24.0	14.8
平均	128	3,073	2.2	24.0	

資料來源：行政院衛生福利部統計資料。

食品中毒發生場所，以營業場所最多，約占29.6%；自宅（包括外燴）其次，約占29.1%；其次是學校及辦公場所等地方。這表示國人在營業場所用餐及居家調理食品時，最容易疏忽食品衛生的重要性。

為使對細菌引起之食品中毒，有深入認識，將常見食品中毒原因菌經常分布存在之情形、常見食品中毒原因菌之生長溫度、常見食品中毒原因菌或其毒素對加熱溫度之穩定性、細菌性食物中毒與潛伏期列示如**表12-3**至**表12-6**。

表12-3　常見食品中毒原因菌常分布存在之情形

病原菌	分布情形
腸炎弧菌	鹼性環境（水產食品）
金黃色葡萄球菌	膿瘡，人體鼻、咽喉及皮膚表層（傷口）
仙人掌桿菌	土壤（米飯）
病原性大腸桿菌	人及動物腸道（牛肉製品）
沙門氏菌	牛、老鼠、蛋（畜產品）

資料來源：*Foodborne Bacterial Pathogens*, pp. 23, 249, 383, 480, 550.

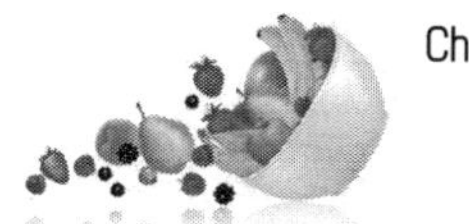

表12-4　常見食品中毒原因菌之生長溫度

病原菌	最適溫度（℃）	可生長溫度（℃）
腸炎弧菌	35～37	3～44
金黃色葡萄球菌	30～40	7～46
仙人掌桿菌	28～35	7～49
病原性大腸桿菌	37	10～45
沙門氏菌	35～37	5～45

資料來源：*Foodborne Bacterial Pathogens*, pp. 24-26, 263, 334, 488, 549.

表12-5　常見食品中毒原因菌或其毒素對加熱溫度之穩定性

病原菌	加熱溫度（℃）	破壞所需時間（分）
腸炎弧菌	60～80	15
	100	5
金黃色葡萄球菌		
腸毒素B型	100	60
腸毒素A及C型	100	1
仙人掌桿菌（芽孢）	100	>30
下痢型毒素	56	5
嘔吐型毒素	不明（尚未能精製）	
病原性大腸桿菌		
熱不穩定毒素	60	10
熱穩定毒素	100	30
沙門氏菌	63～65	15～30

資料來源：*Foodborne Bacterial Pathogens*, pp. 25, 253, 339, 484, 548.

表12-6　細菌性食物中毒與潛伏期

致病原因菌	潛伏期（小時）
沙門氏菌	5～72（多為12～36）
腸炎弧菌	2～48（多為12～18）
金黃色葡萄球菌	1～8（多為2～4）
肉毒桿菌	12～30（多為12～24）
仙人掌桿菌	1～16（多為2～4或8～16）
病原性大腸桿菌	5～48（多為10～18）

資料來源：*Foodborne Bacterial Pathogens*, pp. 25, 253, 339, 484, 548.

在台灣地區，天然毒素及化學物質引起之食品中毒，雖案件數不多，但死亡率極高。特將天然毒素食品中毒與潛伏期，以及化學性食品中毒與潛伏期列示如**表12-7**和**表12-8**，以供參考。

表12-7　天然毒素食品中毒與潛伏期

致病食品種類	潛伏期
毒貝類	數分鐘至30分鐘
毒河豚	10分鐘至數小時
毒菇	數分鐘至數小時

表12-8　化學性食品中毒與潛伏期

致病原因物質	潛伏期
農藥、有毒非法食品添加物（如硼砂、非食用色素）	視攝入量多寡分為： 急性中毒：數分鐘至數小時 慢性中毒：可潛伏數年或更久
砷、鉛、銅、汞、鎘等重金屬類	

三、餐盒食品安全衛生應注意事項

由於餐盒是目前午餐使用非常頻繁之用餐形式，將其安全衛生應注意事項整理如下，以供參考：

1.包裝餐盒請標示有效日期、有效時間、廠商名稱及地址，隔餐請勿食用等字樣。

2.購買時須注意廠商是否有營利事業登記或工廠登記證。

3.選擇有優良證明（如HACCP先期輔導認證標誌、CAS認證標誌）之業者更有保障。

4.使用之紙盒必須為合乎衛生要求者。

5.所供應的食物必須營養均衡。

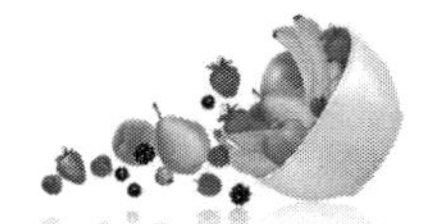

6.所供應的食物含水量不可過多，以免容易變壞，調味料也不可過多。

7.業者不可超量及提前生產，剩下的食物不可隔天供應。

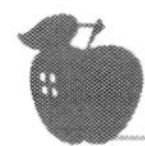

第三節　基因改造食品

一、基因改造食品之定義及種類

所謂「基因改造食品」，係將微生物、動物、植物或病毒之某一段基因剪下來，再接到另一個生物基因上。舉例而言，把北極的魚的耐寒基因接到草莓上，讓草莓耐寒，把一個生物的基因接到另一個生物中，讓它表現出來那個基因的特性，這樣叫做基因轉殖生物，如果此基因轉殖生物當作食品則稱為基因改造食品。

傳統育種與基因轉殖之不同點在於：傳統育種之基因來源必須為相接近之生物；獲得所要新品種機會低。基因轉殖則基因來源無限制；獲得所要新品種機會高。傳統育種可以把酸葡萄的頭接甜葡萄的芽，新品種可長得與酸葡萄一樣多又與甜葡萄一樣甜。可以用鳥梨之頭接水梨的芽，就會得到與鳥梨一樣產量多又和水梨一樣多水分之新梨品種（高接梨）。但是蒲瓜和菜瓜就沒辦法接枝，因為品種相接近的才能這樣接種，酸、甜葡萄彼此可以接枝，但菜瓜和蒲瓜就是兩個不同原的生物，接枝是不會活的。

另外，傳統育種要得到新的品種機會很少，如用毛筆在這個花蕊之花粉沾沾再塗到另一個花蕊，這一沾就有好幾十種、幾百種基因，某一個是我要的基因，與第二個花蕊交配，機會當然很低。

基因轉殖之基因來源沒有限制，可以把動物的基因轉到植物，也可以把植物的基因轉到動物。另外已經確知這一段基因有耐寒的特性，將其轉殖到某一個植物，保證可以得到耐寒的品種，所以要得到新品種機會很高。傳統育種得到新品種可能要十年，現在可能只要一年，就可以靠基因轉殖得到這個特性，這是兩種方法最大的差異。

基因改造食品可將其分為三代，第一代基因改造食品之組成分不變，對環境耐性改變，如抗蟲、耐除草劑。現在最重要的是可以抗旱，因為現在很多地方都變沙漠了，缺水了，就可以把耐旱基因轉到水稻中，以後種水稻不用太多的水了，目前已經做到了，這是第一代。

第二代基因改造食品之組成分改變。如黃金米（維生素A含量特別多），高離胺酸玉米。穀類中最缺乏的胺基酸就是離胺酸。營養學上常用這樣一個比喻，好多個不同長短木片組成一個木水桶，水都從最短的木片中流掉，這代表一種食品各種胺基酸中，如有一種比較低的話，它的營養價值不會高，如果最缺乏的胺基酸稍微補一下，就可以提高營養價值，所以最缺乏胺基酸如果增加它的營養價值會增加很多，穀類中最缺乏就是離胺酸，現在已經可以用基因轉殖的方式讓離胺酸含量提高很多。

第三代基因改造食品係為醫療用途。口服疫苗、抗塵蟎過敏番茄等。目前小孩子到了不同的固定時間就要打不同疫苗，如能製成口服番茄疫苗，只要到醫療院所拿一顆番茄回來，糊一糊就用湯匙餵他吃，裡面就有疫苗啦，就變成口服疫苗，我們生化科技系也研發抗塵蟎過敏的番茄，這是屬於醫療用的第三代。第三代之安全評估要更慎重。

最近廠商研發出混合品系之基因改造作物，即一種植株具有多種特性，如抗蟲及耐除草劑。以前水稻個別可以耐寒、耐旱，現在使用傳統育種的方式就可以得到既耐寒又耐旱，可以得到多種特性，叫做混合品系。

二、基因改造食品之例子

(一)抗蟲棉花

基因轉殖的棉花，將一種可以產生會使害蟲死亡的蛋白之基因轉殖進來，蟲吃了葉子，就會因吃入該蛋白而死亡，所以不用很多殺蟲劑，這樣安全性也提高了。

(二)抗歐洲玉米螟蟲玉米

抗European corn borer（ECB）歐洲玉米螟蟲之基因改造玉米。歐洲玉米螟蟲為美國玉米最重要的害蟲，這種蟲可以進入莖裡面，把玉米的莖咬斷了，水分無法輸送，養分也無法輸送，玉米當然長得不好。此種基因轉殖玉米，玉米螟蟲吃進去有毒蛋白就死掉了，不會妨礙玉米生長，就可以長得很好，因此可降低殺蟲劑的使用、增加產量、降低成本。

(三)抗玉米根蟲玉米

玉米根蟲如在台灣吃了玉米的根，玉米倒伏還可以生長，再以人工方式收成，影響不大。但是在美國就不一樣，時速90 km開兩個小時範圍內仍是同一農家，那麼廣大的田地只有六個人耕種，靠的是以小飛機噴灑殺蟲劑、用機器去採收。如果玉米根被玉米根蟲吃了，有一點傾斜，那就沒辦法以收穫機採收了。在美國栽種抗玉米根蟲之基因改造玉米，一年減少殺蟲劑使用可節省2億美元，收成增收量約值8億美元，總共可增加收入美金10億元，折合台幣是32億元。

不同品種玉米之田間試驗結果如**圖12-7**，左邊為控制組，中間為以殺蟲劑控制組，右邊為Dow AgroSciences公司生產之玉米根蟲控制新品系（Novel Bt Protein Developed with Pioneer Hybrid）。中間玉米根蟲用殺蟲劑控制之後其根長得比控制組好多了，但是基因改造的玉米根長得更好

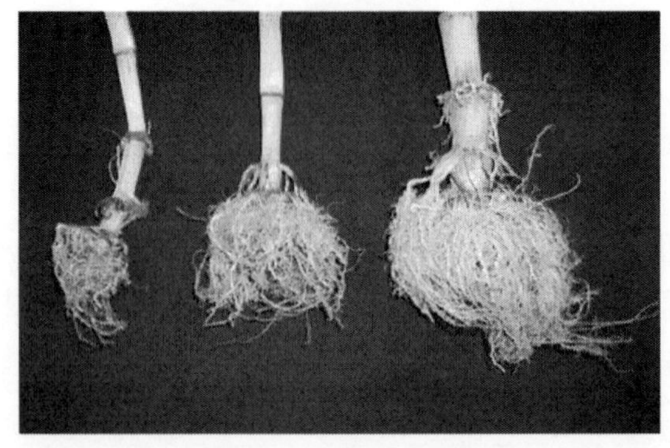

左為傳統玉米，根部已被玉米根蟲咬壞；中間為傳統品種玉米使用殺蟲劑，可使根部長得較好；右為Dow AgroSciences公司生產之玉米根蟲控制新品系基因轉殖玉米，根部不受玉米根蟲侵襲，長得很好，此植株就不容易倒伏。

圖12-7　不同品種玉米之田間試驗結果

（右圖），根長得好，植物即長得很穩，就是有颱風仍能長得很好，不會倒伏，故能以機械收穫。

(四)黃金米

基因改造之黃金米，比傳統的米含有更多量的類胡蘿蔔素，其為維生素A之前驅物，在體內可以轉變為維生素A，預防夜盲症保護眼睛。

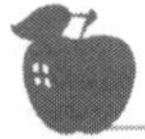

第四節　基因轉殖方法

一、生物法

基因改造食品其基因是如何轉殖呢？可以用農桿菌來感染傷口，叫做農桿菌感染法，先把要轉殖之基因放到農桿菌菌體內，當農桿菌感染植物體後，即將此要轉殖之DNA放進植物體內（**圖12-8**）。

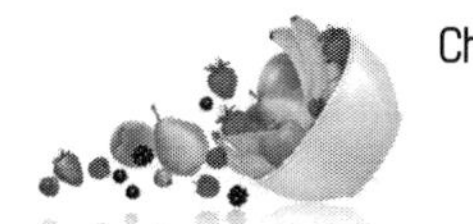

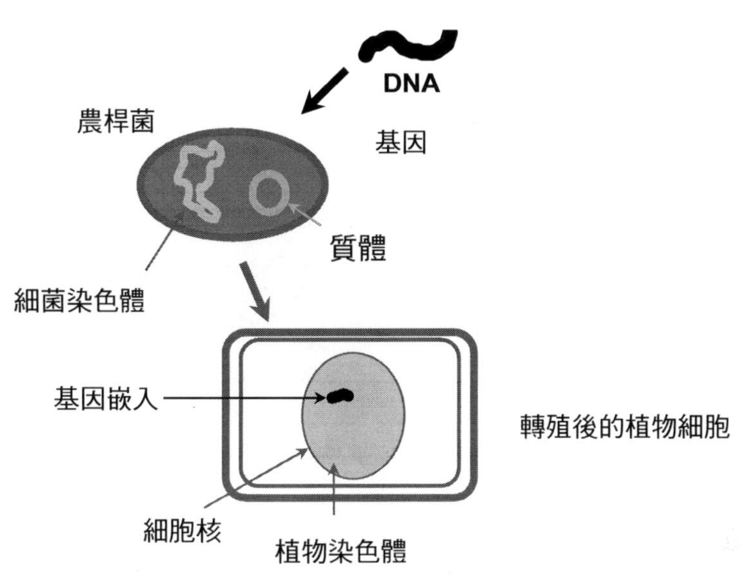

圖12-8　基因轉殖之生物法——農桿菌法

二、物理法

第二種為物理法（又叫基因槍法），每一顆金屬微粒上面有黑黑的即是要轉殖的DNA，以極高的速度（約430m／秒）撞擊欲轉入之生物細胞，這一顆帶有DNA的粒子在快速撞進去細胞壁的同時，即將DNA送進細胞裡面（**圖12-9**）。

三、化學法

第三種方法是化學法，可以通電讓細胞融合，讓A及B兩個基因可以融合在一起，舉個例子：馬鈴薯與番茄的細胞混合，通電後產生融合，新的基因改造植物就會在上面長番茄，下面長馬鈴薯，這就是生物科技（**圖12-10**）。

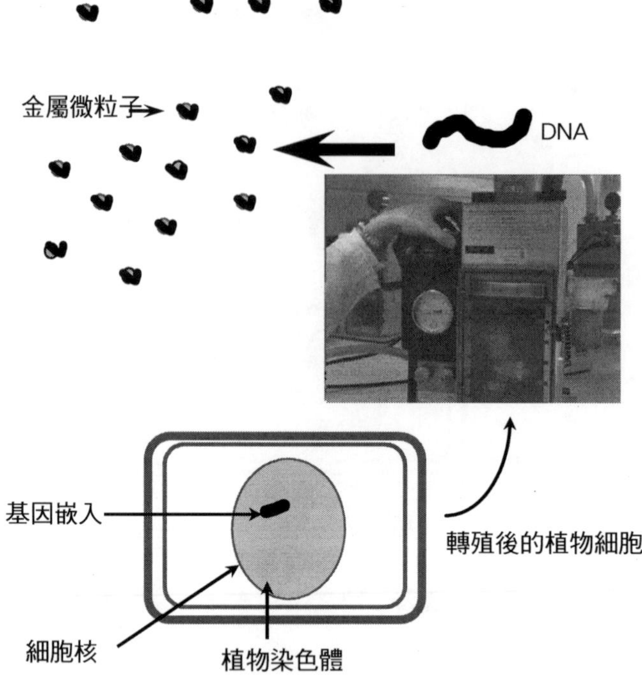

圖12-9　基因轉殖之物理法——基因槍法

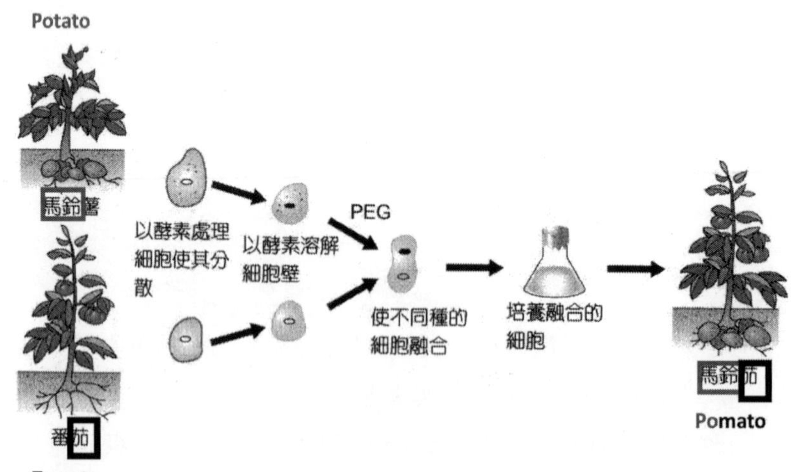

圖12-10　化學（細胞融合）法進行基因轉殖

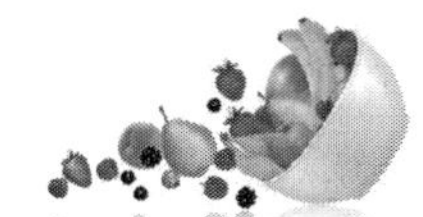

目前使用最多的生物法——農桿菌感染法，約占全部基因轉殖產品的64%；其次為物理法——基因槍法，約占全部基因轉殖產品的24%；再其次為化學法——細胞融合法占7%，其他的占全部基因轉殖產品的5%。

圖12-11為台灣動物科學研究所，研發出來的酷比1、2、3號基因轉殖豬，其器官是要拿來器官移植用的，不是拿來吃的。有些基因轉殖動物，其分泌的產品還具有相當醫療價值。

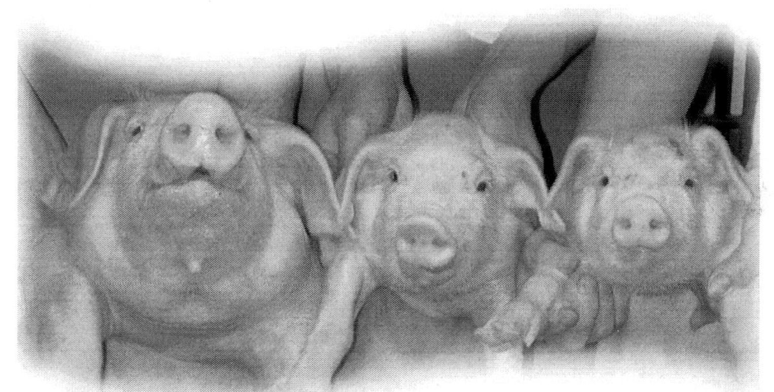

圖12-11　由左至右分別為酷比1號、2號及3基因轉殖豬

第四節　基因改造食品之生產

美國一直是基因轉殖作物生產最多的國家，其次為阿根廷、巴西、加拿大、印度、中國大陸這六個國家。基因改造作物產量第一是黃豆，第二是玉米，第三是棉花，第四是油菜，其次序從來沒變過，從1996年到目前2013年都如此，這四個是目前賣得最多的基因改造食品。大豆總種植面積的64%是生產基因改造大豆，玉米總種植面積的32%是種植基因改造食品，基因改造棉花種植面積占棉花總種植面積的70%，基因改造油菜種植面積占油菜總面積的24%。

第五節　台灣基因改造食品之管制

一、基因改造食品之查驗登記

在國內基因改造食品的管制的方式是查驗登記和標示，從2003年開始，未經衛生署查驗許可的基因改造食品不准製造、加工、調配、運輸、輸入、輸出。因為基因改造作物在台灣並未核准耕種，其來源均為輸入。

目前台灣衛生福利部聘請的基因改造食品審議委員，原有14位，現在增加到20位，因為待審查案件太多了，所以增聘審查委員，希望加速審查速度。健康食品審查委員，也由原本38位現在已增加到70位。

台灣基因改造食品之審查極為嚴格，如孟山都生產的耐除草劑黃豆，提出台灣審查申請時，雖然全世界已經有很多國家（16國）核准了，但在台灣仍花了七個月才核准，因為該公司所附的是花粉過敏相關資料，然而在台灣最重要的過敏是塵蟎過敏，在補送塵蟎過敏相關資料前就是不核准。著者認為審查委員把關很嚴格，沒有資料就是不讓其通過，所以等補完數據才讓其通過，雖然已有16個國家核准，仍需因地制宜，補送台灣最重要過敏原相關資料後，才核准其在台灣上市。

從2002年到現在，已經有十幾年我們才審查通過31件單一品系基因改造食品原料，大部分是具有抗除草劑或抗蟲害之作物，但混合品系在2009年2月7日到2014年6月16日總共通過36件。所以核准速度會如此快，主要原因為混合品系是使用傳統育種方法，將原具有單一特性之基因改造作物交配，使其具有多種特性。在具有單一特性基因改造作物已被核准，使用傳統育種方式培育出之混合品系，其安全性當然無問題。國際上目前的共識是：如單一特性之基因改造作物已被核准，又使用傳統育種方式將多種特性集中在同一植株上，混合品系作物之核准，只集中在各種特

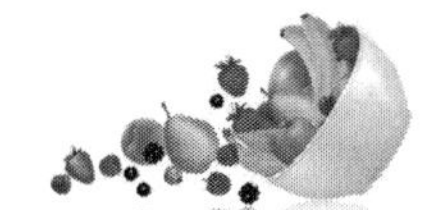

性之基因，是否發生交互作用，如未發生交互作用，基本上視為安全。

目前研發出來產品，最多的是一種作物有八個不同特性，如耐寒、抗蟲、耐除草劑，與現在最重要的抗旱。一種作物具有這麼多特性，農民當然喜歡種植。

二、基因改造食品之標示

國內對基因改造食品之管制，一為查驗登記制，二為標示，查驗登記如上所述。標示制度在台灣採強制與自願並行。若產品中基因改造成分超過3%，則為需要強制性標示。為何訂出3%，因為這被認為，運送穀物係採貨艙通艙運送方式，貨艙夾縫污染的部分不會超過3%，所以如果超過3%就是故意攙雜，此為訂3%的原因。

有人懷疑為什麼醬油、黃豆油、玉米油和玉米糖漿不管呢？事實是醬油發酵需要六個月，就是使用基因改造的大豆去發酵，其中轉殖進去的基因，以及其所表現的蛋白質也已被分解掉了，所以根本檢驗不出來。並不是政府管制太鬆，而是根本沒有辦法檢驗出來，所以才不管。

這是被認為消費者有權利去選擇要或不要使用基因改造食品，所以認為應該要標示。

如果大家對基因改造食品想進一步瞭解，可以上WHO的網站，基因改造食品二十問，是二十個大家都想知道的問題，網站上已很清楚的解釋。此外，美國穀物協會出版兩本英文書，第一本是《美國農民對於生物技術的觀點》，第二本是《二十五個最常被問到的問題》，已將此兩書籍內容翻譯成中文，如果大家有興趣可以參閱美國穀物協會出版之書面資料。

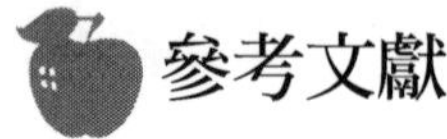

參考文獻

王素梅、黃秋香、李河水（2003a）。《農產保健食品消費現況》。行政院農業委員會。

王素梅、黃秋香、李河水（2003b）。《自高齡者飲食消費習性看銀髮族食品發展機會》。行政院農業委員會。

經濟部工業局（2010）。《2010生技產業白皮書》。台北市：經濟部工業局。

潘子明（2010）。《發現紅麴新價值》。台北市：健康文化事業股份有限公司。

Cheng-Lun Wu, Chun-Lin Lee, & Tzu-Ming Pan (2009). Red mold dioscorea has greater anti-hypertensive effect than traditional red mold rice in spontaneously hypertensive rats. *J. Agri. Food Chem., 57*: 5035-5041.

Chun-Lin Lee, Tzong-Fu Kuo, Jyh-Jye Wang, & Tzu-Ming Pan (2007). Red mold rice ameliorates impairment of memory and learning ability in intracere-broventricular amyloid beta-infused rat via repressing amyloid beta accumulation, *J. Neurosci. Rese.*: 3171-3182.

Wen-Pei Chen, Bing-Ying Ho, Chung-Lin Lee, Chung-Hsien Lee & Tzu-Ming Pan (2008). Red mold rice prevetns the development of obesity, dyslipidemia and hyperinsulinemia induced by high-fat diet. *Int. J. Obes., 32*: 1694-1704.

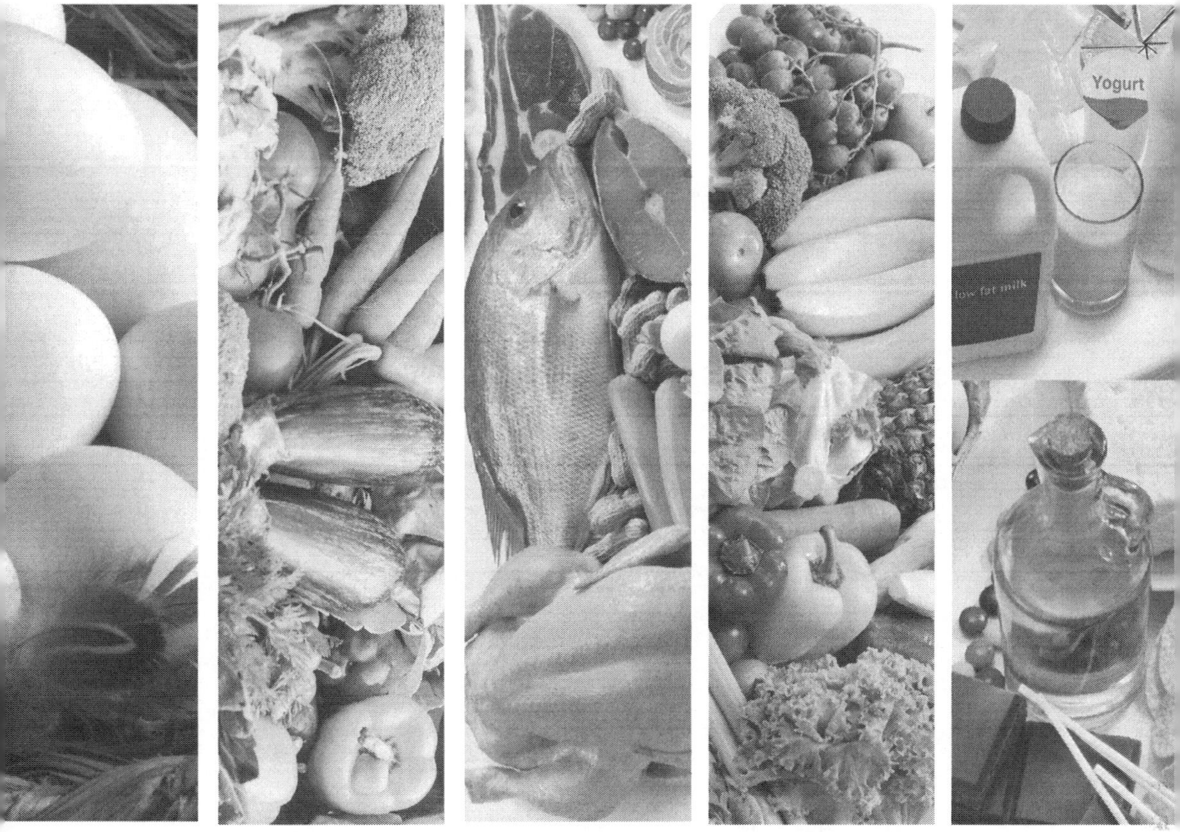

附錄　菇類的機能性

李錦楓

學歷：美國威斯康辛大學食品科學博士

現職：臺灣大學食品科技研究所名譽教授

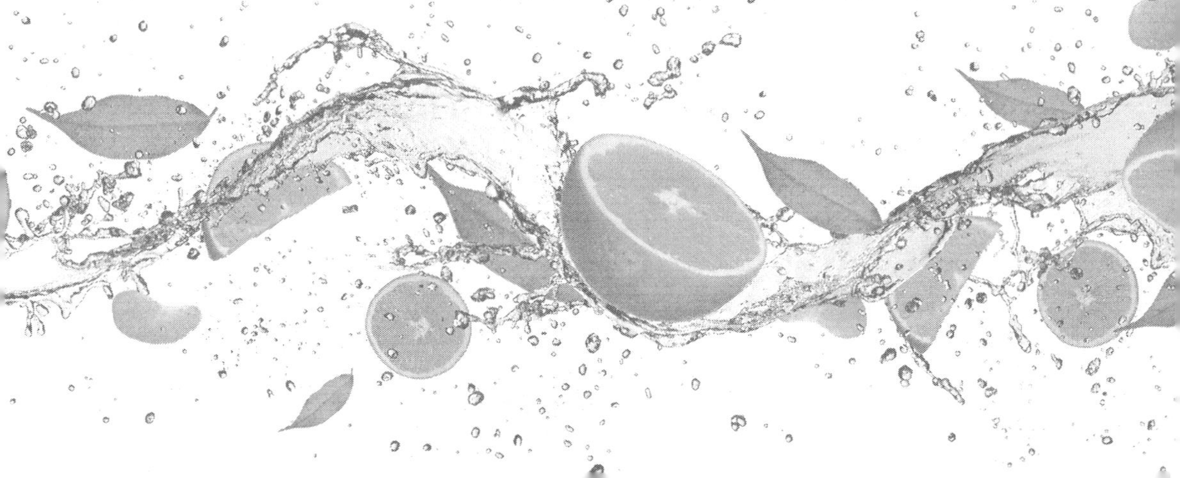

一、菇類的定義

菇類指的是菌類（擔子菌及子囊菌）的大型子實體，在生物界可分類如**圖一**。在世界各地被食用的菇類多達200種，但被利用的菇類幾乎都是屬於擔子菌類。子囊菌中，有名的只有法國料理中所出現的松露，冬蟲夏草等多是靠進口者。

現在被利用的菇類幾乎都是限於人工栽培者。超級市場可看到者有香菇、洋菇、木耳、金針菇、草菇、杏鮑菇、鮑魚菇、榎木菇、秀珍菇、柳松菇、黃金菇、彩珠菇、珊瑚菇、三採菇、雪白菇、鴻喜菇、白精

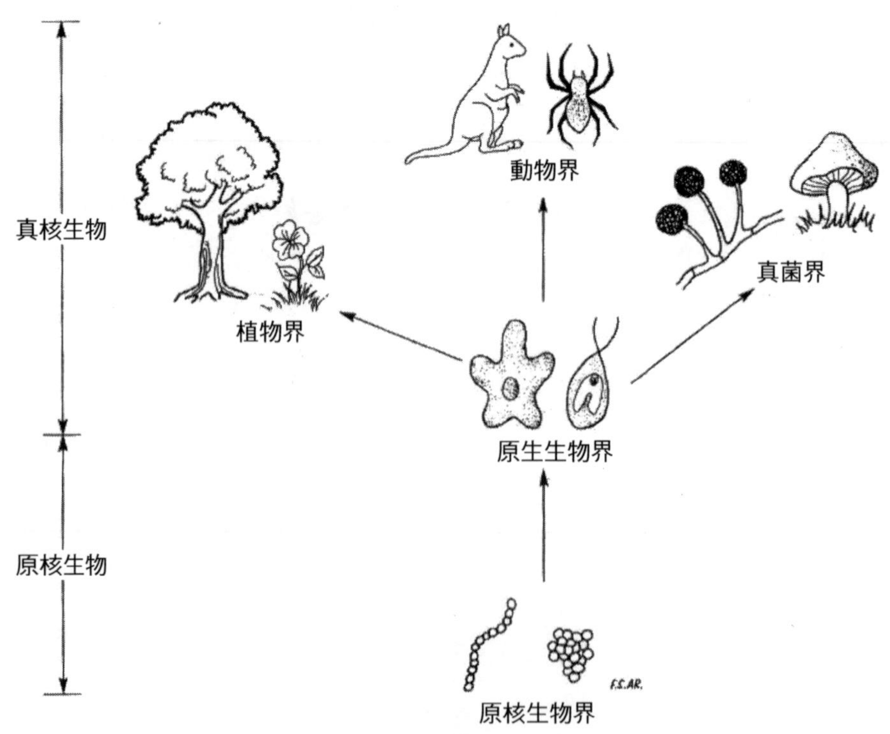

圖一　生物五界分類法

資料來源：轉載自閻啟泰等著（2005），《食用微生物學》，台北市：偉華書局。

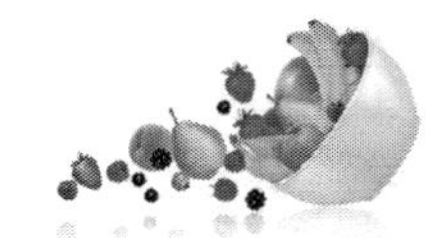

特霧菇、養生菇等，不勝枚舉，而且這都是在台灣中南部人工栽培者。

在台灣，也有專門只供應各種新鮮菇類的連鎖火鍋店。將各種新鮮菇類以及肉片、蔬菜類等供應，由消費者自行煮成火鍋食用。其供應菇類有馬蹄蕈、松茸、珊瑚蕈、紅乳牛肝蕈、球藍蓋蕈、老人頭蕈、高山蕈、山黃蕈、黃牛肝蕈、小黃蕈、高山蕈、草菇、鵝蛋蕈、鴨掌蕈、白蘑菇、大腳菇、滑菇、黑牛肝蕈、黃落傘蕈、青崗蕈、雞縱蕈、雞油蕈、美味牛肝蕈、麻母雞蕈、野香菇、黑虎掌蕈、黑牛肝蕈。據這連鎖野生蕈火鍋店稱，所有原料野生蕈均在台灣中南部栽培，而菌種大都由國外進口。

其供應套餐（火鍋）菜單如下：

- 前菜：杏鮑菇沙西米1份，香菇珍絲，香菇酥1份
- 鍋底：百菇蕈1份
- 蕈菇主料：猴頭菇或茶樹菇1盤，秀珍菇或杏鮑菇1盤，紅乳牛肝蕈、白霧菇、丁香蕈1盤
- 肉類：美國牛肉1盤、松花豬肉1盤
- 蔬菜類：蔬菜拼盤1盤
- 主食類：饅頭或佰菇珍餃1份
- 甜點類：水果或甜點
- 飲料類：八寶茶或佰菇茶

二、菇類的營養，嗜好成分

關於普遍被食用的菇類的營養嗜好成分，可由**表一**加以瞭解。除了松茸、標茸（占地）以外幾乎都是人工栽培品。這些表中的菇類的主成分與蔬菜類都很類似。

在成表中，菇類的熱量值表示為暫定值，這是因為菇類的熱量（energy）換算係數很難訂定的緣故。作為暫定性的換算法，以Atvoater

的係數來計算，再乘0.5即為其結果，菇類的熱量值都在11～24Kcal之間，表示這是低熱量的食品。

菇類中，一般可分為作為食用的水分含量高的松茸、香菇等的軟質菇類與如靈芝等的硬質菇類。在外觀上兩者亦有相當的差異，但在成分的組成也有差異。如看看**表一**分析124種野生菇類的成分的特性，軟質菇類（112種的平均值），則約含有90%水分，剩下的就是固形的。固形物的組成是蛋白質25%，脂肪8%，醣類60%，灰分7%所成。

相對的硬質菇類（12種平均）的水分為約15%，而極低，固形物的組成是由蛋白質8%，脂肪3%，醣類87%，灰分2%所成。同樣為軟質者，食用菇與有毒菇類之間，一般成分上，並不能發現其差異，而差異只在於後者含有有毒成分而已。又同樣是軟質菇類，由其生長處所不同，成分亦有差異。一般說來，在地上生長者較樹幹上所生長者，其蛋白質或灰分含量都高得多，醣類卻較少。然而對於屬於同科者，生長場所的差異所引起的差異並不大。

茲就菇類所含的成分，簡單加以說明如下：

(一)蛋白質及胺基酸

蛋白質在鮮菇中含有1～6%，在日本《五訂食品成分表》中所記載者，以薄平菇（usuhiratake）的6.1%為最高。蛋白質的1/2至2/3為純蛋白質，其餘為非蛋白質。菇類的甘味（美味）有關的游離胺基酸，以標茸（占地）（shimeji）科、原菇（haratake）科、疣菇（Ibotake）科的菇類為多。尤其是麩胺酸（glutamic acid）與丙胺酸（alanine）為多。

非蛋白質胺基酸中有名者為存在於捕蠅標茸（haetori simeji）所含有的鵝膏胺酸（ibotenic acid）與天狗茸（Tengtake）。

表一 菇類營養成分表

（對食部100g）

食品名	廢棄率	熱量Energy	水分Water	蛋白質Protein	脂質Lipid	碳水化合物 Carbohy-drate		灰分 Ash	無機質 Minerals					維生素 Vitamins								食鹽相當量
						糖質	纖維		鈣	磷	鐵	鈉	鉀	視黃醛	胡蘿蔔素	A效力	B_1	B_2	菸鹼酸	C	D	
	%	Kcal	g	g	g	g	g	g	mg	mg	mg	mg	mg	μg	μg	IU	mg	mg	mg	mg	IU	g
香菇 乾	0	-	10.3	20.3	3.4	52.9	8.9	4.2	12	270	4.0	19	2,100	0	0	0	0.57	1.70	18.0	0	※	
水煮	0	-	84.7	3.4	0.7	8.8	1.8	0.6	4	39	0.6	4	240	0	0	0	0.07	0.28	2.3	0		
紅燒	0	-	39.3	8.0	0.4	40.8	1.4	10.1	23	130	8.7	3600	510	0	0	0	0.04	0.38	3.2	0		9.1
標茸	*25	-	92.5	2.1	0.3	3.7	0.7	0.7	2	75	1.1	9	300	0	0	0	0.08	0.50	9.0	Ψ	160	
生	*13	-	90.4	3.5	0.5	4.0	0.8	0.8	1	160	0.6	5	330	0	0	0	0.19	0.38	8.8	Ψ	95	
水煮	0	-	89.0	4.0	0.3	5.0	1.0	0.7	2	170	0.6	5	290	0	0	0	0.18	0.32	7.1	0		
滑子 生	*15	-	96.0	1.1	0.2	2.2	0.3	0.2	3	33	0.5	6	90	0	0	0	0.08	0.10	3.3	Ψ	16	
水煮	0	-	96.3	1.0	0.2	2.0	0.3	0.2	3	30	0.4	6	70	0	0	0	0.07	0.09	3.0	0		
水煮罐頭	0	-	95.5	1.0	0.1	2.9	0.3	0.2	2	20	0.9	8	100	0	0	0	0.03	0.07	2.1	0	44	
松茸																						
生	*15	-	93.4	1.7	0.2	3.7	0.5	0.5	3	60	1.0	2	200	0	0	0	0.26	0.75	3.2	Ψ		
平菇																						
生	*25	-	90.4	3.3	0.3	4.1	1.1	0.8	1	100	0.7	2	340	0	0	0	0.40	0.40	10.7	Ψ	48	
水煮	0	-	88.9	4.2	0.2	4.2	1.7	0.8	2	110	0.9	2	270	0	0	0	0.36	0.33	8.8	0		
水煮罐頭	0	-	89.6	4.0	0.2	4.6	0.9	0.7	2	29	2.0	230	13	0	0	0	0.16	0.26	5.0	0		0.6
草菇																						
水煮罐頭	0	-	91.4	2.7	0.2	3.4	1.1	1.2	8	25	0.7	430	46	0	0	0	0.01	0.11	0.6	0	48	1.1
舞菇																						
生	*15	-	91.0	3.7	0.7	2.4	1.4	0.8	1	130	0.5	1	330	0	0	0	0.25	0.49	9.1	0	100	
水煮	0	-	91.9	3.0	0.8	2.1	1.8	0.4	4	85	0.4	1	150	0	0	0	0.12	0.18	3.2	0		

（續）表一　菇類營養成分表

（對食部100g）

食品名	廢棄率	熱量Energy	水分Water	蛋白質Protein	脂質Lipid	碳水化合物 Carbohy-drate		灰分Ash	無機質 Minerals					維生素 Vitamins								食鹽相當量
						糖質	纖維		鈣	磷	鐵	鈉	鉀	視黃醛	胡蘿蔔素	A效力	B_1	B_2	菸鹼酸	C	D	
	%	Kcal	g	g	g	g	g	g	mg	mg	mg	mg	mg	μg	μg	IU	mg	mg	mg	mg	IU	g
洋菇																						
生	*10	-	91.8	3.9	0.5	1.7	0.8	1.3	8	90	0.5	3	560	0	0	0	0.16	0.57	4.8	ψ	100	
水煮	0	-	90.2	5.2	0.3	1.8	1.2	1.3	12	90	0.5	3	480	0	0	0	0.13	0.55	4.4	0		
水煮罐頭	0	-	91.5	3.4	0.2	2.6	0.7	1.6	10	55	0.8	440	85	0	0	0	0.03	0.24	1.0	*0	90	1.1
松茸																						
生	*5	-	88.3	2.0	0.6	7.3	0.9	0.9	6	40	1.3	2	410	0	0	0	0.10	0.05	8.0	2	140	
水煮罐頭	0	-	92.8	1.2	0.2	5.0	0.6	0.2	4	25	0.9	*2	75	0	0	0	0.04	0.30	2.0	**ψ		
頮木菇																						
新鮮	*20	-	89.7	2.7	0.5	5.4	0.9	0.8	1	80	0.9	4	360	0	0	0	0.31	0.22	8.1	ψ	50	
水煮	0	-	89.9	2.8	0.3	5.2	1.1	0.7	1	80	0.8	4	300	0	0	0	0.25	0.18	6.1	0		
調味罐頭	0	-	79.7	3.6	0.3	10.0	0.8	5.6	10	150	0.8	2,000	320	0	0	0	0.26	0.17	4.4	0		5.1
黑木耳																						
乾	0	-	13.7	9.0	1.0	60.7	11.0	4.6	180	210	44.0	28	1200	0	0	0	0.19	1.10	4.1	ψ	16,000	
水煮	0	-	93.2	0.6	0.1	4.8	1.1	0.2	29	9	1.8	6	90	0	0	0	0.01	0.07	0.2	0		
白木耳																						
乾	0	-	13.0	7.3	0.7	61.8	12.8	4.4	240	260	4.4	28	1400	0	0	0	0.12	0.70	2.2	ψ	16,000	
水煮	0	-	87.2	0.5	0.1	10.8	1.2	0.2	37	11	0.2	6	130	0	0	0	ψ	0.04	0.1	0		
調味罐頭	0	-	81.4	2.7	0.1	8.6	1.7	5.5	18	37	0.7	2100	110	0	0	0	0	0.12	0.3	0		5.3
香菇																						
生	*30	-	**91.1	2.0	0.3	5.3	0.9	0.4	4	26	0.4	3	170	0	0	0	0.07	0.24	2.4	ψ	90	
水煮	0	-	90.4	2.4	0.2	5.4	1.3	0.3	5	26	0.5	3	140	0	0	0	0.08	0.26	2.0	0		

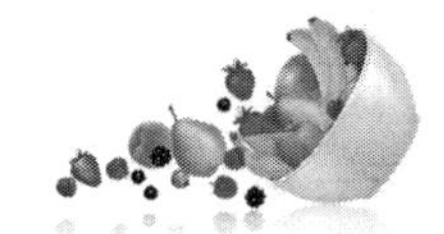

(二)脂質

菇類的生體含有0.1～0.6%的脂質，但含量由種類不同而有差異。

天狗菇科，標茸科（菌根菌）比腐生菌，脂質含量多，而且傘部比柄部其脂質含量有較高的趨勢。構成菇類的脂肪酸也由菇類的種類而有特徵，一般說來，食用菇類的傘部比柄部有脂質含量比柄部較高的趨勢。構成菇類的脂肪酸由其種類而有特性，一般的食用菇其Linoleic acid（亞麻油酸）或oleic acid（油酸）較多，然而初菇（Lactarisu hatsutake）以硬脂酸（stearic acid），榎木菇卻以次亞麻油酸（linolenic acid）較其他菇類含量多。

菇類含有其他平常的動植物所不含的特殊脂肪酸，其中之一就是法國人喜歡的菇類杏子菇或黑喇叭菇則含有具三重結合的dehydrocrepenic acid。以乳菇（Lactarius volemus Fr.）屬則含有oxo-octadecanric acid（6-keto stearic acid）。

菇類的固醇類（sterols）是以麥角固醇（ergosterol）為主體，但由菇類的種類不同，亦有多種其他的固醇類。主要菇類的麥角固醇的含量如**表二**。

表二　菇類的麥角固醇含量（換算為乾量mg%）

菇名	麥角固醇
香菇	325
松茸	521
本占地	486
平菇	306
白黃側茸	402
榎木菇	272
滑子	108
舞菇	780
木耳	19
栗茸	641

◆菌根菌與腐生菌

菇類的菌絲會附著於植物根的表面，浸入根的組織內，經營共生關係，這稱謂菌根菌。相對地，對動植物體的遺體（主要為寄生於枯木、落葉等）將其分解成長者，稱謂腐生菌。

(三)醣類（碳水化合物）

菇類含有一般植物體所含的五碳糖、六碳糖以外，尚含有二糖類的海藻糖（trehalose），糖醇的mannitol與菇類的美味有關，普通的菇類含量僅為3～4%，然而被稱為美味的菇類，卻含有比其他者多2～3倍。其他尚含有胺糖（amino sugar）的幾丁質（chitin）（**表三**）。

菇類在營養方面來說，是大家所關心的食用纖維（DF）很好的供給源。據食品成分表所示，新鮮菇類的水溶性食物纖維含量為0.2～1.0%，滑子（nameko）尤其特別多，占有1%。不溶性食物纖維為1.8～4.4%，松茸為4.7%。乾燥香菇各為3.0%、38.0%、41.0%。乾燥菇中食品纖維最多者為木耳類，Auricularia auricular-judiae為木耳的一種，生長於平地（其傘部直徑可達5～13公分），其水溶性纖維6.3%，不溶性食品纖維為73.1%，總食物纖維實際上可達79.4%。

表三　主要菇類的海藻糖與甘露糖醇

菇名	海藻糖（trehalose）	甘露糖醇（mannitol）
榎木菇	2.87	6.13
平菇	5.38	10.87
滑菇	2.71	3.46
松茸	7.50	5.22
香菇	4.43	4.50
洋菇	0.75	5.92
標茸	7.10	3.12
舞菇	5.81	6.77
木耳	2.62	2.62

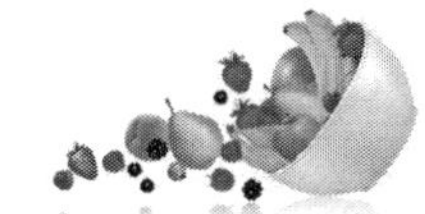

幾丁質（Chitin）

海藻糖（trehalose）

甘露糖醇（mannitol）

圖二

這些食品纖維已被明白具有抗癌作用，降低膽固醇作用以及具有多種機能性。

(四)無機質

菇類從日本人的飲食生活來看，並不含有多量容易缺少的礦物質。然而其無機質的組成來說，軟質菇類與硬質菇類不同。前者多含鉀，鈣卻少。相對地，硬質菇類較軟質菇類含有多量鈣。然而在微量元素的鋅或銅卻含有蔬菜類的一倍左右。

(五)維生素

菇類幾乎不含有維生素A或原（pro）維生素A、維生素C、維生素E等。在菇類含有比較多的維生素B群，如與蔬菜類比較，維生素B_1為2.1倍，維生素B_2為2.6倍，菸鹼酸（Niacin）為6倍，是B群的很好供給源。菇類被認為含有多量原維生素D_2（Ergosterol），而不含有維生素D，但是經紫外線照射的子實體，已明瞭其含有相當量的轉換D_2。維生素D對骨質疏鬆症狀的預防有效。

(六)有機酸

味道好的菇類含有蘋果酸（malic acid）、延胡索酸（fumaric acid）、琥珀酸（succinic acid）等。

(七)香味物質

乾香菇香氣的主要成分為香菇香精（lenthionine）。松茸的香氣的主要成分為1-辛烯-3-醇（1-octen-3-ol）（matsutakeol）與桂皮酸甲酯（methyl cinnamate）。香菇美味物質的主成分5′-鳥嘌呤核苷酸（5′-guanylic acid）。從來被認為味道佳，而做高湯利用的菇類煮湯中的5′-鳥嘌呤核苷酸的生成量很多。

香菇的美味：5′-guanylic acid（5′-GMP）

乾香菇香氣：lenthionine（香菇香精）

松茸香氣：1-octen-3-ol（matsutakeol）與桂皮酸甲酯

(八)酵素

在菇類中含有纖維素酶（cellulase）、果膠質酶（pectinase）、幾丁質酶（chitinase）、酪胺酸酶（tyrosinase）、蛋白質酶（protease）等多種

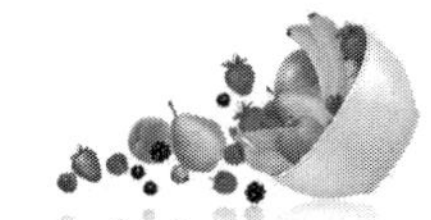

酵素。這些酵素多為產業上很有效的酵素。在此介紹菇類所含酵素在實際烹飪時，會發生的問題的實例。在做蒸蛋時，在蒸蛋的材料中，常會加入菇類，然而添加舞菇時，常會發生不凝固的現象。這是由於舞菇所含的蛋白質酶所惹的禍，如將舞菇先加以熱處理再加入蛋中即可避免了。

三、菇類的特性

(一)香菇

以椴木（培養人工香菇所用的木材）的人工栽培菌床栽培，整年可在市場發現的菇類代表。栽培品種有開傘的薄肉的香信與不開傘而將其向內側捲入的，較厚肉的冬菇。冬菇的味道較佳且價格亦較高。

香菇的呈味成分，其主要者為5′-鳥嘌呤核苷酸、5′腺（核）苷酸（5′-adenylic acid），但以前者為香菇類的甘味主要成分。又以曬乾香菇的香氣成分的lenthionic acid（香菇酸）被酵素分解所生成的稱謂lenthionine（香菇香精）的含硫化合物。

香菇乾燥者在烹飪時，必須先復水，然而這復水的條件甚為重要。要從香菇引出香菇樣的美味成分甚為重要。這調理法是在復水時，要在室溫以下的低溫，實際浸水五至十小時，然後加熱調理。另一方面，把新鮮香菇冷凍後，使用時才從水中加熱食用，即可使5′鳥（核）苷酸含量有顯著增加的報告。如獲得多量新鮮香菇時，常常認為將其冷凍儲藏就可保存其鮮味。此時要注意的是迅速以微波爐解凍，再加水烹飪。

其他會降低膽固醇的香菇嘌呤（eritadenine）或含有具有抗腫瘤的多醣體，香菇多醣（lentinan）的成分。香菇的香菇嘌呤含量本地產較進口香菇，被證明其含量較多。又新分離的香菇品種被發現香菇嘌呤含量比原來的品種高出5倍多。香菇由乾燥可增加其甘味，在日本或中國料理時這是不可缺少的材料。

又，現在也明白香菇中存在著維生素D。在食品成分表中，鮮菇的維生素D含量為2μg/100g，然而在野外栽培的原木香菇卻為約100μg/100g的維生素D。又現在有使用紫外線照射裝置，以人工提高維生素D的香菇被販售。

(二)松茸

含有特有的香氣與咬感，被大眾喜愛並且被認為代表日本的食用菇類。秋天就會在赤松、黑松樹林等長出來。在活樹根部形成菌根發育，然而到目前為止還沒有成功於人工栽培，現在每年產量都在減少中，而從韓國、北朝鮮、中國等進口，然而比日本所生產者其香氣較差。其含有的香氣成分為1-辛烯-3-醇與桂皮酸甲酯。又松茸的熱水抽取物的抗癌作用有在一般的食用菇中為最強的報告。

(三)平菇

野生者在晚秋時，在闊葉樹的枯樹長出。人工的菌床栽培者在剛長出時，很類似標茸（占地，shimeji），所以被稱謂shimeji來銷售。真正的標茸已成功地以人工栽培，但沒有實際生產販賣。據飼養老鼠實驗結果，平菇中的凝集素（lectin）具有食慾抑制效果。

(四)榎木菇

在晚秋至春天群生於枯木的低溫性菇類。現在卻在日本以長野縣為中心的地區，以瓶裝栽培物生長，這是欲使以光線調節為目的，為使其莖部細長，變成豆芽形狀為其目的，與天然的菇類的型態完全不同。以醬油調味者，稱謂滑菇（name-take）的名稱來銷售。

榎木菇（enokitake）含有約30%的亞麻油酸（linolenic acid）的脂肪酸，又其γ-aminobutyric acid（GABA）含量甚多的菇類。榎木菇與其他的菇類不同，不被以乾燥菇類利用。然而由免疫學調查結果，被指名對癌症有效以後，將乾燥粉末或利用其萃取物做成加工食品者亦被銷售。

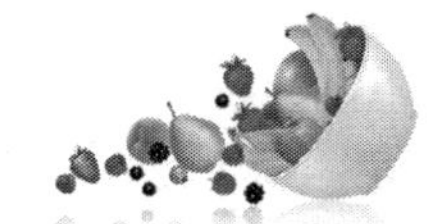

(五)標茸，占地

「滑子」是黏質物多的食用菇的總稱，所以常混淆與真正的滑子的差異。差異是真正的滑子成分中，水分占96%而比其他菇類高，更含有黏黏的食感來源的黏質的特性。這黏稠物質為以黏液素（mucin）為主的成為食感原因的黏質物的特性。這黏質物具有血液的改善循環作用，或保護胃黏膜的效果。

(六)洋菇

洋菇（mushroom）的俗名，日本名為tsukurritake。其香氣不強，但有獨特的咬感， 酸鈉含量高，所以被利用於煮湯或切塊的烹煮。洋菇萃取物具有很強的消臭效果，所以也被利用於體臭、便臭、口臭等的消臭劑。

(七)舞菇

舞菇（maitake）由板栗等樹的珠頭長出，其肉質堅實，咬感、味道均佳的常見菇類。屬於靈芝科的菇類，但當著食用者並不多。在日本東北地區卻被當成高級菇賞識。最近也有人工栽培品在市場看到，但卻有較野生品咬感差的缺點。從古代就被認為具有抗癌作用，也有很多研究報告被發表。

(八)姬松茸

姬松茸（agaricus）是屬於原菇或其同類的總稱。最近因為巴西毛菇（日本名 agaricusbrazei）出現具有治癌效果的報告。姬松茸就以通稱Agaricus來稱呼了。這種菇類原產地為巴西，然而在日本栽培的品種卻是來自巴西了。在日本利用的菇類幾乎是乾燥品，然而要期待其藥效者，也利用其培養菌絲。也有對降血壓或抗炎症效果、抗糖尿病效果等報告。

(九)靈芝

日本稱靈芝（Ganoderma lucidum）為幸茸、瑞草。自古以來視為瑞草而受到重視。廣泛分布於北美洲；亞洲太平洋沿岸、歐洲溫帶、非洲中央山地（海拔1,500公尺）等北半球，發生在各種闊葉樹、針葉樹，在其砍掉的殘株上、枯樹幹、埋木等。現在日本使用橡屬（Quercus）椴木，接種菌種埋在地中，培養三至四個月後收穫。

成分為多種三萜類、多醣類、肽聚糖、β-D葡聚糖，靈芝多稱A、B、C等。從孢子可取得甘露醇、脂肪酸、肉豆蔻酸（myristic acid）、棕梠酸、亞麻油酸、油酸等。藥效與作用為強壯、鎮定劑，用於神經衰弱症、不眠症、消化不良、老人性支氣管炎的咳嗽等老人病。在日本作為民間草藥。用於強心、降血壓、降低膽固醇、利尿、抗過敏症、抗癌等用。

(十)黑木耳

在中國菜中不可缺的木耳是具洋菜狀子實體，平常以乾燥品銷售，其乾燥品100克含有400μg維生素D，在菇類中最高。

大家都知道木耳分為白木耳與黑木耳（yamabushitake）。下面是最近於網路上發現有關於黑木耳負面的報導：

近年來有一篇關於黑木耳的報導轟動全國。據說它可以降低血黏度，所以有人得了冠心病、血管都堵塞了，於是吃了黑木耳薑棗湯後血管全通了，不用搭橋冠心病就好了。

另一位76歲老人也有相同病情，按照同法連續吃了十天黑木耳薑棗湯，每天一次，血流變化結果真降了兩項（吃前五項高），認為沒有全降，可能吃得不夠多，所以繼續吃了二十天，再檢查結果，血黏度變成六項高，比吃前還高。另一位老人吃了五十五天，化驗結果，血黏度有七項變高，病情加重，立即住院搶救，必須裝支架。

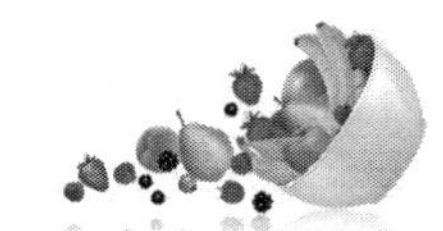

專家不是說黑木耳能降低血黏度嗎？據試驗結果，表示吃黑木耳可能暫時降低血黏度，但同時導致紅細胞病變，而紅細胞病變比血黏度稠對人的危害更大。血黏度尚可飲食控制，而紅細胞病變即將危及生命。請三思不要冒險試了。

食用過量的黑木耳除了能引紅細胞病變外，還含有多量的鉛，《本草綱目》認為木耳乃朽木所生，有衰精腎之害，能導致性冷淡、陽痿、胃功能減退等，因此不可把黑木耳當藥吃。

(十一)其他菇類

硬質菇也被期待及利用其藥用效果。然而野生菇類中含有致命性的菇類，所以對鑑別無自信時，以不食用較好。現在對毒菇並無其共通的特徵，但在日本的菇類中毒其90%是由月衣茸（lamsteromyces japonicus）、一標茸（yipon shimeji）以及櫻花標茸（sakura shimeji）所引起著。記住這三種菇類的特性，就可達到預防菇類的中毒。又，天狗茸（hygrothorus russula）科的菇類中，都有會致命的猛毒菇類，這些菇類含有鈣的特質，所以這種菇類要避免食用。毒菇類的成分中，也含有多種具生理活性的質者，如何將其有效利用也是今後的研究課題了。

四、菇類的機能性

(一)抗癌作用

菇類的熱水萃取液中含有的多醣類對老鼠的內瘤Sarcoma 180有效的報告提出來後，有很多菇類多醣對制癌有效的研究被發表了。香菇的lentinan（香菇多醣），靈芝的PS-ϰ（ϰ-orestin），茯苓的茯苓聚醣（pachymaran），裂褶菌的schizophyllan（裂褶菌多醣），舞菇的grifolan（舞菇多醣），其他對於萬平菇、榎木菇的多醣類或姬松茸、花弁茸（Sparassis crispa）的研究也甚有進展。

從榎木菇與金針菇的菌絲體所萃取的糖蛋白質具有很強的免疫賦活抗癌性，被稱謂proflamin。在日本常攝取人工栽培的金針菇被發現其患癌率極低。

(二)自由基捕捉作用

活性氧被發現與糖尿病或循環器官疾病的發生有關，然而據研究以山毛櫸樹標茸（Lanyrteromyces japonicas）以及其他多種菇類為例，能將其所產生的自由基（radical）加以捕捉。

(三)抗病毒作用

從香菇孢子分離的二條鎖RNA，其研究結果指出能預防流行性感冒病毒（inferuenza virus）的感染效果。

(四)降低膽固醇

一般來說，食物纖維具有降低血漿膽固醇的作用，菇類也含有多量食物纖維，所以其效果也被公認了。然而香菇、人形茸、靈芝科被知曉具有較食物纖維更強的降低膽固醇作用。然而含有降低膽固醇的eritadenine（香菇嘌呤），人形茸（ニンギョウタケ）（Albatrellus屬clispanus）被分離出奇果菌素（grifolin）與 neigrifolin的成分，可阻礙膽固醇被吸收進入體內。

(五)促進神經成長因子活性

阿茲海默型癡呆症尚有很多未解明部分的癡呆症。然而只有山伏茸（Yamabushitake）含有對其預防或治療的有效成分為NGF（神經成長因子），又從組笠茸（Dictyophors indusiata）也分離出同樣的成分。

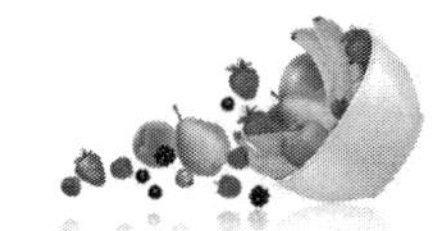

(六)肝臟障礙抑制效果

舞菇、榎木菇、香菇等被認為對肝障礙抑制作用有效，尤其是以舞菇的效果為大。然而這都是由動物實驗或特定的人所做臨床實驗結果。又以栽培菇類所做時，由其菇類系統或子實體，或菌絲而效果不同。

(七)作為保健用食品的菇類

過去菇類的成分，沒有被利用為保健食品的成分，但在日本於2003年6月准許Creolophus pergameneus抽取物配合清涼飲料水的銷售，其機能性成分為Isoleucyl tylosin，而可表示適合於血壓高的人飲用。

五、在台灣市販的菇類當機能性食品者

健康食品包括機能性食品的發展受到大家的注意，很多大企業，連國營事業，如屬於經濟部的台鹽公司、糖業公司，民營的味全、統一公司等也加入這行業。現在將作者所收集到的幾種菇類食品簡介於下：

(一)牛樟芝

牛樟芝（Antrodia camphorata）是台灣特有的菇類。現在牛樟芝已成功於人工栽培。根據廠商說明，其人工栽培者的優點是產量穩定，其產量及價格穩定。含有三萜類化合物（triterpenoids）。

1.多醣體（polysaccharides，如β-D-葡聚醣）。
2.超氧歧化醣（Superoxide Dismutase, SOD）。
3.腺苷（Adenosine）。
4.麥角固醇（Ergosterol）。

功效：護肝、抗癌、抗氧化、解毒（錄自沈立言，國科會研究計畫報告）。

1.使病細胞形狀變形、崩潰。

2.護肝、抗免疫，具優良抗氧化性。

3.抗菌、抗病毒、抑制癌細胞生長。

臨床實驗：護肝、提升免疫功能、優良抗氧化能力，誤用香杉芝。

(二)香菇

香菇是一種較昂貴的食材，然而在日本因其成分被當著保健食品應用，據研究也發現含有可當著藥品使用。同時不只將其精製當打針劑外，也推出保健飲料。

香菇飲料分為兩種，一種是將香菇萃取液，配以甘草、果糖、檸檬酸而製成的濃厚液，飲用將以開水、汽水、果汁等混合飲用；另一種產品是稀釋做成開瓶後可直接飲用的飲料。

其他尚有香菇絲精，這是據研究結果，香菇菌絲體所含有的機能性成分，不但比香菇子實體多，且其人工栽培時間短且容易。因此可以利用此優點，將其以專利方法加以萃取，冷凍乾燥做成粉狀，裝於膠囊銷售。據產品說明書具有：(1)活性並強化免疫；(2)抗腫瘤作用；(3)抗病毒作用；(4)減低抗膽固醇作用；(5)保護肝作用；(6)改善腎臟病。

(三)冬蟲夏草

被認為珍貴中藥材，因物以稀為貴，最近在台灣被叫價每公斤50萬元。據稱在中國前屆奧運中，收購供奧運選手飲用。然而在中國，已成功找出其類似菌種，且能人工栽培，據說其功能不亞於冬蟲夏草。因其培養後培養物會呈黃金色，遂將其稱為黃金蟲草。台灣現在已有人將其引進，做成各種機能性食品。據台灣某生產公司稱含有對保健有效成分，且

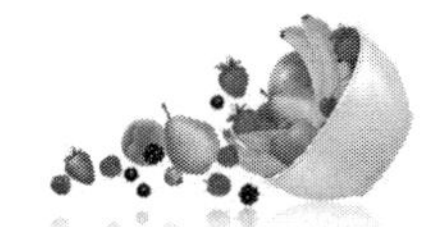

含量及效果不輸給冬蟲夏草。

其所含成分如下：

1.蟲草素（cordycepin）（蟲草黃菌素，脫氧腺苷）效果：抑菌、抗腫瘤、抑制病毒、改善血糖。
2.甘露糖醇（mannitol）：降血壓、改善攝護腺肥大。
3.蟲草多醣（mannan）：活化細胞、提高免疫力、抗惡性腫瘤。
4.核苷類化合物（Nucleotides）：抗腫瘤、抑菌、抗病毒。
5.腺苷（adenosine）：避免腦血栓發生。
6.胺基酸：增強及促進免疫機能。
7.超氧化歧化酶：改善結腸炎、抗老化、去除老人斑、黃褐斑、青春痘。
8.脂醇（sterol）：防骨質疏鬆、抗癌、控制血脂、減肥。
9.12種維生素：調節機能。
10.微量元素：防止老化及皮膚病變、保持免疫功能、防止癌細胞產生。
11.黃嘌呤酮（xanthone）：防膽固醇、抗氧化、降血壓、防中風、抗發炎、降血脂、防心肌梗塞。

台灣另外自行找出的菌種也以人工培養菌絲為主，稱為北冬蟲夏草（Cordyceps militaris）又稱蛹蟲草，北蟲草與蟲草同為蟲草屬，生長機制接近。其有效成分產量已知的甚至比野生者的3～10倍多，所以稱為蟲草之王且易栽培，成為冬蟲夏草之最佳代替品。

功效：提高免疫功能。

1.保肝、防止肝纖維化。
2.防止及保護腎。

發現：調整過敏體質、促進精神安定、小兒氣喘、成人咳嗽、性功能減退。

(四)珊瑚菇

珊瑚菇又稱為「金頂蘑」、「黃金菇」、「玉皇菇」，珊瑚菇由於菇體叢生或疊生，連成一片，因外型與珊瑚相似而得名。它帶有草黃色至鮮豔的黃色，表面光滑，邊緣內捲，薄而脆且易破裂，香味濃郁、口感脆嫩。

珊瑚菇含有蛋白質、胺基酸、脂肪、醣類以及多種維生素，銅、錳、鋅等礦物質含量很豐富，是一種味美、食藥兩用的菇類。

珊瑚菇性味甘溫，具有滋補健身、化痰定喘、平肝健胃、降壓減脂的功效，用治虛弱痿症、痢疾等，對於改善腎虛陽痿有幫助。

研究發現，從珊瑚菇子實體萃取分離的多醣體，具有抗腫瘤的效用，對免疫系統和細胞免疫的功能均有增強作用（轉載自《自由時報》，2008年6月26日，B2版）。

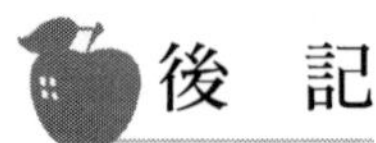

後　記

在台灣，現在研究結構也紛紛投入機能性食品的研究，這當然是時代的變遷，潮流所趨。很多大專院校的食品科技系都紛紛改變研究方向，甚至將研究目標改變以應時代潮流，例如改變系所名稱、課稱，有些教授也改變研究方向。

在本文中將臺大食科所沈立言教授等的研究團的研究成果，稍加以介紹，僅在此一併感謝。

食品工業研究所發行的《食品工業月刊》，自2002年開始，每年

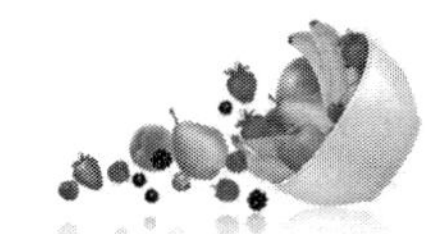

都發行有關菇類生技產業創新型製造技術的專輯，如有興趣可向該所購買。

關於菇類的產品，如以健康食品銷售，可申請「健康食品認證」（**圖三**），以證明該產品已得到政府有關單位認可。

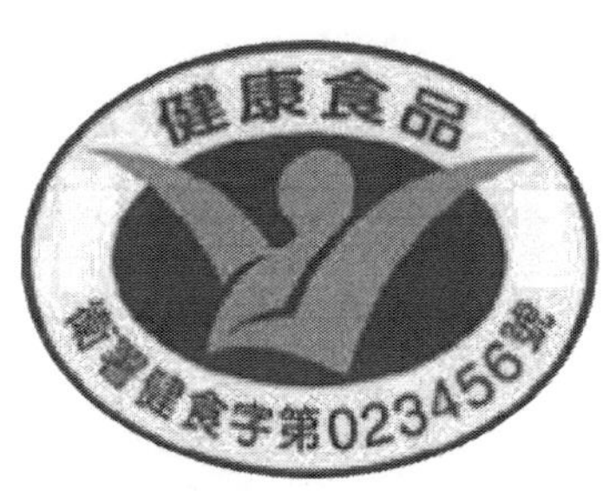

圖三　健康食品認證

關於藥品與健康食品或保健機能食品，其差異何在？將衛生署的規定提出來做參考。如以下新聞：

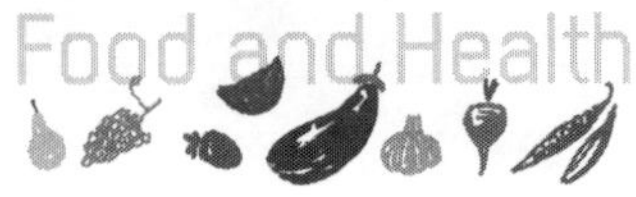

藥品？保健食品？差很大

文／陳智芳

「喂！老妹，現在塑化劑污染這麼嚴重，我吃的維他命丸到底可不可以吃啊？」姊姊緊張地打電話詢問。我反問她：「你吃的是藥品？還是食品？」沒想到她說：「我哪知是藥品？還是食品？反正就是一顆一顆的藥丸，有差嗎？」

藥品、健康食品、保健食品的比較

	藥品	健康食品	保健食品
衛署字號	O	O	X
「食品」字樣	X	O	O
用途	治療疾病	特定保健功效	營養補充

註：「O」表示有，「X」表示沒有。 製表：陳智芳

◎外觀雖然一樣，用途、管理差很大

膠囊錠狀粉狀食品爲保健食品，用於營養補充，不具有醫療作用，不可宣稱療效，由廠商「自主管理」，衛生主管機關負責監督；膠囊、錠劑藥品用於治療疾病，每個藥品都有衛生署核發的藥證，也由衛生主管機關負責監督。因此，平日營養不均衡時，可選用保健食品保養。一旦生病時，則要看醫師吃藥治病。

◎簡單辨識「膠囊錠狀粉狀食品」，從產品的外包裝就可以知道是藥品、健康食品或是保健食品。

藥品有藥品字號（如衛署藥製字第xxxxxx號），健康食品有健康食品許可證字號（如衛署健食字第000000號、衛署健食規字第000000號），食品則無字號。

◎優質的「膠囊錠狀粉狀食品」外包裝標示需有：

●顯著標示「食品」字樣。含維生素成分者，要標示「多食無益」。

●品名。

●成分。

●重量、容量或數量。

●廠商名稱、電話號碼及地址。輸入者應註明國內負責廠商名稱、電話號碼及地址。

●有效日期、批號。

●原產國。

●營養標示：標有熱量、蛋白質、脂肪、碳水化合物等。

◎如何選購保健食品？

這類產品由廠商自主管理，選購時，應盡量選擇有信譽品牌或GMP藥廠製造，並且有完整的標示（如上所述），並且需註明消費者專線者，產品出狀況時，可以找到負責的廠商。

此外，要提醒消費者，不要同時服用不同廠牌的產品，避免某類營養素服用過量的問題發生，且留意購買通路的公信力，以「看、問、用、買」來聽取專業意見，有疑問可到醫院藥物諮詢室或社區藥局諮詢。

（作者為馬偕紀念醫院藥劑部藥師）

表四

中文名稱	英文名稱	學名	胺基酸組成 上行g/100g protein 下行mg/100g food																		
菇類	Mushrooms		Ileu	Leu	Lys	Met	Cys	Phe	Tyr	Thr	Trp	Val	Arg	His	Ala	Asp	Glu	Gly	Pro	Ser	NH_3
舍菇，夏木茸	Flummulina velutipes	Flummulina velutipes	5.37 82	8.04 123	8.17 125	1.55 24	1.12 17	4.58 70	1.63 25	4.91 75	0.99 15	6.35 97	4.54 69	2.37 36	5.58 85	10.24 157	10.89 167	5.15 79	5.13 78	3.42 52	10.0 153
鮑魚菇	Oyster mushroom	Pleurotus ostreatus	5.67 82	8.32 121	7.71 112	1.64 24	1.51 22	4.52 65	1.33 19	4.11 60	0.63 9	6.55 95	6.10 89	2.97 43	5.99 87	9.70 141	10.77 156	5.88 85	4.54 66	3.07 44	8.99 130

資料來源：食品工業發展研究所（1973）。《台灣食品胺基酸組成表》。

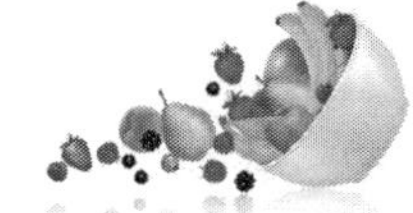

食用菇

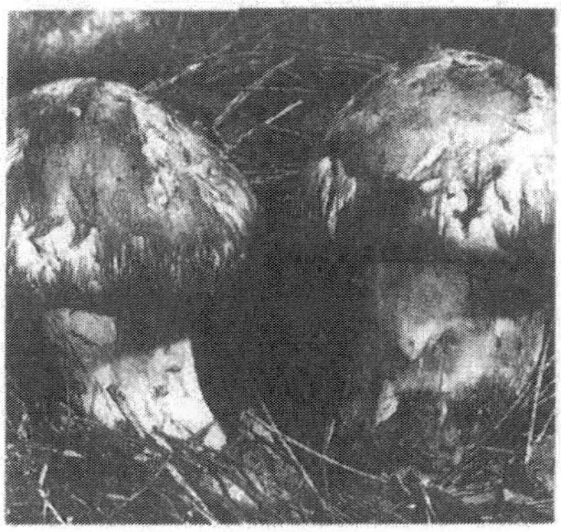

松茸

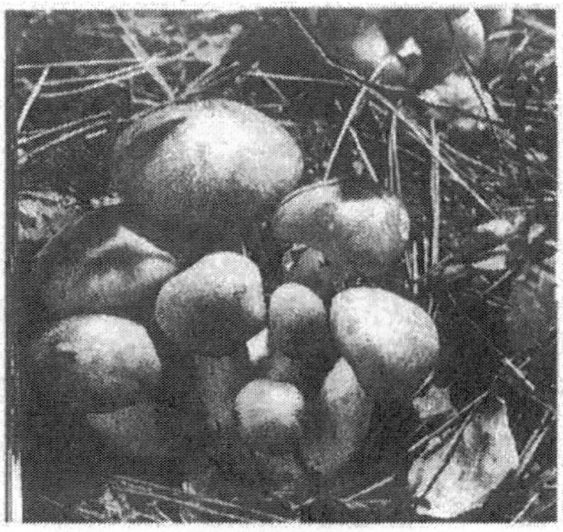

叢生口蘑

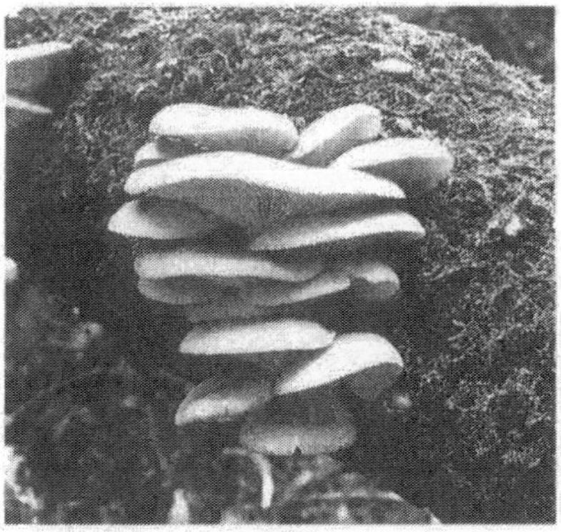

平菇

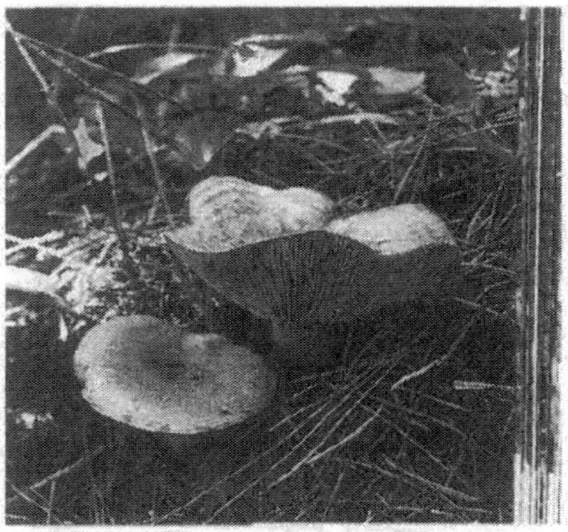

乳菇

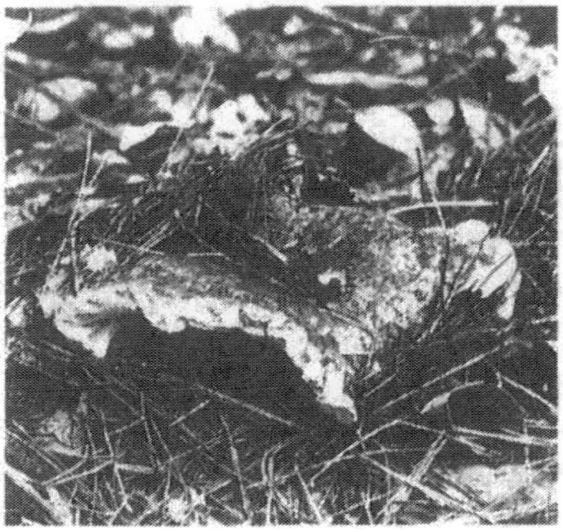

牛肝菌

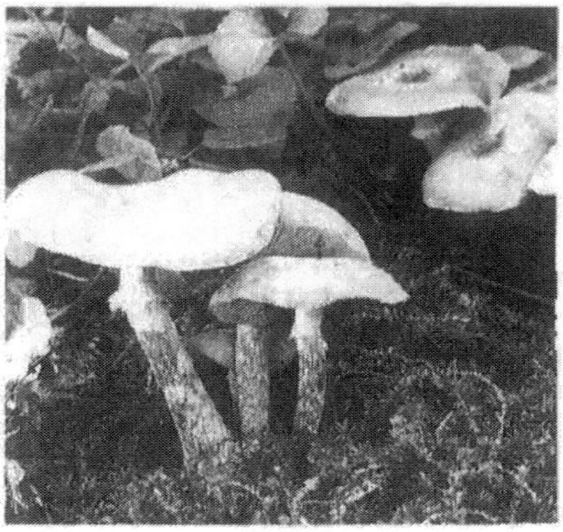

蜜環菌

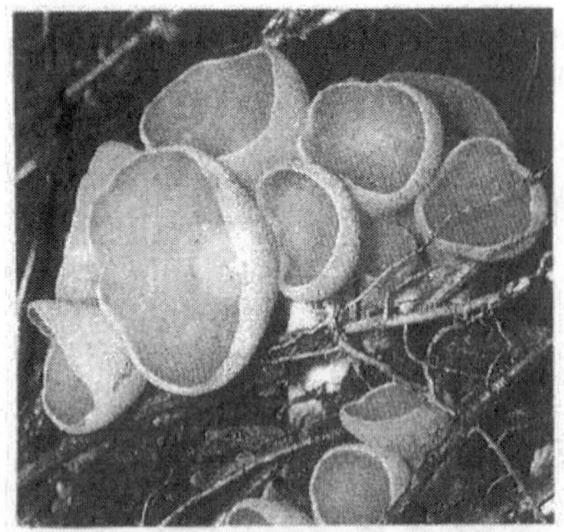
橙黃網孢盤菌

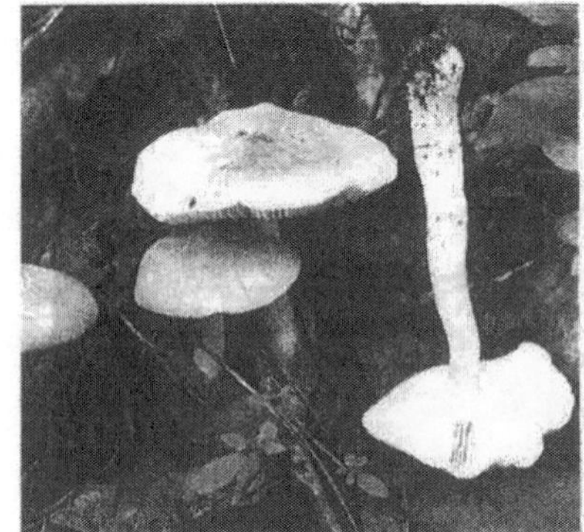
毒蠅口蘑

藥用菇

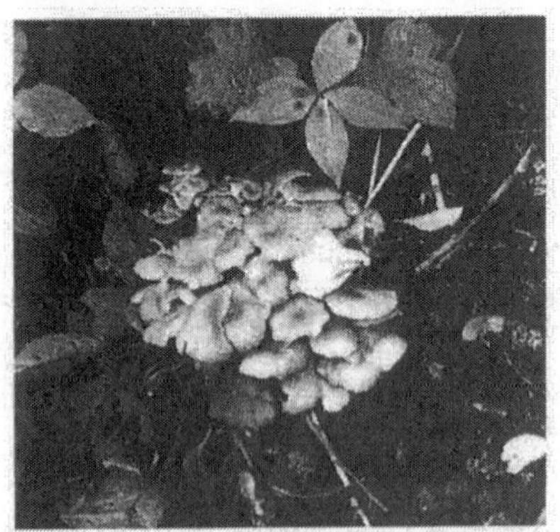
豬苓

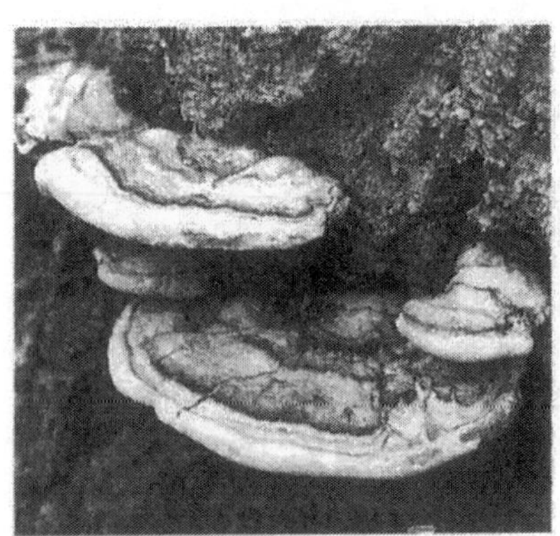
樹舌

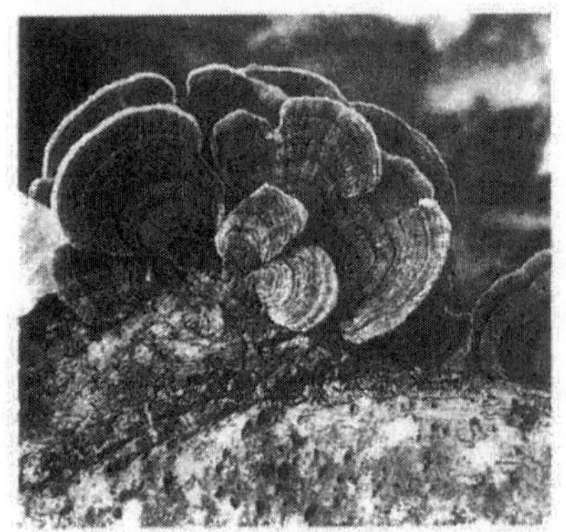
靈芝

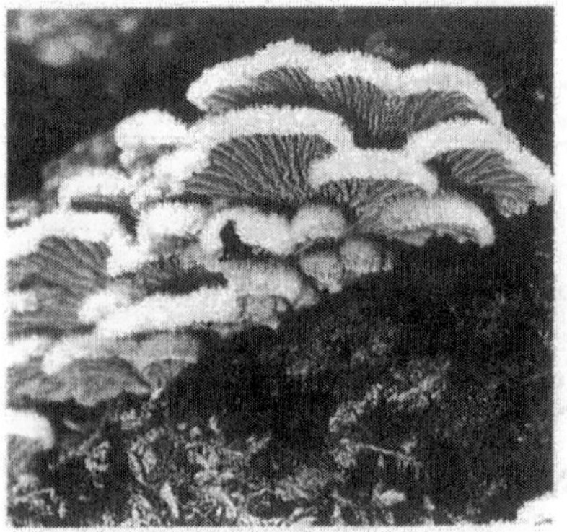
裂褶菌

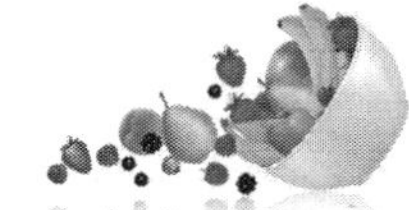

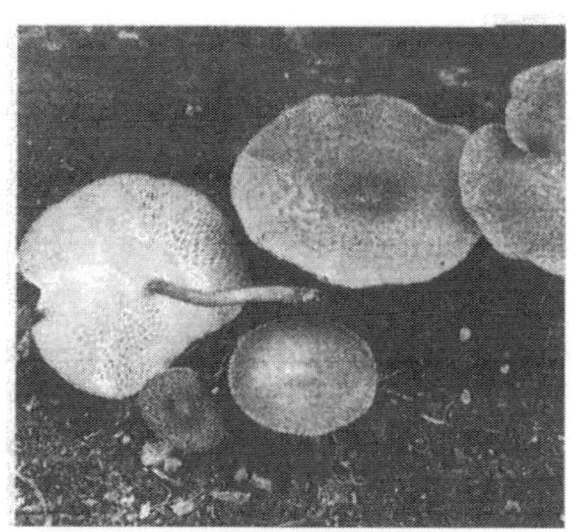

漏斗稜孔菌

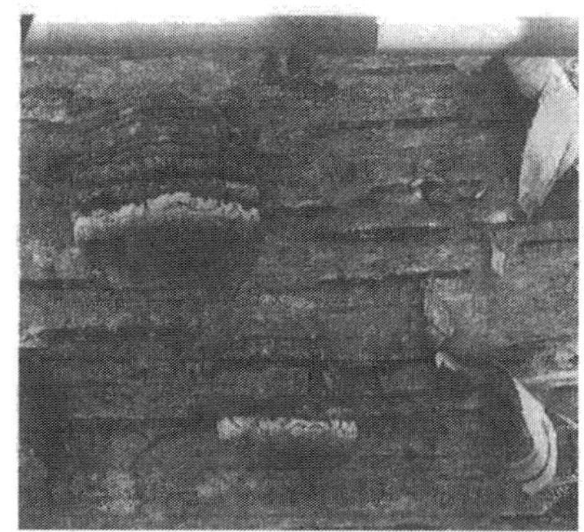

木蹄

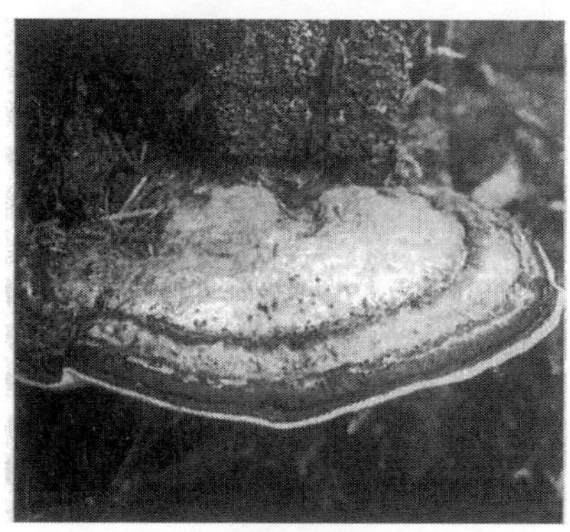

紅緣層孔菌

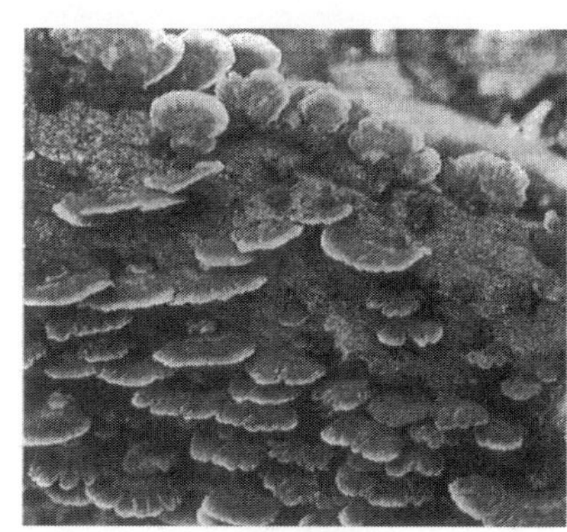

樺革褶菌

毒菇

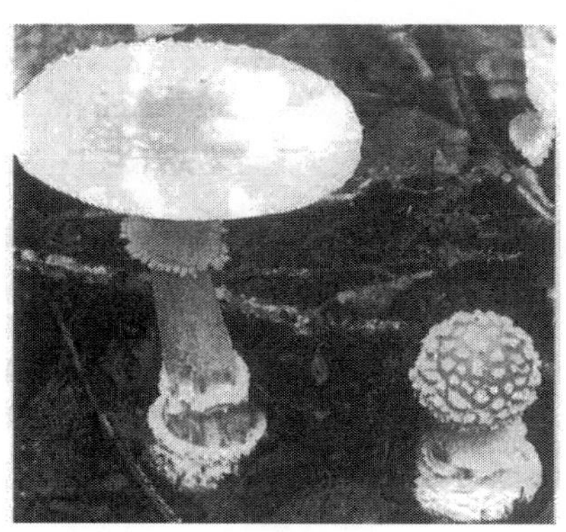

蛤蟆菌

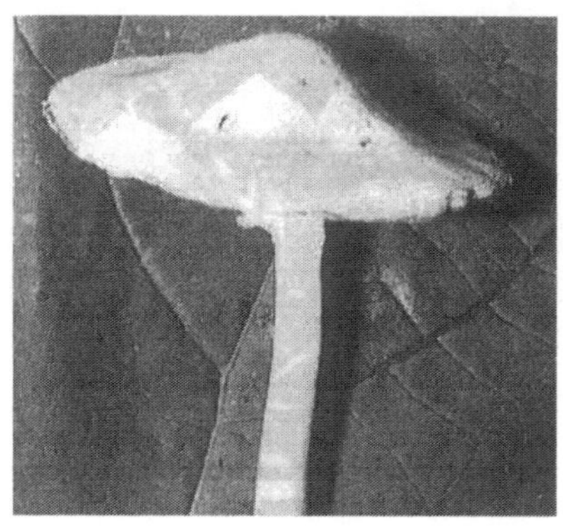

毒鵝膏

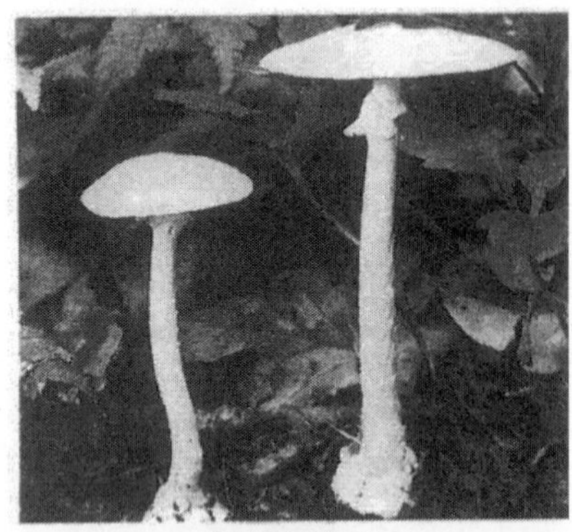

鱗柄白鵝膏

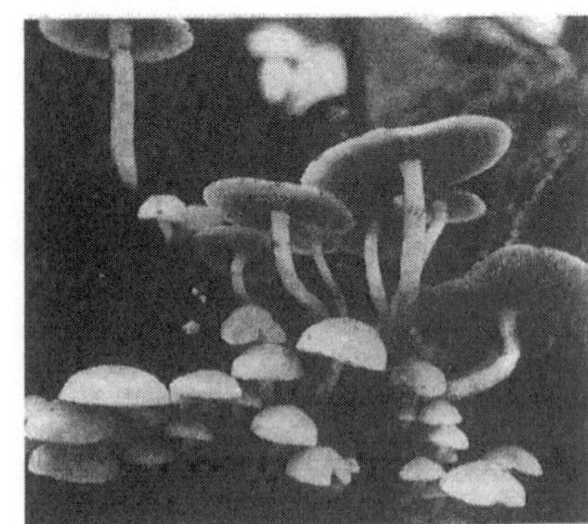

簇生沿絲傘

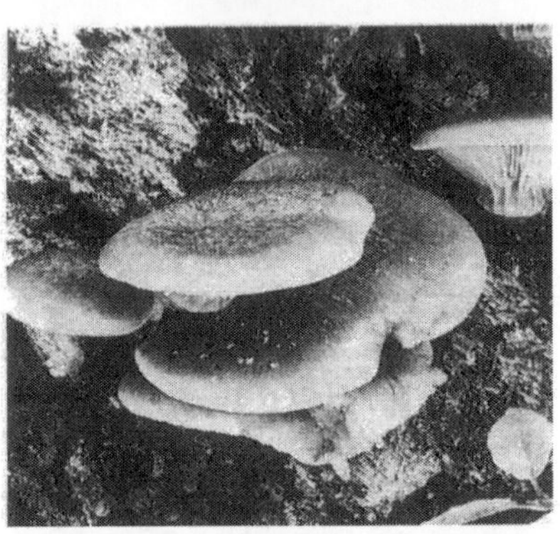

月光菌

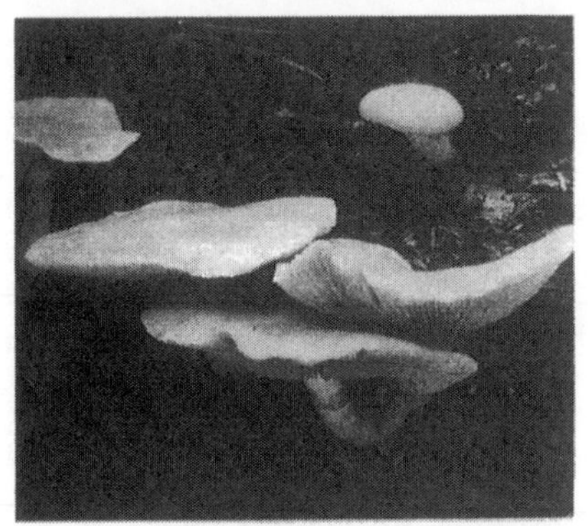

桔黃裸傘

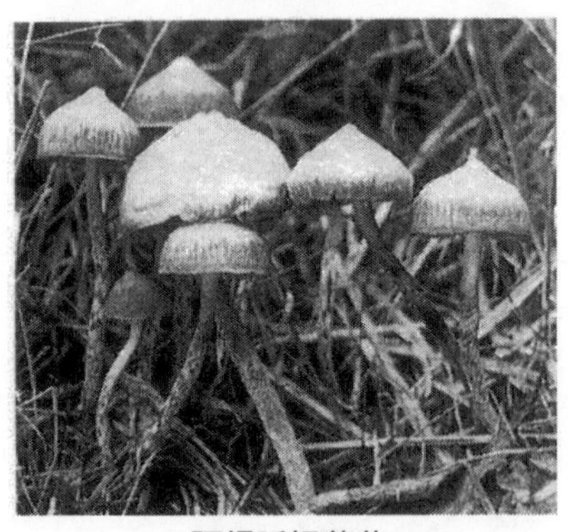

阿根廷裸蓋菇

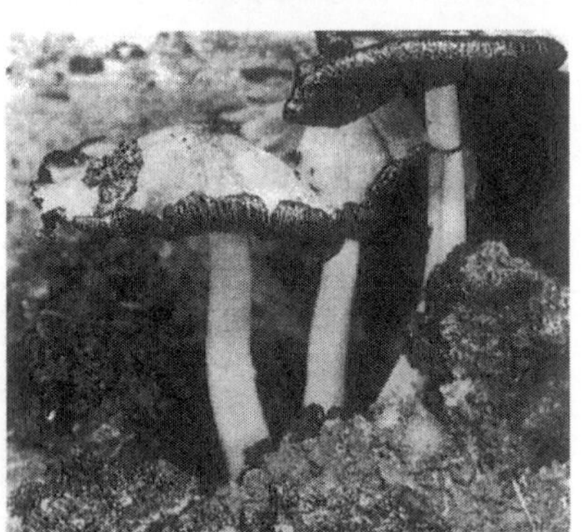

墨汁鬼傘

資料來源：取自水野卓、川合正允原著（1997），賴慶亮譯（1980），《菇類的化學・生化學》（《キノユの化学・生化学》）。台北市：國立編譯館。

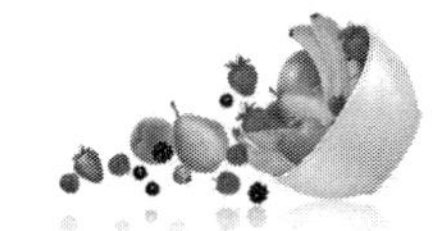

參考文獻

五明紀春，田島真，三浦理代（2005）。《ネオエスカ新訂食品機能論》。東京都：同文書院。

水野卓，川合正允（1997）。《キノコの化学・生化学》。東京：学会出版センター。

水野卓、川合正允原著，賴慶亮譯（1980）。《菇類的化學・生化學》。台北市：國立編館出版。

李錦楓（1989）。《食品與營養》。台北市：黎明書局。

李錦楓（1993）。《幾丁質・幾丁聚醣與健康》。高雄：應化企業有限公司。

林懷卿，周修平，周洪範校訂（1981）。《疑難百病食物治療法》。台北市：好兄弟出版社。

食品工業發展研究所（1963）。《台灣食品成分表》。新竹市：食品工業發展研究所。https://consumer.fda.gov.tw/FoodAnalysis/ingredients.htm?nodeID=640

香川綾（1991）。《四訂食品成分表》。東京：女子榮養大學出版部。

柴田　誠，高橋　信雄（1999）。《症状別糖尿病に効く健康食品「厳選12＋1」完全ガイド》。東京都：現代書林。

清水大典（1968）。《原色きのこ全科－見分け方と食べ方》。東京：家の光協會。

國家圖書館出版品預行編目（CIP）資料

食品與健康 / 江文章等著. -- 初版. --
新北市: 揚智文化, 2014.09
面； 公分

ISBN 978-986-298-155-9(平裝)

1.健康飲食

411.3 103016953

食品與健康

總 校 閱／李錦楓
主　　編／沈立言
作　　者／江文章、葉安義、孫璐西、陳明汝、蕭寧馨、鄭金寶、沈立言、羅翊禎、吳亮宜、謝淑貞、潘子明、李錦楓
編　　輯／張文昌
出 版 者／揚智文化事業股份有限公司
發 行 人／葉忠賢
總 編 輯／閻富萍
特約執編／鄭美珠
地　　址／新北市深坑區北深路三段 260 號 8 樓
電　　話／(02)8662-6826
傳　　真／(02)2664-7633
網　　址／http://www.ycrc.com.tw
E-mail／service@ycrc.com.tw
印　　刷／鼎易印刷事業股份有限公司
ISBN／978-986-298-155-9
初版一刷／2014 年 9 月
定　　價／新台幣 350 元